DIE LAGEREFLEXE DES MENSCHEN

KLINISCHE UNTERSUCHUNGEN ÜBER HALTUNGS- UND STELLREFLEXE UND VERWANDTE PHÄNOMENE

VON

HANS HOFF
DR. MED., SEKUNDARARZT
DER PSYCHIATRISCH-NEUROLOGISCHEN
KLINIK DER UNIVERSITÄT WIEN

UND

PAUL SCHILDER
DR. MED. ET. PHIL., PROF., ASSISTENT
DER PSYCHIATRISCH-NEUROLOGISCHEN
KLINIK DER UNIVERSITÄT WIEN

MIT 20 ABBILDUNGEN IM TEXT

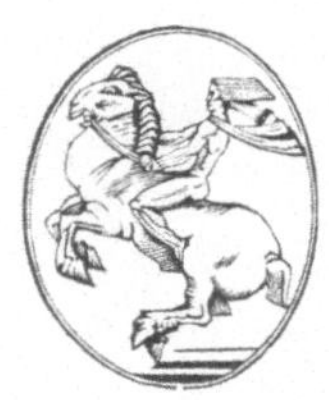

Springer-Verlag Wien GmbH
1927

ISBN 978-3-7091-2149-8   ISBN 978-3-7091-2193-1 (eBook)
DOI 10.1007/978-3-7091-2193-1

Vorwort

Die bahnbrechenden experimentellen Untersuchungen von MAGNUS und DE KLEYN haben neue Erkenntnisse über das Zentralnervensystem gebracht. Der Versuch lag nahe, diese Erkenntnisse der Klinik dienstbar zu machen. Nach vereinzelten Erfahrungen anderer hat SIMONS den ersten systematischen Vorstoß gewagt, aber erst durch die Untersuchungen von GOLDSTEIN, dem FISCHER und WODAK, ZINGERLE und wir selbst folgten, wurde klar, welch bedeutsames Neuland sich hier für die klinische Neurologie erschließe. Darüber hinaus erwuchsen besonders durch GOLDSTEINS Arbeit theoretische Erkenntnisse allgemeineren Charakters, welche, das Empfinden und Wahrnehmen betreffend, sich im Versuche am Tiere der Feststellung entzogen hatten. Gewiß, hier liegt noch nichts Abgeschlossenes und Endgültiges vor. Aber das Tatsachenmaterial ist bereits ein reiches und ist nicht leicht übersehbar. Manches scheint der praktischen Verwertung am Krankenbett entgegenzureifen. So versuchen wir auf Grund mehrjähriger Beschäftigung mit dem Gegenstand an dem reichen Material der Wiener Universitätsklinik, das bisher Geförderte zusammenzufassen, wohl wissend, daß die klinische Methodik dem Standardwerk von MAGNUS noch nichts Gleichwertiges zur Seite setzen kann. Wir haben uns um die Darstellung der Probleme besonders bemüht und hoffen, so einer künftigen Forschung den Weg zu bereiten. Von unserem kasuistischen Material haben wir nur einen kleinen Bruchteil mitgeteilt; wir könnten die Zahl der Krankengeschichten leicht vervielfachen: Handelt es sich doch keineswegs um Phänomene mit Seltenheitswert. Wir suchen das Typische und klinisch Verwertbare. Unseren Absichten entsprechend, geben wir nur einen kurzen Abriß der Anatomie und der experimentellen Erfahrungen und verweisen denjenigen, der sich in den Gegenstand vertiefen will, eindringlich auf das Buch von MAGNUS. Unsere eigenen Erfahrungen an Kindern sind spärlich. Auch dieser Abschnitt ist vorwiegend referierend. Hingegen stützen wir uns in den übrigen Teilen des Buches auf eigene Erfahrungen.

Wien, im Oktober 1927

Die Verfasser

Inhaltsverzeichnis

I. Haltungs- und Stellreflexe beim Tier

Ein Kaninchen, ein Hund, ein Affe, jedes gesunde Tier, ist imstande, aufrecht zu stehen und das Gleichgewicht zu halten. Aber auch nach Bewegungen wird ja das Gleichgewicht stets irgendwie wieder erreicht. Schließlich kommt das Tier doch wieder in eine stabile Stellung, auch wenn es aus dem Gleichgewicht gekommen ist. Bringt man z. B. ein Kaninchen in Seitenlage, so schnellt es, losgelassen, sofort in seine frühere Normalstellung zurück. Dreht man den Körper dieses Tieres um einen Winkel von 90°, so hängt der Kopf nicht einfach, der Schwere entsprechend, herab, er wird vielmehr so gedreht, daß er wieder in die Normalstellung im Raume zu stehen kommt. Auch die Augen führen Bewegungen aus, die bewirken, daß trotz der Verschiebung im Raum das Retinabild nur wenig verschoben wird. Für das Zustandekommen all dieser Mechanismen ist nach MAGNUS, DE KLEYN und ihren Mitarbeitern eine Reihe von Reflexen notwendig, deren richtige Funktion die normale Körperhaltung und die normale Tonusverteilung der Muskulatur sicherstellt. Ihnen und ihren Mitarbeitern verdanken wir den Einblick in dieses Gebiet, und jede Untersuchung hat zunächst ihre Ergebnisse darzustellen. MAGNUS und DE KLEYN haben gezeigt, daß für die Haltung und Stellung eines Tieres nicht die Versorgung durch die für die Motorik wichtige Pyramidenbahn ausreichend ist, sondern daß für den normalen Ablauf dieser Funktionen Reflexe notwendig sind mit sensiblen, vestibulären, optischen und akustischen Rezeptoren und Reflexzentren in tiefen, medullären, mesenzephalen und zum Teile sogar spinalen Zentren und besonderen efferenten Bahnen. Aber nicht nur die Haltung und Stellung des Gesamtkörpers ist durch solche Reflexe bedingt, MAGNUS und seine Mitarbeiter zeigen auch, daß die Veränderung der Lage der verschiedenen Körperteile für die Lage der anderen Körperteile sowie des Gesamtorganismus von maßgebender Bedeutung ist. Diese Reflexe werden nun nach MAGNUS und DE KLEYN folgendermaßen eingeteilt:

I. Statische Reflexe oder Reflexe der Lage

A. Stehreflexe.
    a) Tonische Labyrinthreflexe auf die Körpermuskulatur.
    b) Tonische Halsreflexe auf die Glieder.
B. Kompensatorische Augenstellungen.
    a) Tonische Labyrinthreflexe auf die Augen.
    b) Tonische Halsreflexe auf die Augen.

C. Stellreflexe.
   a) Labyrinthstellreflexe auf den Kopf.
   b) Körperstellreflexe auf den Kopf.
   c) Halsstellreflexe.
   d) Körperstellreflexe auf den Körper.
   e) Optische Stellreflexe.

II. Statokinetische Reflexe oder Reflexe auf Bewegung
                   (Beschleunigung)
   A. Drehreaktionen.
      a) Kopfdrehreaktionen.
      b) Augendrehreaktionen.
      c) Drehreaktionen auf Glieder und Rumpf.
   B. Reaktionen auf Progressivbewegungen.
      a) Auf den Kopf.
      b) Auf die Glieder.

Statische Reflexe

Unter statischen Reflexen verstehen MAGNUS und DE KLEYN jene Reflexe, die das Gleichgewicht des Körpers beim ruhigen Stehen, Liegen und Sitzen regulieren, während jene Reflexe, mit denen der Körper auf Bewegungen, die an ihm vorgenommen werden, reagiert und mit denen er diese Bewegungen zu kompensieren trachtet, als statokinetische bezeichnet werden. Auch diese Reflexe dienen der Erhaltung des Gleichgewichtes.

A. Von den statischen Reflexen werden wieder diejenigen, die zur Fixierung der Haltung des Tieres dienen, als Haltungs- oder Stehreflexe bezeichnet und so von jenen Reflexen unterschieden, die es dem Tier ermöglichen, aus einer abnormen Lage in die Normalstellung überzugehen. Diese Reflexe sind die Stellreflexe.

Die Stehreflexe haben MAGNUS und DE KLEYN am dezerebrierten Tiere studiert. SHERRINGTON hat nämlich gezeigt, daß nach einem in der Ebene zwischen vorderen und hinteren Vierhügeln gelegten Querschnitt durch das Hirn an den Streckern der Extremitäten des Rückens, Nackens und Schwanzes sowie den Hebern des Unterkiefers, das heißt an allen der Schwere entgegenwirkenden Muskeln, Starre auftrat: Enthirnungsstarre (decerebrate rigidity).

Die decerebrate rigidity erwies sich als abhängig von der Lage des Kopfes zum Körper. Bei Drehung des Kopfes mit der Nase bzw. mit dem Unterkiefer nach links nimmt der Strecktonus der linken Extremitäten, der „Kieferseite", zu, der der rechten Extremitäten, der „Schädelseite", nimmt ab oder geht in Beugetonus über. Da diese Reflexe auch beim labyrinthlosen Tiere nachweisbar sind, sind sie von der Stellung des Kopfes zum Rumpf abhängig und werden daher als tonische Halsreflexe bezeichnet. Die Hauptquelle dieser Reflexe liegt in den propriozeptiven sensiblen Muskelnerven. Neben diesen asymmetrischen Halsreflexen gibt es symmetrische. Bei Beugung des Kopfes nach hinten wird z. B. der Strecktonus der Vorderbeine erhöht, bei Beugung nach vorne nimmt der Beugetonus zu. Halsreflexe müssen natürlich am labyrinthlosen Tiere nachgewiesen werden, denn, wie wir später zu erwähnen haben werden, gehen auch von den Labyrinthen tonische Reflexe aus.

Die Labyrinthreflexe sind abhängig von der Lage des Kopfes im Raum. Sie haben eine Wirkung auf die Halsmuskulatur und die Muskulatur der Extremitäten. Sie wirken immer gleichsinnig auf alle Extremitäten.

B. Eine Sonderstellung in der Gruppe der Haltungsreflexe nehmen die Augenreflexe ein. Diese sind beim Menschen und bei dem Tiere, bei dem die Augen in einer frontalen Achse stehen, weitaus weniger ausgeprägt als bei jenen Tieren, bei welchen die Augen seitwärts gerichtet sind und bei denen ein komplizierter Reflexapparat notwendig ist, um die optischen Bilder bei Kopfwendung geordnet in dem geänderten System unterzubringen. Die veränderte Lage der Labyrinthe im Raume (BÁRÁNY) sowie Änderungen der Lage der Halsmuskeln bewirken Raddrehungen und Vertikalbewegungen der Augen, welche so trotz der Bewegung des Kopfes ihre Stellung im Raum unverändert beibehalten (DE KLEYN). Es wird hier das optische „Gleichgewicht" nicht durch optische Kontrolle, die beim Menschen so wichtig ist, erhalten. Bei einem Kaninchen, dessen Kopf so zur Seite geneigt wird, daß das linke Ohr die linke Schulter berührt, geht das linke Auge in die Höhe, während das rechte nach unten geht. Neigt man den Kopf nach vorn, so gehen die Augen mit ihrem oberen Kornealpol zum hinteren Lidwinkel, bei Rückwärtsbeugung des Kopfes mit dem oberen Kornealpol zum vorderen Lidwinkel.

C. Ein Tier, dessen Mittelhirn intakt ist, kann sich noch selbst stellen, erst die Durchschneidung oberhalb der Medulla oblongata vernichtet diese Fähigkeit. Auch hier wirken Reflexe, die durch die Labyrinthe beeinflußt werden. Diese Reflexe bewirken, daß das Tier, das mit einer Kopfkappe versehen ist, trotz Drehung des Beckens um 180⁰ in Hängelage den Kopf in Normalstellung hält. Hält man ein Kaninchen in Normalstellung frei in der Luft, so stehen der Vorderkörper und der Kopf in einer Achse, der Scheitel oben, die Mundspalte etwas unter der Horizontalen gesenkt. Dreht man nun das Becken so, daß das Kreuzbein vertikal mit dem oralen Ende nach oben steht, so bleibt der Kopf in Normalstellung. Ebenso ändert sich die Lage des Kopfes im Raum auch bei Hängelage mit Kopf nach unten nur wenig. Auch Drehungen um 180⁰ werden durch Drehungen des Vorderkörpers kompensiert. Bei allen diesen Bewegungen bleibt der Kopf an seiner Stelle im Raum. Diese Reflexe schwinden, wenn man die Labyrinthe exstirpiert, bleiben jedoch bestehen, wenn das Tier in Seitenlage auf dem Boden liegt. Es wird daher auch vom Körper — wie MAGNUS annimmt, durch sensible Reize — die Stellung des Kopfes im Raume reguliert, so daß auch das labyrinthlose Tier den Kopf in Normalstellung hält. Diese Reflexe nennt man Körperstellreflexe auf den Kopf. Halsstellreflexe bewirken, daß der übrige Körper des Tieres zum Kopf in Normalstellung zu gelangen trachtet. Dies sind die Halsstellreflexe auf den Körper. Schließlich wirkt auch die Körperstellung auf den Körper selbst ein. Es sind dies die Körperstellreflexe auf den Körper. Diese Reflexe werden nach MAGNUS durch Berührung ausgelöst. Körperstellreflexe auf den Kopf und Körperstellreflexe auf den Körper werden nach diesem Autor beim labyrinthlosen Tiere durch die einseitige Berührung mit der Unterlage ausgelöst. Berührt man auch die andere Seite des in Seitenlage befindlichen Tieres, z. B. mit einem Brett, so treten diese Reflexe nicht auf. Beim höheren Tiere kommt zu diesen Reflexen noch eine andere Gruppe von Reflexen, die durch das optische System reguliert werden. Es zeigte sich nämlich, daß diese Tiere, frei in der Luft gehalten, auch wenn ihnen die Labyrinthe entfernt wurden, nach einiger Zeit bei Fixation eines Gegenstandes wieder imstande waren, die Normalstellung des Kopfes im Raume einzunehmen.

Statokinetische Reflexe

Die nächste Gruppe umfaßt die sogenannten statokinetischen Reflexe, das sind also jene Reflexe, die durch Bewegungen ausgelöst werden. Hier sind es vor allem die Änderungen der Bewegung, das heißt das Aufhören einer Bewegung oder der Beginn der Bewegung, die Reize ausüben. Die Labyrinthreflexe, die durch Drehen ausgelöst werden, sind von MACH, BÁRÁNY, REICH und ROTHFELD in ihrer Wirkung auf Augen, Kopf und Extremitäten beschrieben worden. Setzt man z. B. ein Kaninchen in Normalstellung auf das Drehbrett, so wendet bei der Drehung in der Richtung seiner rechten Körperseite das Tier den Kopf nach links (Kopfdrehreaktion). Nach Aufhören der Drehung tritt Kopfwendung nach rechts auf (Kopfdrehnachreaktion). Während der Drehung tritt ein Nystagmus auf, der mit rascher Komponente in der entgegengesetzten Richtung der Drehreaktion verläuft und nach Aufhören der Drehung sich umkehrt: die Augen wandern während der Drehung nach links, nach der Drehung nach rechts. Doch auch die Progressivbewegung wirkt auf Kopf und Extremitäten ein. Setzt man z. B. ein Kaninchen in Normalstellung auf ein Brett, so tritt bei Vertikalbewegung nach oben Beugung der vier Extremitäten und Senkung des Kopfes im Beginn der Bewegung, Streckung mit Muskelschwirren und Heben des Kopfes am Ende der Bewegung auf. Bei Bewegung nach unten tritt diese Reaktion in umgekehrter Reihenfolge auf. Diese Reaktion nennt man die Liftreaktion. Hält man das Tier frei in der Luft schwebend am Bauch unterstützt, so kommt es im Beginn der Progressivbewegung nach unten zur Streckung der Vorderbeine, bei der Progressivbewegung nach oben zur Beugung in diesen Extremitäten. Diese Reaktion nennt MAGNUS die Sprungbereitschaft. Wird das Kaninchen am Becken frei in der Luft mit dem Kopf nach unten gehalten, so erfolgt bei dieser Vertikalbewegung nach unten noch eine eigenartige Reaktion der Hinterbeine. Alle diese Reflexe fehlen nach doppelseitiger Labyrinthexstirpation vollständig.

Schließlich gibt es noch Reaktionen der Extremitäten auf Bewegungen der einzelnen Extremitäten selbst. Versuche in dieser Richtung wurden von v. GOLTZ und FREUSBERG, GERGENS, PHILIPPSON und SHERRINGTON ausgeführt. Wenn man z. B. einen aufrechtstehenden Hund in eine Hinterpfote kneift, so wird reflektorisch diese Pfote gebeugt. Das Tier ist daher genötigt, nur auf einer Hinterpfote zu stehen. Es gelingt ihm dies dadurch, daß in diese Extremität gleichzeitig mit der Beugung der anderen ein erhöhter Strecktonus einschießt.

Es gelingt oft nur schwer, die verschiedenen Reaktionen und Stellreflexe voneinander zu unterscheiden. So muß man, um bei einem gesunden Tiere die Labyrinthreflexe allein herauszubekommen, den Kopf gegen den Körper durch Eingipsen fixieren. Eine einfache Unterscheidung aber liegt darin, daß die Wirkung der Labyrinthreflexe auf ein Extremitätenpaar, z. B. das vordere, im allgemeinen gleichsinnig ist, während die Halsreflexe aber auf jede der Extremitäten in umgekehrtem Sinne wirken können. Doch gilt das z. B. nicht für Halsreflexe bei Beugung des Kopfes nach hinten. Meist wirken aber tonische Hals- und Labyrinthreflexe, wie wir schon erwähnten, zusammen. So in allen folgenden Reaktionen. Ein Kaninchen sitzt normalerweise mit gebeugten Vorderbeinen und gesenktem Kopfe. Heben wir den Kopf, indem wir den Kiefer mit dem Finger unterstützen, so werden die Vorderbeine gestreckt, die vordere Körperhälfte aktiv gehoben, der Rücken steigt von vorne nach hinten an. Ebenso zeigt eine Katze, wenn sie den Kopf hebt, die Streckung der Vorderbeine, während es bei Senken des Kopfes zur Beugung der Vorderbeine kommt. Dreht man aber einem Kaninchen den Kopf so, daß das rechte Auge nach oben zu stehen kommt, so wird das rechte Vorderbein, das MAGNUS Kieferbein nennt, gestreckt, während das andere Vorderbein, dem jetzt der Scheitel des Kopfes zugewendet ist, gebeugt wird. Dieses Bein nennt MAGNUS das Scheitelbein. Die Umkehr der Kopfbewegung bewirkt auch die Umkehr der Reaktion an den Extremitäten. Dusser de Barenne konnte zeigen, daß sowohl aktive als auch passive Bewegungen des Kopfes diese Reaktionen auslösen.

Magnus hat jüngst auch lokale statische Reaktionen beschrieben, bei denen nur einzelne Körperabschnitte in Tätigkeit treten und bei denen Reiz und Effekt auf denselben Körperabschnitt oder dieselbe Extremität beschränkt sind. Hieher gehört die Stützreaktion, durch welche die bewegliche Extremität zu einer festen Säule verwandelt wird: die positive Stützreaktion. Wird aber die so fixierte Extremität wieder in eine bewegliche umgewandelt, so nennt dies Magnus die negative Stützreaktion. Die positive Stützreaktion an einer Extremität wird erstens durch propriozeptive Reize, so durch die statische Einstellung des Endgliedes, durch die es zur Dehnung und Streckung der Muskeln kommt, ausgelöst, zweitens durch exterozeptive Reize, wie z. B. durch die Berührung der Zehenballen. Die Gelenkssensibilität spielt beim Zustandekommen dieser Reflexe keine Rolle. Durch Entnervung des Endgliedes kann man die eine Gruppe der Reize ausschalten, während die Durchschneidung der Sehnen die zweite Gruppe ausschaltet. Die negative Stützreaktion wird durch den Fortfall dieser Reize, die die positive auslösen, hervorgerufen. Durch die Reize für die positive Stützreaktion werden die rhythmischen Entladungen des Zentralnervensystems gehemmt, durch die negative Stützreaktion hingegen gefördert (vgl. hiezu auch die Arbeiten von Schoen und Blake Pritchard).

Unter segmentaler statischer Reaktion versteht Magnus eine Reaktion, bei der mehrere Teile eines Körpersegments mitbetroffen sind. Stellt man einen Hund auf ein Vorderbein und prüft gleichzeitig durch passive Bewegungen den Tonus des anderen, so merkt man bei lateraler Verschiebung des Körpers oder der Unterlage ein deutliches Anspannen des „Standbeines". Dieser Reflex, der das Umfallen des Tieres verhindert, heißt „Schunkelreaktion". Ein ähnlicher Reflex läßt sich auch am Spielbein auslösen, wenn der Kopf auf dem Standbein nach vorne oder rückwärts verschoben wird. Bei Verschiebung nach vorne erfolgt z. B. Streckung und Vorwärtssetzen des Spielbeins. Es ist klar, daß dieser Reflex das Umfallen des Körpers verhindert, gleichzeitig aber auch für die Lokomotion von größter Bedeutung ist. Alle diese Reflexe sind unabhängig von den Labyrinthen, vom Hals und von der Stellung der Wirbelsäule. Sie treten beim kleinhirnlosen Tiere besonders deutlich auf, sind aber auch beim „Thalamus-Tier" vorhanden.

Die Haltungs- und Stellreflexe scheinen manchmal nicht gesetzmäßig zu verlaufen. An Stelle einer Beugung zeigt sich eine Streckung, an Stelle der Abduktion Adduktion usw. Dann ist aber die Stellung der Extremität oder des Gesamtkörpers eine andere gewesen. Magnus spricht von der Schaltung: durch die veränderte Lage der reagierenden Muskeln wird die Reaktionsweise des Rückenmarkes geändert. v. UEXKÜLL konnte zeigen, daß bei wirbellosen Tieren die Reaktion auf einen Reiz durch die Erregbarkeitsverteilung in den Zentren beeinflußt wird, welche durch die Dehnung der zugehörigen Muskulatur gesetzt wird. MAGNUS wies bei einem Hunde, dessen Rückenmark durchtrennt war, nach, daß ein Schlag auf die linke Kniesehne bei Beugung des rechten Beines reflektorisch zur Streckung desselben führt, während bei vorher gestrecktem rechten Bein dieses gebeugt wird. Dieses Phänomen bezeichnet er als Schaltung und zeigt — er hat dies auch noch in sehr schöner Weise an dem Schwanz einer Katze demonstriert —, „daß das Rückenmark gleichsam in jedem Moment ein anderes ist, in jedem Moment die Lage und Stellung der verschiedenen Körperteile und des ganzen Körpers wiederspiegelt. Jeder Körperhaltung entspricht eine bestimmte Verteilung der Erregbarkeiten und der leichtest zugänglichen Bahnen ins Zentralnervensystem. Der Körper stellt sich selbst sein Zentralorgan in der richtigen Weise ein" (MAGNUS). Der von v. UEXKÜLL beschriebene Versuch der Schaltung stellt aber nur eine bestimmte Art dieses Mechanismus dar, der mit der Dehnung der Muskelgruppen in Zusammenhang zu bringen ist. In anderen Fällen ist die Schaltung wieder von der Berührung abhängig. SHERRINGTON hebt hervor, daß die Schaltung eine Bedeutung beim Zustandekommen der Lauftätigkeit des Tieres hat.

Es ist selbstverständlich, daß die lebenswichtigen Funktionen eine vielfache Sicherung im Zentralnervensystem haben. Die Funktion der Körperstellung gehört zu den bestgesicherten Funktionen des Zentralnervensystems. Statokinetische und kinetische Reflexe wirken vielfach in der Weise miteinander, daß durch die statokinetischen Reflexe das Tier Bewegungen macht und so der Körper in jene Stellungen gebracht wird, in denen er durch die statischen Reflexe dann später fixiert wird. Durch die Steh- und Stellreflexe wird die aufrechte Stellung des Tieres garantiert. Es ist von Wichtigkeit, daß bei dem Zustandekommen dieser Reflexe die Kopfbewegungen eine übergeordnete Rolle spielen. Diese Kopfbewegungen aber werden wieder durch Sinneseindrücke, die ihm durch den Augen-, Ohren- oder Geruchssinn zugeführt werden, ausgelöst, so daß auch Fernreize die Stellung des Körpers beeinflussen können.

Die nächste Frage, die sich MAGNUS und seine Mitarbeiter stellen mußten, war die nach der Lage der Zentren, von denen aus diese Reflexe reguliert werden. Hier ergab sich die überraschende Tatsache, daß die Labyrinthreflexe, als deren zentrale Vertretung das Kleinhirn angesehen wurde, bei Kleinhirnexstirpation vollständig erhalten bleiben. Die Beziehung des Kleinhirns zu den Bogengängen wurde schon von

FLOURENS behauptet, der wegen der Ähnlichkeit der Symptome beim Tiere, dem eine Kleinhirnhemisphäre exstirpiert worden war, mit den Symptomen einer einseitigen Labyrinthausschaltung, eine funktionelle Verbindung zwischen Labyrinth und Kleinhirn annahm. Auch FERRIÈRE und LUCIANI, BECHTEREW sowie SHERRINGTON meinen, daß vom Labyrinth aus dem Kleinhirn propriozeptive Reize vermittelt werden, die dann von dort das Gleichgewicht und den Tonus der Extremitätenmuskulatur beeinflussen. Auch BÁRÁNY, REICH und ROTHFELD nehmen die übergeordnete Stellung des Kleinhirns über die Funktion der Labyrinthe als gegeben an. Doch wenden sich MAGNUS und seine Mitarbeiter gegen diese Annahme.

MAGNUS stützt sich auf die Untersuchungen LÖWENBERGS, der im Jahre 1873 fand, daß bei Tauben, denen das Kleinhirn exstirpiert worden war, die Bogengangsreaktion erhalten blieb. Diese Resultate wurden von SPAMER und HÖGYES, von letzterem auf Grund von Untersuchungen beim Kaninchen, bestätigt. Auch LANGE kommt auf Grund ausgedehnter experimenteller Untersuchungen zu dem Schlusse, daß die Symptome bei Kleinhirnexstirpation und Labyrinthausschaltung völlig voneinander geschieden sind. Er meint zwar, daß die Funktionen des Kleinhirns und der Labyrinthe imstande seien, einander zu kompensieren, daß aber der Verlust der Kleinhirnfunktion noch nicht die Funktion des Labyrinths ausschließt und umgekehrt. Die Befunde LANGES wurden durch BEYER und LEWANDOWSKY, WILSON und PIKE bestätigt. Schließlich gibt auch LUCIANI an, daß ein kleinhirnloser Hund gut schwimmen kann, und LANGE zeigt, daß kleinhirnlose Tauben wie gesunde fliegen können. Diese Leistungen können die erwähnten Tiere nach Exstirpation der Labyrinthe sicherlich nicht vollbringen.

Neuerdings zeigt RADEMAKER im MAGNUSschen Laboratorium, daß bei kleinhirnlosen Tieren 1. ein starker Stütztonus der Extremitäten vorhanden ist, 2. daß auch die übrigen Muskeln kräftig tonisiert sind, daß also das Symptom der Atonie und Asthenie keineswegs vorhanden ist, 3. daß die statischen Reaktionen sehr lebhaft und ungehemmt sind, 4. daß die Gleichgewichtsreaktionen, Labyrinth- und Stellreflexe sehr lebhaft sind und 5. daß keinerlei Sensibilitätsstörungen nachweisbar sind.

RADEMAKER fand ferner auch, daß bei seinen Versuchstieren ein unbeherrschter Bewegungsdrang bestand, der die gewollten motorischen Bewegungen überdeckt. Er gibt also doch eine Beziehung des Kleinhirns zu den Haltungs- und Stellreflexen in dem Sinne zu, daß das Kleinhirn die Haltungs- und Stellreflexe hemme. Außerdem ist doch aus einer Reihe von Untersuchungen (siehe später), z. B. von SPIEGEL, wahrscheinlich, daß das Kleinhirn unter noch nicht näher bekannten Bedingungen tonusfördernd wirkt.

Über die Lage der Zentren für die Körperstellreflexe und die Labyrinthreflexe liegen experimentelle Untersuchungen von MAGENDIE, LONGET, SCHIFF, VULPIAN, CHRISTIANI, MUNK am Kaninchen, ferner Beobachtungen von v. GOLTZ, die dann von ROTHMANN und DUSSER DE BARENNE bestätigt wurden, vor, die zeigen, daß ein Tier auch ohne Großhirn mit mehr oder weniger intaktem Hirnstamm imstande ist, zu stehen und zu laufen. MAGNUS bezeichnet als Thalamustier ein großhirnloses Tier, dem teilweise oder ganz die Corpora striata exstirpiert sind, die Labyrinth- sowie Halsreflexe, Stellreflexe auf den Kopf durch asymmetrische Reizung der Körperoberfläche, sowie Stellreflexe auf den Körper vorhanden sind und bei dem nur die optischen Stellreflexe (beim höheren Tiere) verlorengegangen sind. Beim Kaninchen läßt sich ein solcher Verlust nicht nachweisen, da auch das normale Tier keine optischen Stellreflexe besitzt. Daraus ergibt sich, daß das Zentrum für die oben genannten Reflexe im Mittelhirn oder tiefer gelegen sein muß.

1896 beobachtete SHERRINGTON nach Durchschneidung des Mittelhirns zwischen den vorderen und hinteren Corpora quadrigemina das Auftreten eines verstärkten Tonus der Streckmuskulatur der Gliedmaßen sowie der Muskulatur des Nackens, Rückens und Schwanzes. Das Tier blieb, auf alle viere gestellt, steif in dieser Stellung stehen, konnte aber, aus dieser Stellung gebracht, sich nicht mehr selbständig erheben. Er bezeichnet diesen Zustand als decerebrate rigidity und zeigt, daß alle Muskeln, die dem Stehen dienen, angespannt sind. Hierin sieht SHERRINGTON die Wirkung von Haltungsreflexen, posture reflexes. LÖWENTHAL und HORSLEY zeigten, daß die Reizung eines bestimmten Bezirkes der Vorderfläche des Kleinhirns, zwischen Pars superior des Wurms und Seitenlappen gelegen, eine bestehende Starre, vor allem auf der gleichen Seite, weniger auf der anderen Körperseite, aufhob. THIELE kam auf Grund seiner im Laboratorium HORSLEYS angestellten Experimente zu folgenden Ergebnissen: Vor dem Corpus trapezoides liege ein Zentrum, das erregend auf die Vorderhornzellen wirke. Dieses Zentrum sei vermutlich der DEITERSsche Kern. Das Kleinhirn hemme dieses Zentrum. Das Kleinhirn habe aber keinen Einfluß auf den Weg über den Thalamus auf die Starre, wie sich bei Durchschneidung der Brachia conjunctiva cerebelli feststellen ließ. 1914 teilt WEED mit, daß nach Kleinhirnexstirpation fast immer eine vorhandene Starre schwand. Doch zeigten MAGNUS und BERITOFF, daß nach Enthirnung hinter den Corpora quadrigemina posteriora mit nachfolgender Kleinhirnexstirpation die Starre fortbestand. Sie konnte durch acht Stunden nachgewiesen werden, obwohl in einem der Versuche der DEITERSsche Kern mitverletzt ward. Zweifellos ist durch diese Versuche allen jenen Annahmen der Boden entzogen, welche den primären Reflexbogen der Enthirnungsstarre über das Kleinhirn verlaufen lassen. Doch wird

von den meisten Autoren ein hemmender Einfluß des Kleinhirns auf
den Streckertonus angenommen. Der hemmende Einfluß entstammt
nach BREMER der Kleinhirnrinde, und zwar der Rinde des Lobus
anterior cerebelli. Nach BREMERs Versuchen, denen RADEMAKER bei-
pflichtet, bleibt die Enthirnungsstarre nach Querdurchtrennung des
Mittelhirns durch Kleinhirnreizung unbeeinflußt.

Das Zentrum der Enthirnungsstarre kann also nicht im Kleinhirn
liegen. SHERRINGTON, GRAHAM BROWN suchten es im roten Kern, aber
nach dem erwähnten Versuch von MAGNUS und BERITOFF blieb eine
Starre nach Enthirnung hinter den Corpora quadrigemina posteriora
acht Stunden bestehen. BAZETT und PENFIELD sahen sie sogar wochen-
lang andauern. Die Annahme von SHERRINGTON und GRAHAM, daß
der rote Kern das Zentrum der plasticity sei, besteht demnach nicht
zu Recht. Doch mögen streckunghemmende Einflüsse zum Teil über
den roten Kern laufen. RADEMAKER zeigt hingegen, daß der normale
Muskeltonus bei Katzen nach einem Querschnitt durch das Mittelhirn,
der durch den Vorderteil der Corpora quadrigemina anteriora gelegt ist,
erhalten bleiben kann. Hingegen tritt nach einem Querschnitt mitten
durch die Corpora quadrigemina anteriora Enthirnungsstarre auf. Das
Zentrum für den Strecktonus muß daher weiter kaudal liegen. Ähnlich
liegen die Verhältnisse beim Kaninchen: Nach Abtrennung der roten
Kerne, nach Durchschneidung der rubrospinalen Bahnen und nach
Spaltung der FORELschen Kreuzung ist eine normale Tonusverteilung
nicht mehr möglich.

MAGNUS konnte noch nach einem Schnitt dorsal hinter den hinteren
Vierhügeln und zirka 2 mm vor den Tubercula acustica, ventral hinter der
Brücke am Vorderrand des Corpus trapezoides 1 ½ Stunden kräftige Starre
beobachten. Das Zentrum für die Enthirnungsstarre liegt daher in der
Medulla oblongata. Man weiß, daß nach einem Schnitt durch den Calamus
scriptorius keine Enthirnungsstarre mehr vorhanden ist (SHERRINGTON).
MAGNUS nimmt innerhalb der Medulla oblongata keine nähere Lokalisation des Starrezentrums vor. Der Nucleus DEITERS kann nach BERNIS
und SPIEGEL nicht die einzige Quelle der Starre sein, da an
dezerebrierten Tieren, deren Nucleus DEITERS zerstört ist, noch Rigor
erhalten bleibt. Nach Ansicht dieser Autoren kommen neben den Vestibulariskernen noch die großzelligen Elemente der Substantia reticularis
als Zentrum statischer Innervation in Betracht.

SPIEGEL zeigt, daß die Zerstörung des Nucleus DEITERS und Nucleus
BECHTEREW, dem THIELE und SPITZER[1]) eine Bedeutung für das
Zustandekommen der Enthirnungsstarre zuschreiben, wohl eine Ab-

---

[1]) SPITZER ist ohne eigene Experimente zu einer abweichenden theoretischen Deutung der Enthirnungsstarre gekommen. Er bezieht sie auf
die Durchtrennung der Kommissur der beiden Labyrinthe.

schwächung der Starre auf der homolateralen Seite nach einseitiger Verletzung hervorruft, daß aber doch noch ein gewisser Rigor erhalten bleibt. Er schließt daraus, daß den lateralen Gruppen des Vestibulariskernes wohl eine wichtige Rolle für die Erhaltung der statischen Innervation zukommt, daß sie aber nicht das ausschließliche rhombenzephale Zentrum jener Reflexe darstellen, die zur Erhaltung der statischen Innervation notwendig sind. SPIEGEL konnte auch nachweisen, daß Zerstörung der lateralen Teile der Substantia reticularis und der Vestibularisgegend bei vorhandener decerebrate rigidity zur fast vollständigen Tonusabnahme führt, während die Verletzung der dorsomedialen Abschnitte der retikulären Substanz die Enthirnungsstarre nicht beeinträchtigte. Es sind also die zuerst genannten Hirnanteile wichtige supraspinale Zentren der statischen Innervation. Er konnte auch zeigen, daß die statische Innervation, welche für die Aufrechthaltung der Hypnosekatalepsie nötig ist, sich in der Hauptsache vom Mittelhirn abwärts abspielt. Ebenso veränderte die Zerstörung der Mittelhirnzentren den Charakter der Tetaniekrämpfe.

Ein Tier mit decerebrate rigidity, bei dem also der rote Kern von der Medulla oblongata abgetrennt ist, hat nicht mehr die Fähigkeit, eine Körperstellung einzunehmen. Das Tier zeigt 1. die Enthirnungsstarre, die es ihm ermöglicht, auf alle viere gestellt, in dieser Stellung zu verharren; 2. die kombinierten Hals- und Labyrinthreflexe auf die Extremitäten, die wir schon früher erwähnten; 3. Drehreaktionen auf den Kopf, gelegentlich auch Drehnystagmus. Es fehlen ihm aber die Stellreflexe. Es sucht sich nicht aus der Seitenlage oder anderen abnormen Lagen aufzurichten und kann auch einem Fall nicht durch Bewegungen oder Stellungsänderungen entgegenwirken. Während wohlgeordnete Bewegungen der vier Extremitäten möglich sind, ist doch Laufen oder Gehen gänzlich unmöglich. Es fehlen bei diesem Tiere die Labyrinthstellreflexe, ferner die Körperstellreflexe auf den Kopf und die Körperstellreflexe auf den Körper, während die Halsstellreflexe noch vorhanden sind; deren Zentren liegen demnach tiefer. Nach MAGNUS und RADEMAKER liegen die Zentren der Halsstellreflexe auf den Körper knapp hinter den hinteren Vierhügeln, die der tonischen Halsreflexe auf die Extremitäten sind im Halsmark im ersten bis dritten Zervikalsegment gelegen. Die Augendrehreaktionen haben wahrscheinlich weiter vorn in der vorderen Vierhügelgegend ihren Sitz, während die optischen Stellreflexe kortikalen Ursprungs sind.

MAGNUS und seine Mitarbeiter nehmen also an, daß im Hirnstamm vom obersten Halsmark bis zum Mittelhirn ein komplizierter Apparat vorhanden ist, der die gesamte Muskulatur des Körpers zu einer einheitlichen Leistung zusammenfaßt. Dieser Zentralapparat ist in drei große, funktionelle Gruppen angeordnet. Diesem Zentralapparat, welcher Erregungen vermittelt, dienen 1. die Otolithenmaculae, die Bogengangsapparate, welche auf Beschleunigung im Raum ansprechen, 2. die Propriozeptoren, die Nachrichten von der gegenseitigen Lage der Körperteile vermitteln, 3. die Exterozeptoren, welche die Lage des Körpers und seiner einzelnen Teile zur unmittelbaren Umgebung melden, und schließlich 4. die Telerezeptoren, welche das Verhältnis des Körpers, vor allem des Kopfes, zu entfernten Reizquellen übermitteln. RADEMAKER hat die Bedeutung des roten Kerns für dieses Reflexsystem geklärt und gezeigt, daß die Zerstörung des roten Kerns und die Durchschneidung der FORELLschen Kreuzung, die wohl den Großteil der rubrospinalen Bahnen einnimmt, zur Aufhebung dieser wesentlichen Stellfunktion und zur Enthirnungsstarre führt. Es ergab sich, daß der rote Kern das Zentrum für Labyrinthstellreflexe, für die Körperstellreflexe auf den Körper und für eine normale Tonusverteilung ist, durch dessen Tätigkeit die Enthirnungsstarre aufgehoben wird. Weniger als von dem Zentrum und von den efferenten Bahnen ist von den afferenten Bahnen bekannt. Wir wissen, daß die hinteren Wurzeln des obersten zervikalen Wurzelpaares die tonischen Halsreflexe auf die Extremitäten vermitteln. Auch sonst sind die hinteren Wurzeln Eingangspforte für die afferenten, exterozeptiven und propriozeptiven Impulse. Im übrigen sind der Natur der Sache nach die vom Oktavuseintritt bis zu den besprochenen Zentren, besonders zum roten Kern führenden Bahnen bedeutsam. Nach MAGNUS läßt es sich derzeit nicht bestimmen, ob der rote Kern zur Aufrechterhaltung der normalen Tonusverteilung afferente Impulse nötig habe oder automatisch arbeite. Der rote Kern sei der Beugezügel, der Beugeimpulse zum Rückenmark sende, das von den Kernen der Medulla oblongata (Streckzügel) Streckimpulse erhalte.

MAGNUS und seine Schüler betrachten die normale Tonusverteilung als Resultat der Wirkung der beschriebenen Zentren der Medulla oblongata und der des roten Kerns. Anderen Hirnteilen schreiben sie keine wesentliche Bedeutung zu, MAGNUS nimmt allerdings an, daß die Pyramidenbahn als Beugezügel wirken könne — Durchschneidung der FORELLschen Kreuzung beim Tiere mit erhaltenem Großhirn macht geringere Starre als Dezerebrierung, welche auch den Beugeeinfluß der Pyramidenbahn ausschaltet, doch betont er, daß die Intaktheit des roten Kerns und der rubrospinalen Bahn genügt, um normale Tonusverteilung hervorzurufen. Pyramidenbahnläsion allein bewirke weder bei der Katze und beim Hund (v. GOLTZ, STARLINGER, ROTHMANN, DUSSER DE BARENNE, ZELIONY) noch beim Affen (ECONOMO-KARPLUS, KARPLUS-KREIDL, LEYTON-SHERRINGTON) Hypertonie. RADEMAKER hebt ferner hervor, daß bei Katze, Kaninchen, Hund, Affe die Entfernung der Corpora striata keine Hypertonie verursache. (LEWY fand allerdings im Gegensatz zu WILSON bei Zerstörung des Linsenkerns das aus der Pathologie des Menschen her geläufige Bild.) In ähnlicher Weise lehnt er eine Beziehung der Substantia nigra zum Tonus ab.

Sicherlich verdient die Tatsache, daß beim Hund ohne Großhirn, wie die Versuche von v. GOLTZ, ROTHMANN und anderen zeigen, keine Störungen der Tonusverteilung und der Stellfunktion zu vermerken sind, eine besondere Beachtung, besonders wenn man bedenkt, daß in dem Falle von DRESEL und ROTHMANN auch die Striata mitentfernt waren. Mit der Entfernung der Striata war aber auch eine Läsion der Substantia nigra verbunden. Gleichwohl wird man für Striatum und Substantia nigra einen Einfluß auf den Tonus ebensowenig in Abrede stellen können wie für die Pyramidenbahn[1]).

MAGNUS und seine Mitarbeiter betrachten grundsätzlich die Funktion der erhalten gebliebenen Hirnteile nach mehr oder minder ausgedehnter symmetrischer Abtragung zentraler Hirnteile. Sie gehen von der bekannten Funktion des Rückenmarkes aus und stellen fest, welche Leistungen hinzukommen, wenn Medulla oblongata, Mittelhirn erhalten bleiben. Es ist nicht zu verkennen, daß die MAGNUSsche Methode nicht besagen kann, daß die abgetragenen Hirnteile keinerlei Bedeutung für die übriggebliebenen Funktionen haben, sondern nur, daß die stehengebliebenen Hirnteile eine gewisse Funktion unter den bestimmten Bedingungen des Experiments zu leisten imstande sind. Diese Experimente beweisen aber nicht, daß ausschließlich Medulla oblongata und Mittelhirn für die Tonusfunktion bedeutsam sind. Auch andere Hirnteile haben Tonus- und Stellfunktion. POLLAK hat die einschlägige experimentelle Literatur gesammelt und gesichtet.

WARNER und OLMSTED fanden beim Tiere, dem der Frontalkortex entfernt wurde, eine deutliche Rigidität der Extensoren. Der Tonus der Extensoren wurde jedoch durch isolierte Exstirpation des motorischen Kortex nicht verändert. Die Reizung des Stirnhirns rief eine Herabsetzung des Extensorentonus hervor. Der Effekt der Reizung des Stirn-

---

[1]) Des allgemeinen Interesses halber setzen wir einen kurzen Bericht über die Versuche von DRESEL und ROTHMANN hieher.

DRESEL fand beim Hunde, dem beiderseits Großhirn und Striatum abgetragen worden waren, Fehlen aller höheren Reflexe und jeder Spontaneität. Dieses Tier bewegte sich nur auf Schmerzreize oder bei unbequemer Lage oder auf den Anreiz von vegetativen Zentren hin (z. B. volle Blase), es lief geradeaus, stieß gegen die Wand, konnte nur Speisen zu sich nehmen, wenn diese ihm tief in den Rachen gestopft wurden. Es lernte auch während der drei Monate langen Beobachtung nichts zu, während der von ROTHMANN operierte Hund, dem nur das Großhirn fehlte, diese Fähigkeit nicht verloren hatte. Interessant ist es auch, daß sich das Tier in jener Richtung bewegte, in der es den Druck der Operationsklammer fühlte. DRESEL zeigt auch, daß es bei Zerstörung des Striatums sehr bald zu degenerativen Veränderungen der Substantia nigra kommt.

hirns ging verloren, wenn der mittlere Kleinhirnarm durchschnitten wurde. Nach der Exstirpation verfolgten sie auch die Bahn, welche sie für die Tonusdifferenz verantwortlich machten und die durch den vorderen Anteil der inneren Kapsel geht und deren medialster Anteil bis in die Gegend der vorderen Vierhügel verfolgbar war. Diese Versuche zeigen, daß vom Stirnhirn aus Reize sowohl zum Kleinhirn geleitet werden als auch über den Weg der frontorubralen Bahn zum Nucleus ruber oder zum hinteren Längsbündel gelangen. POLLAK weist mit Recht darauf hin, daß durch die Einwirkung des Vestibularapparats auf dieses System, wie es sich ja auch schon aus den experimentellen Untersuchungen von SHERRINGTON ergibt, der statische Tonus in Beziehung zur Kinetik und zum Lokomotionsakt tritt. Der Lokomotionsakt setzt sich aus zwei Elementen zusammen, dem statischen Tonus und den phasischen, rhythmischen Bewegungen der Beugung und Streckung der Extremitäten. Die Beziehung dieser beiden Komponenten wird von BERITOFF dahin gedeutet, daß der sogenannte Schrittreflex mit einem statischen Strecktonus von bestimmter Intensität verbunden ist.

WEED und in der jüngsten Zeit WARNER und OLMSTEDT haben, wie wir erwähnten, nach Zerstörung des Frontalhirns eine Zunahme des Tonus wahrnehmen können. Ähnliche Befunde konnten auch SPIEGEL und BERNIS, sowie SPIEGEL und HOTTA nach Zerstörung des Stirnhirns, aber auch des Temporallappens, namentlich des Gyrus suprasylvius posterior, bei Katzen erheben, doch war die Tonussteigerung keine sehr erhebliche. Bei Zerstörung des Gyrus sigmoideus kam es bei Katzen, denen die motorische Region zerstört worden war, beim Eingipsen beider hinteren Extremitäten, auf der der Exstirpation entgegengesetzten Seite zur Ausbildung einer Streckkontraktur, während die andere Extremität in Beugestellung kontrahiert war (SPIEGEL und SHIBUJA). Schließlich konnten SPIEGEL und BROUWER zeigen, daß die Exstirpation des Corpus striatum die Streckstarre nach Tetanusintoxikation in eine Beugestarre umwandelt.

Die Bahnen, die die Haltungs- und Stellreflexe vermitteln, verlaufen also nach den Untersuchungen von MAGNUS und RADEMAKER folgendermaßen:

1. Die tonischen Halsreflexe auf die Extremitäten: die afferenten Bahnen verlaufen durch die drei oder vier obersten zervikalen Hinterwurzelpaare. Auch ihr Zentrum liegt in den beiden obersten Zervikalsegmenten. Die efferenten Bahnen gehen zu den beiderseitigen Zentren der Extremitätenmuskulatur in der Hals- und Lendenanschwellung des Rückenmarks.

2. Die tonischen Labyrinthreflexe auf die Extremitäten werden von den Utriculusmaculae ausgelöst. Die Bahn verläuft durch den Ramus utricularis zur Medulla oblongata. Ihr Zentrum liegt in einem Querschnitt,

der dicht vor dem Oktavuseintritt durch die Medulla oblongata gelegen ist. Von hier führen efferente Bahnen so, daß jede Utriculusmacula mit den Extremitätenmuskulaturzentren beider Körperseiten in funktioneller Verbindung steht.

3. Die tonischen Labyrinthreflexe auf die Halsmuskeln haben den gleichen Ursprung, die gleiche Bahn und das gleiche Zentrum, nur steht jede Utriculusmacula mit den Halsmuskeln nur einer Körperseite in funktioneller Verbindung.

4. Auch die Kopfdrehreaktionen haben ein Zentrum im gleichen Niveau wie die zuletzt erwähnten Reaktionen. Sie werden aber von den Cristae der Bogengänge ausgelöst und durch die Rami ampullares zur Medulla oblongata geleitet. Die efferenten Bahnen gehen zu den Zentren der Hals- und Körpermuskulatur.

5. Die Reaktionen auf Progressivbewegungen werden durch die Bogengangscristae ausgelöst, möglicherweise auch durch den Otolithenapparat. Ihr Zentrum ist noch nicht genau bekannt. Es ist möglich, daß es auch in der hinteren Hälfte der Medulla oblongata gelegen ist.

6. Von den kompensatorischen Augenstellungen werden die tonischen Labyrinthreflexe auf die Augen so ausgelöst, daß die Erregung der Sacculusmaculae durch den Ramus saccularis so weitergeleitet wird, daß jede Sacculusmacula mit beiden Okulomotoriuskernen in Verbindung steht, und zwar mit dem Zentrum für den Rectus superior der gleichen und für den Rectus inferior der gekreuzten Seite. Ihr Zentrum liegt zwischen Oktavuseintritt und Okulomotoriuskern. Durch welchen Otolithenapparat die Raddrehungen ausgelöst werden, ist unbekannt. Jedes Labyrinth steht in direkter Verbindung mit den beiderseitigen Kernen des Obliquus inferior im Okulomotoriuskern und dem Obliquus superior im Trochleariskern.

7. Die tonischen Halsreflexe auf die Augen werden durch Bahnen fortgeleitet, die durch die beiden obersten, im geringen Grade noch durch das dritte zervikale Hinterwurzelpaar geleitet werden. Sie gehen von dort zu sämtlichen Augenmuskelkernen.

8. Die Bogengangsreaktionen auf die Augen werden schließlich ebenfalls durch die Bogengangscristae ausgelöst und verlaufen durch die Rami ampullares. Ihr Zentrum liegt zwischen dem Oktavuseintritt und den beteiligten Augenmuskelkernen. Sie sind auch nach Abtragung des Großhirns und der Thalami, wie Högyes, Bauer und Leidler sowie Bárány, Reich und Rothfeld bereits feststellen konnten, erhalten.

9. Von den Stellreflexen werden die Labyrinthstellreflexe vom Sacculushauptstück ausgelöst und durch den Ramus saccularis dem Zentralnervensystem übermittelt. Ihr Zentrum liegt im Mittelhirn, im Niveau des roten Kerns.

10. Die Körperstellreflexe auf den Kopf werden durch Berührung des Körpers mit der Unterlage ausgelöst, steigen im Rückenmark auf und verlaufen direkt zum Hirnstamm. Ihr Zentrum liegt wahrscheinlich im dorsalen Teile des Mittelhirns, in der Höhe des roten Kerns, sicher nicht im roten Kern. Ihre Bahn verläuft ungekreuzt nach abwärts und ist sicher nicht die rubrospinale Bahn.

11. Die Körperstellreflexe auf den Körper haben ihre Auslösungsstelle in den sensiblen Endorganen des Rumpfes und der Extremitäten. Ihr Zentrum ist im Nucleus ruber gelegen. Die efferenten Bahnen gehen durch den Hirnstamm ins Rückenmark, zu den Zentren der Extremitäten und des Rumpfes.

12. Die Halsstellreflexe schließlich nehmen ihren Ursprung von den Propriozeptoren der Muskelgelenke des Halses, aber, da es sich um Kettenreflexe handelt, auch von denen des Rumpfes. Ihr Zentrum liegt in der Brückengegend. Von hier führen efferente Bahnen zu den Zentren der Muskulatur des Stammes vom Hals bis zum Becken.

Unsere Abb. 1 gibt ein Schema Spiegels wieder, welches einen Überblick über die wichtigsten Apparate der Tonusregulierung gibt.

Anhang

Einige anatomische Bemerkungen über das Nucleus-ruber-System

Bei der besonderen Bedeutung, welche dem roten Kern für die Körperstellung zukommt, scheint es uns angezeigt, einige anatomische Bemerkungen[1]) mit dessen Beschreibung zu beginnen.

Der große motorische Haubenkern beginnt kaudal im Niveau des vorderen Vierhügels. Er liegt dann streng symmetrisch, etwas lateral von der Mittellinie unter dem hinteren Beginne des dritten Ventrikels. Er ist von diesem durch die Faserzüge des hinteren Längsbündels sowie durch die knapp unter dem Ventrikel bzw. Aquädukt gelegenen Kerne (z. B. Darkschewitsch) getrennt. Er gewinnt seine größte Ausdehnung an Frontalschnitten in der Höhe der stärksten Entwicklung der Corpora geniculata und reicht, oralwärts sich verjüngend, bis zum hinteren Ende der Corpora mamillaria. Er liegt dorsomedial der Substantia nigra auf und berührt an seiner oralsten Endigung ventrolateral den Luysschen Körper. Der ganze Kern wird von einer Faserkapsel umsäumt. Nach Hatschek und Monakow kann man den roten Kern beim Menschen in drei Abschnitte gliedern, einen durch Riesenzellen ausgezeichneten, vornehmlich kaudal gelegenen Abschnitt, welcher absteigende Fasern als Tractus rubrospinalis zum Vorderhorn des

---

[1]) Wir stützen uns hauptsächlich auf die Arbeiten von Monakow, Jakob und das Referat von Pollak. Diesem Autor sind wir auch für die Durchsicht dieser Bemerkungen zu Dank verpflichtet.

Rückenmarks entsendet. Dieses Bündel kreuzt in der Decussatio FORELI
in der Höhe der hinteren Ebene des roten Kerns. Zweitens aus einem
lateralen Horn, das große Zellen enthält, von dem Fasern in die Kerne
der lateralen Schleife übergehen. Drittens aus dem Nucleus reticularis
dorsalis und gelatinosus, der kleine Zellen enthält, an denen sich die
Kleinhirnbindearmfaserung zum größten Teil aufsplittert. Hiezu kommt
noch ein frontal gelegener kleinzelliger Anteil, der mit der Rinde des
Frontallappens und des Operculums und dem medialen Thalamuskern

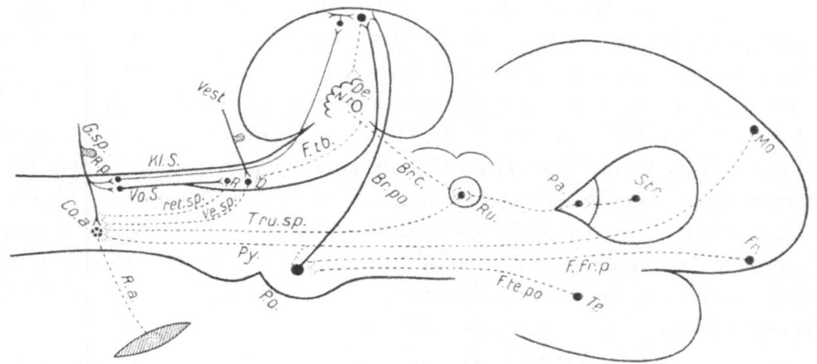

Abb. 1. Schema der tonusregulierenden Apparate nach SPIEGEL

Br.c. = Bindearm, *Br.po.* = Brückenarm, *Co.a.* = Cornu anterius, *D,* = DEITERSscher Kern,
De. = Nucl. dentatus, *Fr.* = Frontalhirn. *F.fr.p.* = frontopont. Bahn, *F.tb.* = Fascic. tectobul-
baris, *F.te.po.* = temporopontine Bahn. *G.sp.* = Gangl. spinale, *Kl.S.* = Kleinhirnseitenstrang,
Mo. = Motor. Region, *N.t.* = Nucl. tecti, *Pa.* = Pallium, *Py.* = Pyramidenbahn, *P.o.* = Pons,
R. = Subst. reticularis, *R.a.* = Radix ant., *R.p.* = Rad. post, *Ru.* = Nucl. ruber, *ret.sp.* = re-
ticulospinale Bahn, *Str.* = Striatum, *Te.* = Temporallappen, *T.ru.sp.* = rubrospinale Bahn,
Vest. = N. vestibularis, *Vo.S.* = Vorderseitenstrang, *ve.sp.* = vestibulospinale Bahn. Efferente
Bahnen gestrichelt.

in Verbindung steht. Der rote Kern hat eine stark entwickelte Mark-
kapsel, die zum großen Teile durch die Eigenfaserung, dann aber auch
durch die Fasern der Haubenstrahlung sowie durch die Faserzüge,
welche vom Pallidum herunterziehen, gebildet wird. Aus dem lateralen,
dichtesten Markkapselanteil entwickelt sich das FORELsche Bündel,
das, lateral ziehend, sich später in zwei Bündel H 1 und H 2 aufsplittert.
Am oralen Pol des roten Kerns strömen diese beiden Fasermassen zu
einem dichten Faserkomplex zusammen. In diesem Sammelfelde liegt
nun eine Kerngruppe, der Nucleus campi FORELI (CAJAL). Das FORELsche
Bündel H 1 enthält Fasern, die lateralwärts vom Ruber zum Thalamus
ziehen und hier im lateralen Thalamuskern ihr Ende erreichen. Dieses
Bündel aber enthält auch pallidopetale Fasern, die den ventromedialen
Thalamuskern mit dem Pallidum verbinden. Das FORELsche Faser-
bündel H 2 ist ein wesentlicher Anteil der Ansa lenticularis und führt
neben anderen Fasergruppen hauptsächlich Fasern z u m roten Kern hin

(Radiatio pallidorubralis). Sie enthält daneben auch einen pallidopetalen Faserzug, der vom ventromedialen Thalamuskern zum Pallidum zieht. Ein anderer Teil der Faserung geht in das Gebiet der hinteren Kommissur über und endigt im gleichseitigen oder gekreuzten Kern der hinteren Kommissur (Darkschewitsch) und im Nucleus interstitialis. Nach Gamper ist die zentrale Haubenbahn eine rubrofugale Bahn, welche zur Olive zieht.

Im Nissl-Bilde lassen sich drei verschiedene Ganglienzellentypen unterscheiden: Die vorerwähnten großen, den motorischen Vorderhornzellen ähnlichen, aus denen der Tractus rubrospinalis entspringt, zweitens Zellen von mittlerer Größe, die zum Unterschied von den ersterwähnten, die hauptsächlich im kaudalen Anteil des roten Kerns zu finden sind, über den ganzen Nucleus ruber ausgebreitet sind, ihren Sitz aber besonders im oralen Anteil haben, der mit dem Stirnhirn in Verbindung steht. Sie zeichnen sich durch einen großen Kern und gut entwickelte Nissl-Körperchen aus. Ein dritter Typus, die kleinen Ganglienzellen, sind dreieckig und spindelförmig, haben keinerlei feinere Differenzierung. Ihr Achsenzylinder ist marklos und gibt gleich nach seinem Entstehen mehrere Kollateralen ab. Sie sind nach Cajal als Eigenapparat des roten Kerns aufzufassen.

Was nun die Verbindung des roten Kerns mit dem Kortex betrifft, so sind nach Monakow diese Fasern von sehr bedeutendem Umfang. Er schreibt dieser frontorubralen Haubenbahn eine kortikofugale motorische Funktion zu. Sie diene gewissen verwickelten kinetischen Mechanismen, die dem Bewußtsein entzogen sind und nach Monakow mit der Orientierung des Körpers im Raum in Zusammenhang stehen. Nach Lasalle-Archambault, Spiegel und Monakow hat der rote Kern auch eine Verbindung mit dem medialen Teile des Schläfelappens, die nach Monakow so zustande kommt, daß die Fasern vom Frontallappen dem vorderen Segment gehören, die operkularen Fasern zum zweiten Segment des Kerns, während die temporalen Fasern dem hintersten Abschnitt des Kerns angehören, durch das subretikuläre Gebiet zerrissen sind. Außerdem besteht eine direkte Verbindung des roten Kerns mit dem Striopallidum, die nach Jakob, C. und O. Vogt vom Pallidum ausgeht (pallidorubrale Bahn, siehe früher).

Vom Stirnhirn zieht die frontale Brückenbahn zu den Brückenganglien derselben Seite. Hier entsteht das zweite Neuron, das durch den mittleren Kleinhirnstiel zur Kleinhirnhemisphäre der anderen Seite zieht. Im Stirnhirn entspringt ferner die frontothalamische Bahn zum Nucleus medialis anterior thalami. Von hier aus bestehen Assoziationsbahnen zu anderen Thalamuskernen, insbesondere zum ventromedialen Kerngebiet, das mit den Stammganglien in enger Verbindung steht.

Ein anderes subkortikal motorisches Zentrum, das Striatum, entbehrt im Gegensatz zum Ruber direkter Verbindungen mit dem Kortex. Es bekommt seine Zuflüsse aus dem ventromedialen Teile des Thalamus, dem Tuber und dem Nucleus campi FORELI (C. und O. VOGT). Diese Faserzüge machen einen großen Bestandteil der Linsenkern-schlinge und des FORELschen Bündels H 1 und H 2 aus. Im Striatum enden die Faserzüge in der Umgebung der kleinen, kurzaxonigen und weitverzweigten Zellen und wirken durch Assoziationsfasern auf die langaxonigen Zellen des Striatums ein. Im Pallidum splittern sie sich an den großen Pallidumzellen auf. Diese großen Zellen sind nun die Ursprungszellen der strio- bzw. pallidofugalen Faserzüge. Die strio-fugalen Fasern enden nach Meinung der meisten Autoren im Pallidum. Doch wurde von MONAKOW und RIESE behauptet, daß es auch direkte, nach der Substantia nigra ableitende Fasern gebe. Vom Pallidum führt eine Bahn zum Thalamus bzw. zum Corpus LUYSI. Die übrigen pallidofugalen Faserungen führen aber über die Ansa lenticularis und das FORELsche Bündel H 2 in die Gegend des Nucleus campi FORELI. Von hier schlagen die pallidofugalen Fasern verschiedene Wege ein. Zum Teil enden sie im Tuber cinereum. Die anderen gehen durch die MEYNERTsche bzw. GANSERsche Kommissur zum Pallidum und LUYSIschen Körper der anderen Seite. Zum Teil aber ziehen sie zum roten Kern bzw. zum Nucleus DARKSCHEWITSCH und zum Nucleus interstitialis derselben oder der anderen Seite, in der Commissura posterior kreuzend, außerdem zur Substantia nigra. Vom Nucleus ruber entwickelt sich ein Faserzug, der kreuzend als Tractus rubrospinalis an den Vorderhorn-zellen des Rückenmarks sein Ende findet. Aus dem Nucleus DARK-SCHEWITSCH und dem Nucleus interstitialis entwickelt sich beiderseits, durch die Commissura posterior mit dem Fasersystem der anderen Seite verbunden, ein Teil des hinteren Längsbündelsystems, welches das Vestibularsystem mit dem Koordinationssystem der Augen verbindet. Ein weiteres Fasersystem führt nun vom Pallidum und LUYSIschen Körper zur Substantia nigra. Eine andere pallidäre Bahn zieht nach JAKOB als lateralpontines Bündel durch die Substantia nigra und dann als Haubenfußschleife in das laterale Haubengebiet und tritt vielleicht in Verbindung mit dem Koordinationssystem der motorischen Hauben-kerne und der hinteren Längsbündel, doch ist das Ende dieser Bahn nicht sicher ermittelt. Die Substantia nigra steht außerdem noch mit dem Thalamus in Verbindung und besitzt eine kortikale Verbindung mit der Area gigantopyramidalis und dem Operculum bzw. dem Stirnhirn. Die übrigen Verbindungen der Substantia nigra sind bis heute unklar: Man vermutet absteigende Fasern im Pedunculus sowie gegen das

Vierhügeldach bzw. die Commissura posterior hinziehende Bahnen, die entweder in die retikulierte Substanz oder das Endgebiet des Längsbündelsystems hinziehen.

Nach diesen Ausführungen ist der rote Kern die orale Hypertrophie des gesamten motorischen Haubenkerns (JAKOB), der das Mittelhirn und das Rautenhirn durchzieht. Er ist eine wichtige Schaltstelle der Dentatum-Bahn und steht in innigster Verbindung mit Thalamus, Pallidum und Stirnhirn, enthält aber auch Fasern aus der Operkulargegend und dem Temporalhirn. Er dient dazu, zerebellare Eindrücke auf das Stirnhirn zu übertragen, scheint aber auch regulative Faserungen vom Stirnhirn zu bekommen. Er dient aber auch mit jenem großzelligen Anteil der Übertragung zerebraler Impulse auf Zentren tieferer Ordnung und ist so ein mächtiges Assoziationssystem, das die Koordination der Bewegung zu regulieren hat. Es ist nun bekannt (HATSCHEK), daß bei niedrigen Säugetieren der großzellige Anteil von großer Ausdehnung ist, während beim Menschen, bei dem zerebrale Impulse für das Zustandekommen solcher Koordinationen sicher von größter Bedeutung sind, der kleinzellige Anteil, der mit dem Frontalhirn in direkter Verbindung steht, einen größeren Umfang erreicht. Vom Nucleus dentatus entwickelt sich als Brachium conjunctivum ein starker Faserzug, der nach der Bindearmkreuzung im kontralateralen Nucleus ruber zum größten Teil endet, zum geringsten Teil aber den Nucleus ruber durchsetzt und in das ventrale Kerngebiet des lateralen Thalamuskerns zieht. Auch im Nucleus ruber umgeschaltete Fasern ziehen im Wege der Haubenstrahlung in dieses Kerngebiet (siehe unten). Die Bindearmbahn trifft im roten Kern mit den übrigen afferenten Systemen zusammen, wo dann eine Beeinflussung erfolgen kann. Durch die absteigende thalamorubrale Bahn steht er in Verbindung mit dem Thalamusgebiet und dadurch sekundär mit dem Kortex. Die von verschiedenen Autoren, besonders von JAKOB, angenommene direkte zerebropetale Verbindung würde die enge Konnexion mit den höchsten kortikalen Regulationszentren noch weiter erhöhen.

Wir sehen also, daß dieser Kern eine enge Verbindung mit dem Großhirn besitzt, und zwar sowohl mit dessen frontalem und zentralem Anteil als auch mit dem Temporallappen. Er steht aber auch mit dem Kleinhirn in direkter Verbindung. Das dritte System, das in Faserverbindung mit diesem Kerne steht, ist das extrapyramidale, das wieder 1. aus dem Striatum, 2. aus dem Pallidum, 3. aus dem Corpus LUYSI, 4. aus der Substantia nigra — als den Hauptrepräsentanten — besteht. Bezüglich dieses Systems sei auf das Referat von POLLAK sowie auf die Bücher von C. und O. VOGT und von JAKOB verwiesen.

Natürlich steht auch das Vestibularissystem, wie schon aus den experimentellen Untersuchungen hervorgeht, in Verbindung mit all diesen Systemen. POLLAK meint, daß vom Labyrinth Impulse zu den

Tonuszentren in der Medulla oblongata gelangen, durch die ein Einfluß auf den Tonus des Gesamtkörpers ausgeübt wird. Beim Menschen sind nun diesem tieferen Reflexbogen höhere Zentren übergeordnet. Vom Vestibularis ziehen Verbindungen zum Kleinhirn und ebenso führen vom Zerebellum direkte Fasern zu den medullären Vestibulariskernen, deren Neurone zum großen Teil im hinteren Längsbündel verlaufen (siehe die genaue Darstellung von SPITZER). Die aufwärtssteigenden Fasern ziehen zu den Augenmuskelkernen, zum Nucleus DARKSCHEWITSCH, Nucleus interstitialis und intracommissuralis, von denen nach STENGEL der Nucleus interstitialis beim Menschen ziemlich gut abgrenzbar ist und mit dem Nucleus ruber eine besonders starke Verwandtschaft aufweist. Die Fasern, die im Nucleus intercommissuralis umgeschaltet werden, ziehen nach MUSKENS nach Kreuzung der hinteren Kommissur in die Gegend des Globus pallidus. Die durch den Vestibularis dem Kleinhirn zugeführten Reize werden über die Oblongatakerne durch den absteigenden Tractus vestibulospinalis zum Rückenmark reflektiert. Der zweite Anteil der vestibulären Fasern gelangt von der Rindenpartie des Kleinhirns über die zentralen, zerebellaren Kerne mit der Bindearmstrahlung zum Nucleus ruber. Von hier besteht wieder die Möglichkeit einer Umschaltung im roten Kern und Ableitung durch den Tractus rubrospinalis zum Rückenmark (siehe unten). Andere Fasern ziehen zum Thalamus opticus und können von hier oder auch von der Mittelhirnhaube direkt über die zentrale Haubenbahn zur Olive herantreten und so wieder in Verbindung mit dem zerebellaren Reflexapparat gelangen. Von der Olive gibt es nun eine Verbindung durch die HELLWEGsche Bahn bis in die obersten drei Halssegmente, was nach den Versuchen RADEMAKERS für das Zustandekommen von Halsreflexen von Wichtigkeit wäre (POLLAK). Über die weiteren Verbindungen vom Thalamus opticus an haben wir schon früher berichtet.

Wir haben in den früher angeführten Bahnen die Verbindung des zerebellovestibulären Systems mit dem striopallidären hergestellt und es besteht infolge der Verbindung des Kleinhirns mit den Vestibulariskernen und der Weiterleitung in der Bindearmfaserung und dem Längsbündelsystem zwei Wege, um Reize des vestibulären Systems auf Mittelhirn und Zwischenhirn zu übertragen. Anderseits ist hier aber auch ein Weg, der zum Großhirn führt. Dieses wiederum greift mit mannigfaltigen zentrifugalen Bahnsystemen in das Gebiet der Haltungs- und Stellreflexe ein.

Von den anatomischen Beziehungen der nichtvestibularen afferenten Impulse zum Nucleus ruber einerseits, zu den übrigen Tonuszentren der Substantia reticularis anderseits ist wenig bekannt. Die eingehende Darstellung dieser anatomischen Fragen überschreitet den Rahmen unserer Darstellung.

II. Haltungs- und Stellreflexe beim Menschen

a) Haltungs- und Stellreflexe beim Fötus und beim Kinde

Die tonischen Hals- und Labyrinthreflexe sind im gewöhnlichen Leben beim gesunden Erwachsenen, wie wir noch später zeigen werden, in ausgiebiger und gesetzmäßiger Weise nachweisbar (GOLDSTEIN, FISCHER und WODAK, ZINGERLE, wir, BYCHOWSKI). Doch bewirken der veränderte Gang, das Übergewicht der Großhirnfunktion vielfache Abänderungen und Abschwächungen der im Tierversuche beobachteten Phänomene. Bei menschlichen Föten, die im dritten bis fünften Monat durch Kaiserschnitt unter lokaler Anästhesie gewonnen worden waren, hat MINKOWSKI durch Drehen des Kopfes Reaktionen an den Armen auslösen können. Diese Reaktionen traten meist auf dem dem Gesicht entgegengesetzten Arm am stärksten auf, waren aber nicht regelmäßig nachzuweisen. Sie hielten so lange an, als der Kopf in der gedrehten Stellung verblieb. So trat z. B. beim Drehen des Kopfes nach rechts eine Abduktion des rechten und eine starke Adduktion des linken Armes auf, die so lange anhielt, als der Kopf nach rechts gedreht blieb. Tonische Labyrinthreflexe auf die Körpermuskulatur konnte hingegen MINKOWSKI bei diesen Föten nicht nachweisen. Hingegen traten bei Bewegungen des Kopfes im Raum, z. B. beim Umlegen in die Rückenlage oder beim Aufsetzen der Föten, vorübergehend symmetrische Bewegungen der Arme und Beine von manchmal rhythmischem Charakter auf, die nach MAGNUS Bogengangsreaktionen darstellen. Bogengang- und Otolithenapparat sind ja bei den Föten dieses Alters gut entwickelt. Es ist also bei Föten dieses Alters durch diese Untersuchung ein Funktionieren dieses primitivsten Bewegungsapparates bereits sichergestellt. Nun hat GAMPER ein Kind beschrieben, das eine schwere Mißbildung des Schädels aufweist und das durch drei Monate am Leben erhalten werden konnte. Die makro- und mikroskopische Untersuchung des Gehirns dieses Kindes ergab das vollständige Fehlen des Großhirns; der Thalamus, der Globus pallidus und das Striatum sind fast vollständig durch gliöse Massen ersetzt. Hingegen ist der rote Kern sehr stark entwickelt, die FORELsche und MEYNERTsche Kommissur erhalten. Die Pyramidenbahn fehlt vollständig. GAMPER bezeichnet das von ihm beobachtete Kind als Mittelhirnwesen, da alle Systeme und Eigenapparate im Mittelhirn gut entwickelt sind, während das Kleinhirn, das aus einer gliösen Zellmasse besteht, in dem vereinzelte Nester von Ganglienzellen eingesprengt sind, keine entsprechende Faserung aufweist. Dieses Kind zeigte Rekelbewegungen mit typischem Gähnen. Hiebei wurden die Arme gehoben, im Ellbogengelenk gebeugt und schließlich neben den Kopf gelegt, um dann allmählich wieder in die alte Ausgangsstellung zurückzugehen. Die Spontanbewegungen dieses Kindes bestanden einerseits in Beugung,

Außenrotation und Abduktion im Hüftgelenk, Beugung im Kniegelenk, Supinationsstellung des Fußes, der dorsal reflektiert wurde, und anderseits Streckung im Hüft- und Kniegelenk unter Abduktion und Innenrotation des Oberschenkels, Pronationsstellung des Fußes und Beugung in Fuß- und Zehengelenken. Diese synergischen Bewegungen entsprechen dem von FÖRSTER bei Patienten mit Läsion der Pyramidenbahn beschriebenen. Von Augenbewegungen sah man nur ruckartige Bulbusbewegungen in der Horizontale. Die Spannung der Muskulatur dieses Kindes war die eines normalen Säuglings, wobei die die Ruhelage sichernden Agonisten mehr innerviert waren als die Antagonisten. Von tonischen Halsreflexen zeigte das Kind bei Kopfdrehung Abduktion des Oberarmes der Kieferseite, bei Vorrückung der Schulter Streckung im Ellbogengelenk, während am Schädelarm eine Beugung im Ellbogen auftrat. Der Schädelarm wurde gleichzeitig im Schultergelenk abduziert. Bei Dorsalbeugung des Kopfes wurden die oberen Extremitäten im Schultergelenk abduziert, im Ellbogengelenk gestreckt, während Ventralbeugung des Kopfes Abduktion im Schultergelenk und Beugung in den Ellbogengelenken herbeiführte. Doch traten diese Reaktionen nur bei reflektorischer Kopfbewegung auf und konnten nicht durch passive Kopfbewegung ausgelöst werden[1]). Ähnlich wie beim Hemiplegiker (SIMONS) handelt es sich also auch hier um Tonusänderungen in synergisch arbeitenden Muskelgruppen. Von tonischen Labyrinthreflexen konnten folgende festgestellt werden: Wurde das Kind unter Fixierung des Kopfes gegen den Rumpf aus der Bauch- in die Rückenlage gedreht, so trat manchmal eine Strecktendenz der Extremitäten auf. Hielt man aber das Kind in Seitenlage in der Luft, so daß der Kopf frei beweglich war, blieb es zuerst in Normalstellung, drehte sich dann aber in der Richtung der nach oben stehenden Schulter. Hielt man das Kind jedoch in Bauchlage frei in der Luft, so trat deutliche Tendenz zur Dorsalbewegung des Kopfes auf, während bei Rückenlage eine Ventralbeugung des Kopfes gegen den Rumpf zu sehen war. Diese Reflexe sind wohl sicher als Labyrinthreflexe auf den Kopf zu deuten. Von Halsstellreflexen und Körperstellreflexen auf den Kopf war manchmal eine spontane Tendenz, den Kopf von der Unterlage abzuheben, nachweisbar. An diese Ventralbeugung des Kopfes schloß sich eine Ventralbeugung des Rumpfes an, die besonders durch Druck auf die unteren Extremitäten ausgelöst werden konnte. Wurde das Kind im Kreise gedreht, so wurde auch der Kopf in der Richtung der Drehung bewegt; bei Innehalten der Bewegung wurde der Kopf in der entgegengesetzten Richtung gedreht. Hielt man das Kind beim Drehversuch so, daß das Kind dem Untersucher den Rücken zukehrte, so erfolgte die Kopfdrehung in

---

[1]) In ähnlicher Weise fand SIMONS bei Hemiplegikern die aktive Kopfbewegung wirksamer.

umgekehrter Richtung. Bei Drehung in horizontaler Rückenlage wurde der Kopf deutlich dorsal flektiert, während bei Stillstand der Bewegung eine kräftige ventrale Beugung auftrat. Hiebei machten die Augen eine rotatorische Bewegung, die bei Stillstand der Bewegung in die umgekehrte Richtung umschlug. Wurde das Kind in aufrechter Lage gedreht, so wurde der vorangehende Arm adduziert und im Ellbogengelenk gebeugt, der nachfolgende Arm abduziert und gestreckt. Wurde das Kind aber in aufrechter Stellung von oben nach unten bewegt, so trat bei rascher Bewegung eine Dorsalflexion des Kopfes und ein Erheben der Arme in beiden Schultergelenken unter leichter Streckung der Ellbogen auf.

Das Kind lag stets mit in den Hüften und Knien gebeugten Beinen, diese waren nach innen rotiert und adduziert. Die Füße waren supiniert und dorsal flektiert, die Zehen gebeugt, die Oberarme im Schultergelenk leicht abduziert, die Vorderarme gebeugt, die Hände proniert, die Finger wieder gebeugt. Diese Haltung war durch die Verteilung des Muskeltonus herbeigeführt. Mit Recht weist GAMPER darauf hin, daß diese Tonusverteilung in den Befunden FÖRSTERS bei Patienten mit der Störung des Kortex und der Pyramidenbahn ein Analogon findet. Auch diese Patienten nahmen dann eine ähnliche Stellung ein wie das von GAMPER beschriebene mißbildete Kind. Auch die Spontanbewegungen dieser Patienten erinnern an die Spontanbewegungen dieses Kindes. Es zeigt sich also, daß diese Bewegungen und diese Tonushaltung von einem subkortikalen Zentrum reguliert werden, eine Regulation, die erst nach der Störung der höherstehenden Pyramidenbahn zum Ausdruck kommt. MAGNUS hat nun, wie wir schon früher erwähnten, gezeigt, daß noch beim Mittelhirntier ein normaler Tonus zustande kommt. CASTALDI[1]) und vor allem RADEMAKER verlegen dieses Tonuszentrum in die Ebene des Nucleus ruber und Nucleus lateralis profundus. Auch JAKOB spricht sich für ein Zentrum im Mittelhirn aus. Nach MAGNUS wirken nun die motorischen Haubenkerne in der Richtung eines Strecktonus, während der rote Kern auf dem Wege des Tractus rubrospinalis im Sinne einer Beugung wirkt.

„Der magnozelluläre Anteil des roten Kerns und die davon ausgehenden rubrospinalen Bahnen treten beim Menschen, wie ja auch CASTALDI hervorhebt, völlig in den Hintergrund und der kleinzellige Anteil beherrscht das Feld. Gleichzeitig treten aber neue Systemverknüpfungen auf. Vom Stirnhirn (F_1 bis F_3), zum Teil auch vom Operkulum der vorderen Zentralwindung, ziehen ausgiebige Faserzüge zum roten Kern (kortikorubrale Fasern von MONAKOW), anderseits entwickelt sich aus dem roten Kern eine neue rubrofugale Bahn, die zentrale Hauben-

---

[1]) Zitiert nach GAMPER.

bahn. Diese Bahn ist phylogenetisch ganz jung, sie fehlt den Tieren anscheinend völlig und wird beim Menschen erst spät, zum Teile nach der Geburt, markreif (BECHTEREW, FLECHSIG, PROBST). Diese neue Bahn stellt eine rubrooliväre Verbindung dar und bringt den roten Kern einerseits auf dem Wege der olivozerebellaren Faserung in Beziehung zum Kleinhirn, anderseits durch die HELLWEGschen Dreikantenbahnen zum Rückenmark. Auch die Dreikantenbahn ist, wie ZIEHEN ausführt, ein nur dem Menschen zukommendes, spät markreif werdendes Fasersystem" (GAMPER).

GAMPER sieht in seiner Beobachtung mit Recht einen Beweis dafür, daß die Feststellung von MAGNUS, daß die Zentren, welche Haltung und Stellung regulieren, vom Halsmark bis zum Mittelhirn reichen und einen einheitlichen Mechanismus darstellen, auch für den Menschen Geltung haben. In seinem Falle waren höhere Abschnitte des Zentralorgans — Thalamus, Stammganglien, Kortex — nicht vorhanden, gleichwohl liefen die beschriebenen Reflexe ab. ,,Die Intaktheit des Mittelhirnapparates und der distal folgenden Abschnitte der Neuralachse genügen ebenso wie beim Tierversuch." GAMPER ist jedoch der Meinung, daß beim Menschen das Kleinhirn eine andere Bedeutung haben kann als beim Tier und daß es in den Mechanismus der Körperstellung eingreifen könne (GOLDSTEIN[1]). Er verweist insbesondere auf das Fehlen der Gegenrollung der Augen in seinem Falle, das nach GOLDSTEIN (siehe auch später) beim Menschen nach Kleinhirnläsion fehlt. Die primären Zentren der Gegenrollung nimmt er allerdings mit DE KLEYN im Hirnstamm zwischen dem Kern des Nervus octavus und den Kernen der Augenmuskeln an. Mit Recht betont auch GAMPER, daß die Streckstarre im Falle von EDINGER und FISCHER (großhirnloses Kind) auf die Schädigung des roten Kerns zu beziehen sein dürfte, die in diesem Falle vorliegen dürfte.

Die Untersuchungen an Föten und an einem Lebewesen, das infolge einer Mißbildung auf einer niedrigen Entwicklungsstufe stehen geblieben war, haben gezeigt, daß Muskeltonus und Bewegung auch beim Menschen tieferen Tonusregulations- und Reflexzentren gehorchen, welche in der Medulla oblongata und im Mittelhirn lokalisiert sind. Der Nucleus ruber hat eine besondere Bedeutung. Es lag nahe, die Untersuchungen auch auf gesunde Neugeborene auszudehnen. MAGNUS, der 26 Neugeborene in verschiedenen Zeiträumen nach der Geburt untersuchte, sah keine Halsreflexe, die durch Kopfdrehung ausgelöst werden konnten, und meinte, daß nur bei pathologischen Fällen diese Reaktionen wieder auftauchen.

---

[1]) Mittlerweile ist ja durch weitere Untersuchungen von MAGNUS und RADEMAKER eine Beziehung des Kleinhirns zu dem Haltungs- und Stellungsapparat auch für das Tier erwiesen worden.

SCHALTENBRAND[1]) fand, daß die Augendeviation und der Nystagmus beim Drehen von Säuglingen stets typisch auftreten, und bestätigt so die Befunde von BARTELS, ALEXANDER und BORRIES.

SCHALTENBRAND konnte auch Drehreaktionen auf die Extremitäten auslösen. Das Kind wird gerade, mit dem Kopfe nach oben, in der Luft gehalten und nun in den Händen rasch gedreht. Dann heben sich Arme und Beine und haben die Tendenz, der Bewegung vorauszueilen. Eine ähnliche Reaktion tritt dann auf, wenn man den Säugling aus der Normallage vorne, rückwärts oder seitwärts kippt. Bewegt man den Säugling geradlinig nach irgendeiner Richtung des Raumes, so tritt die Streckung und Abduktion der Glieder ebenso ein wie beim Drehen und Kippen. Rückwärtskippen hatte den stärksten, Bewegungen nach unten sowie Kippen nach vorn den schwächsten Erfolg.

Die charakteristischen Reaktionen des Säuglings auf verschiedene Reize wurden früher unter dem Sammelbegriff des MOROschen Reflexes vereinigt. Die Erschütterungen der Unterlage, das Beklopfen des Bauches, plötzliches passives Strecken des Beines im Hüftgelenk, Anblasen des Gesichtes usw. wirken als solche Reize. Die Arme und Beine werden dann aus ihrer gewöhnlichen Beugehaltung abduziert und gestreckt, im Anschluß daran in Schulter und Hüfte nach der Mitte zu adduziert und in Beugestellung wieder an den Leib gebracht (MORO, FREUDENBERG[2]), HOMBURGER). MAGNUS bezeichnete 1912 einen Teil dieser Reaktionen des Säuglings als Labyrinthreaktion, während FREUDENBERG sie als Bewegungsreaktion auffaßte.

---

[1]) Wir stützen uns in den weiteren Ausführungen dieses Kapitels hauptsächlich auf die Befunde und Ausführungen dieses Autors, da wir erst in letzter Zeit unsere klinischen Untersuchungen auf kranke und gesunde Kleinkinder ausgedehnt haben. Wir folgen ihm in der Darstellung auch in Einzelheiten.

[2]) Der Ablauf des MOROschen Reflexes gestaltet sich nach FREUDENBERG folgendermaßen: ,,Die Arme, in denen im frühen Säuglingsalter ein ausgesprochener Beugetonus vorherrscht, werden im Ellbogengelenk mehr minder vollkommen gestreckt und gleichzeitig proniert. Im gleichen Zuge dieser symmetrisch erfolgenden Bewegung nähern sich die Arme wiederum in gestreckter Haltung im Bogen einander in der Mittellinie. Die Finger sind während der geschilderten Bewegung gespreizt und in einer Mittelstellung zwischen Beugung und Streckung. Auch in den Armen erfolgt bei voll sich entwickelndem Reflex eine Streckung und vorübergehende Abduktion. Die Füße geraten in entschiedene Supinationsstellung, während die Zehen gebeugt werden, die große Zehe bisweilen abgespreizt wird. Die Bewegung in den Armen ist leichter auszulösen als in den Beinen. Bei diesen kann die Streckung unterbleiben, während die Füße noch in Abduktionsstellung geraten, ein abortiver Verlauf des Vorganges." (In dem Falle von GAMPER war eine reflektorische Bewegung des Kopfes gleichfalls vorhanden, so daß GAMPER geneigt ist, diese als wesentlichen Bestandteil des Reflexes anzusehen.) Der Reflex kann durch die verschiedensten exogenen Reize angeregt

Der Morosche Reflex kann auch bei fixiertem Rumpf durch Drehung des Kopfes ausgelöst werden, während die Drehung des Rumpfes bei Fixation des Kopfes keine Reaktion auslöst. Dreht man den Kopf des Kindes, so wird der Morosche Reflex durch den Halsreflex weitgehend abgeändert (vgl. Abb. 2). Derjenige Arm, von dem das Gesicht weggedreht ist — nach Magnus der Schädelarm —, wird in den ersten Tagen nach der Geburt weiter abduziert und etwas höher gehoben, der „Kieferarm" weniger weit abduziert. Nach Abschluß der Bewegungsreaktion bleiben die Arme in asymmetrischer Stellung: Sie sind meist etwas im Ellbogengelenk gebeugt, der Schädelarm ist im Schultergelenk nach außen rotiert und liegt auf der Unterlage, der Kieferarm ist im Schultergelenk einwärts rotiert und liegt auf dem Brustkorb auf. Diese Haltung der Extremitäten hält so lange an, als der Kopf zur Seite gedreht ist; gleichzeitig wird der Körper in die Richtung der Kopfdrehung gewälzt, so daß die entgegengesetzte Schulter nicht auf der Unterlage aufruht. Dieser im Anschluß an den Bewegungsreflex übrigbleibende Haltungsreflex darf wohl als eine tonische Reaktion auf die Verdrehung des Halses angesprochen werden.

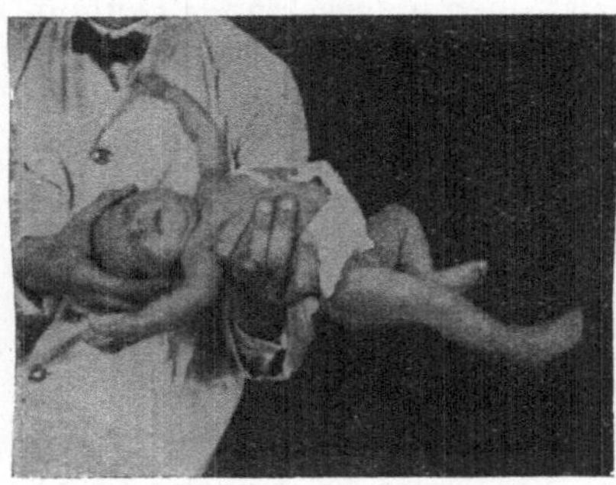 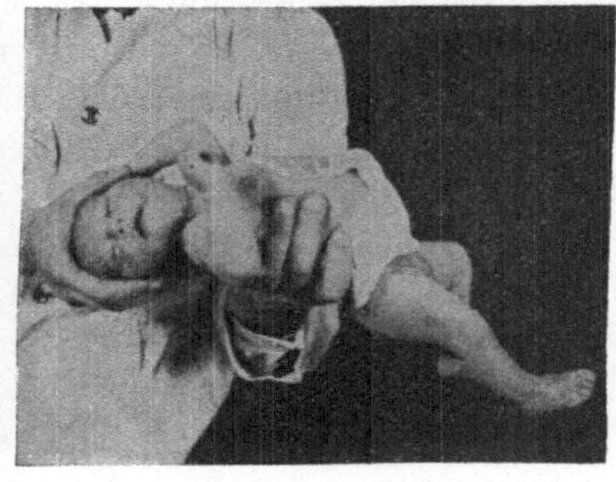

a   b

Abb 2. Extremitätenreaktionen eines zweitägigen Säuglings beim Drehen des Kopfes gegen den fixierten Körper

a Unmittelbar im Anschluß an die Drehung starke Streckreaktion beider Arme. b Nach Abklingen der Bewegungsreaktion bleibt ein tonischer Halsreflex übrig. Beide Arme sind im Ellbogengelenk gebeugt, der Schädelarm ist im Schultergelenk gehoben und auswärtsrotiert, der Kieferarm ist etwas im Schultergelenk adduziert und einwärtsrotiert. Die Kieferhand steht infolgedessen weiter kaudal als die Schädelhand. Kieferbein gestreckt, Schädelbein gebeugt (nach Schaltenbrand)

Der sogenannte Morosche Reflex ist am stärksten bei den einige Tage alten Säuglingen und schwindet in einigen Wochen gänzlich. Bei

---

werden: passive Bewegung des Körpers im Raume, Zurückfallen des Kopfes beim Aufheben des Kindes, passives Drehen des Kopfes und Neigung nach einer Seite, aber nicht nach vorne, gleichartige Beugung der Beine im Hüftgelenk und Kniegelenk, Erschütterung des ganzen Körpers, leichten Schlag auf die Bauchgegend, Reizung großer Flächen von Brust und Bauch durch Kälte und Wärme, Anblasen des Gesichtes.

zurückgebliebenen Kindern hält er sich, wie Moro angibt, länger.
Freudenberg und Schaltenbrand meinen, daß manche Bewegungen
der Athetose auf solche persistierende Reflexe zurückzuführen sind.
Moro meint, daß hier eine Andeutung an den Anklammerungs-
reflex des jungen Affen an die Äffin vorhanden sei. Schaltenbrand
hebt aus diesem Reflexkonglomerat die Bewegungsreflexe heraus
und bezeichnet sie als Dreh-, Kipp- und Progressivreaktionen.
Die Progressivreaktionen des Säuglings sind Überreste der im Tierexperiment leicht nachweisbaren Sprungbereitschaft. Hält man das
Kind um den Leib und bewegt es rasch nach unten, so fahren die Arme
in Streckstellung, die Finger spreizen sich. Dieser Reflex tritt bei älteren
Kindern deutlicher auf als bei Säuglingen. Beim Kinde findet sich auch
die von Magnus im Tierexperiment beschriebene Liftreaktion auf
Kopf und Glieder. Eine Reaktion, die sich übrigens auch beim Erwachsenen in geringen Ansätzen vorfindet. Bringt man ein Kind in Hockstellung auf eine Tafel und bewegt diese nach unten oder oben, so knicken
bei Bewegungen nach oben die Arme ein, der Kopf wird gesenkt. Am
Ende der Bewegung werden die Arme gestreckt, der Kopf gehoben.
Bei Umkehr der Bewegung treten die Reaktionen in umgekehrter Reihenfolge auf. Die Liftreaktion tritt regelmäßig erst im sechsten Monat
auf. Ein eigentümliches Phänomen, auf das Adam und Schaltenbrand
hinweisen, ist es auch, daß ein schreiender Säugling sofort aufhört zu
schreien, wenn man ihn auf- und abwiegt, also einen Reiz auf seinen
Bewegungsapparat ausübt. Dieser psychische Einfluß bestimmter
Bogengangreizungen auf die Stimmungslage findet sich, wie Schaltenbrand bemerkt, auch beim Erwachsenen und ist die Ursache der Beliebtheit
der Berg- und Talbahnen und des Karussellfahrens.

Zu den Reaktionen der Lage beim Kinde gehören vor allen Dingen
die kompensatorischen Augenbewegungen. Sie dienen, wie wir ausgeführt
haben, beim niedrigen Säugetier dazu, daß bei Bewegungen des Kopfes
die Netzhautbilder möglichst wenig verschoben werden. So geht bei
einem Kaninchen (siehe früher), dem der Kopf so zur Seite geneigt
wurde, daß das linke Ohr die linke Schulter berührt, das linke Auge in
die Höhe, während das rechte nach unten geht. Neigt man den Kopf
nach vorn, so rollen bei diesem Tiere die Augen mit ihrem oberen Kornealpol zum hinteren Lidwinkel. Beugt man den Kopf jedoch nach rückwärts,
so rollen sie mit dem oberen Kornealpol zum vorderen Lidwinkel. Je
höher das Tier in der Organisation steht, desto geringer sind nach den
Untersuchungen Magnus' und seiner Mitarbeiter diese Reaktionen.
Beim erwachsenen Menschen finden wir nur mehr kompensatorische
Raddrehungen des Auges. Sie treten beim Neigen des Kopfes nach
rechts oder links auf und sind durch eine gleichgerichtete Bogengangsreaktion eingeleitet, die die Augendrehreaktion vorbereitet. Diese

Augenstellreaktionen sind zum Teile Labyrinthreflexe. Zum Teil entstehen sie aber auch durch sensible Zuleitungen von den hinteren Wurzeln von C_1 bis C_3 und sind daher tonische Halsreflexe. Bei langsamer Kopfneigung nach rechts oder links scheinen die Augen durch ihre der Kopfneigung entgegengesetzte Rollung im Raum zurückzubleiben. Tonische Horizontal- oder Vertikalableitungen der Augen sind beim Erwachsenen nicht zu sehen. Bárány gibt an, bei den Säuglingen in den ersten Lebenstagen und bei den Frühgeburten tonische Horizontalabweichungen der Augen beobachtet zu haben. Wenn er die Säuglinge auf den Rücken legte, den Kopf fixierte und den Körper um die Achse drehte, so wichen die Augen in der Drehung der entgegengesetzten Richtung horizontal ab. Sonst finden wir solche Abweichungen nur bei pathologischen Fällen. De Kleyn und Stenvers haben solche Reaktionen bei einem Kinde mit einem Hirntumor beschrieben.

Die Haltungs- und Stehreflexe sind, wie schon angeführt wurde, beim Kaninchen deutlich wahrnehmbar. Sie treten besonders deutlich dann auf, wenn bei dem Tier eine decerebrate rigidity nach Sherrington besteht. Die Labyrinthstellreflexe auf den Kopf und die Körperstellreflexe auf den Körper sind geschwunden und tiefe Zentren, im verlängerten Mark und in der Brücke gelegen, bewirken, daß das Tier wohl steht, aber, einmal aus der Lage geworfen, diese nicht mehr selbständig wieder einnehmen kann. Die Tonusverteilung der Muskulatur ist von der Stellung des Kopfes im Raum und des Kopfes zum Körper abhängig. Rademaker nimmt nun an, daß im Nucleus ruber ein Zentrum der Labyrinthreflexe auf den Kopf und der Körperstehreflexe auf den Körper sei.

Die tonischen Labyrinthreflexe auf den Körper treten immer symmetrisch auf und werden nach Magnus durch die Otolithenmembran hervorgerufen und bewirken eine Zunahme des Strecktonus der Glieder, der um so stärker auftritt, je mehr der Kopf aus seiner Normalstellung gebracht wird. Die Bahn dieser Reflexe verläuft nach Lorento de No von den Oktavuskernen über die Substantia reticularis zum Rückenmark. Die tonischen Halsreflexe schließlich sind zum Teile symmetrisch, zum Teil asymmetrisch und entstehen durch die verschiedene Stellung des Kopfes zum Körper. Sie treten natürlich auch beim labyrinthlosen Tier auf. Symmetrisch ist die Streckung der Vorderbeine bei Dorsalflexion, die Beugung dieser Beine bei Ventralflexion des Halses. Asymmetrisch ist die Streckung des rechten Vorderbeines und Beugung des linken bei Drehung des Kopfes nach rechts. Diese Reflexe gehen durch die Wurzeln von C_1 bis C_3. Ihr Zentrum liegt im obersten Halsmark. Sie sind also auch bei der decerebrate rigidity im Tierversuch auslösbar.

Wir haben schon erwähnt, daß Minkowski schon bei Föten aus der Mitte der Schwangerschaft asymmetrische tonische Halsreflexe auslösen konnte. Beim Säugling finden sich auch häufig asymmetrische tonische Halsreflexe. So haben wir bereits hervorgehoben, daß bei Drehen des Kopfes nach einer Seite der Morosche Reflex asymmetrisch auftritt. Die Arme bleiben dann in dieser asymmetrischen Stellung, solange der Kopf gedreht wird. Hiebei wird zuerst der Schädelarm

gestreckt, der Kieferarm leicht gebeugt. Manchmal wird aber auch nach
SCHALTENBRAND der Schädelarm leicht nach auswärts gedreht, der
Kieferarm nach einwärts rotiert. Die SCHALTENBRAND entnommene
Abbildung 2 zeigt die Extremitätenreaktion eines Säuglings bei Kopf-
drehung. SCHALTENBRAND weist mit Recht darauf hin, daß man diese
Stellung auch bei schlafenden Säuglingen, deren Kopf zur Seite gedreht
ist, finden kann. Nach LANDAU haben 10 % der Kinder des zweiten
Lebensjahres tonische Halsreflexe beim Drehen des Kopfes, während
SCHALTENBRAND bei der Untersuchung von sechzehn Kindern nur
bei zweien die Reaktion fand. Wir haben an den von uns untersuchten
Kindern bei 70 % tonische Halsreflexe gefunden.

Zu den symmetrischen tonischen Halsreflexen gehört auch der
BRUDZYNSKISCHE, der häufig bei Meningitis vorkommt und darin besteht,
daß bei Beugung des Kopfes nach vorn die Beine gebeugt, bei Streckung
oder Beugung nach rückwärts die Beine gestreckt werden.

Auch der LANDAUSCHE Reflex (vgl. die Abbildung 3 nach SCHALTEN-
BRAND) ist ein Haltungsreflex. Er tritt im Alter von sechs bis achtzehn
Monaten auf und ist folgendermaßen auslösbar: Hebt man das Kind in
Bauchlage vom Tische, so daß man den Thorax mit der Hand unterstützt,
so hebt das Kind den Kopf in die vertikale Längsachse. Dies ist ein
Labyrinthreflex. Gleichzeitig strecken sich aber die Wirbelsäule und die
unteren Extremitäten, so daß das Kind einen nach oben offenen Bogen
bildet. Beugt man den Kopf, so klappt das Kind um den unterstützenden
Arm zusammen. Diesen Reflex sieht man bei 10 % der Kinder in dem oben
angegebenen Alter. Eine Andeutung dieser Reflexe findet man aber
bei allen Kindern vom ersten bis zum zweiten Lebensjahre, bei denen
die Labyrinthreflexe deutlich in Erscheinung traten. Bei gesunden
Kindern findet man nach SCHALTENBRAND schon im zweiten Lebensjahre
diesen Reflex nicht mehr.

Hält man ein Kind, dem die Augen verbunden sind, am Becken
fest, so daß es frei in der Luft schwebt, so hängt beim neugeborenen
Säugling der Kopf, der Schwere entsprechend, stets herab. In Seitenlage fällt es auf, daß das Gesicht meist etwas nach unten gedreht ist.
Manchmal sieht man auch in Bauch- und Seitenlage kurze, ruckartige
Bewegungen in der Richtung der Normalstellung, die auch durch wenige
Sekunden zum Ziele führen können, aber bald ermüden. Beim etwas
älteren Kinde werden diese Versuche häufiger. Man sieht sie auch,
wenn das Kind sich in Rückenlage befindet. Der Kopf kann dann oft
längere Zeit in der Normalstellung gehalten werden. Mit zwei Monaten
treten dann deutlich Labyrinthreflexe ein, und SIMONS fand, daß bei
23 von 26 Säuglingen im Alter von dreiundeinhalb Monaten die Labyrinthreflexe sehr deutlich nachweisbar waren. In dieser Zeit ist das Kind
bestrebt, den Kopf stets vertikal, die Mundspalte stets horizontal zu

halten. In Seiten- und Rückenlage geschieht dies durch einfaches
Heben und Senken des Kopfes, bei ausgeprägter Seitenlage wird z. B.

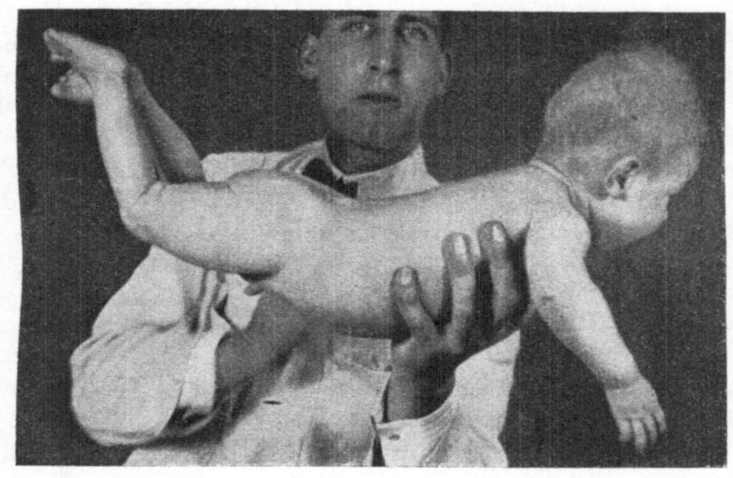

a

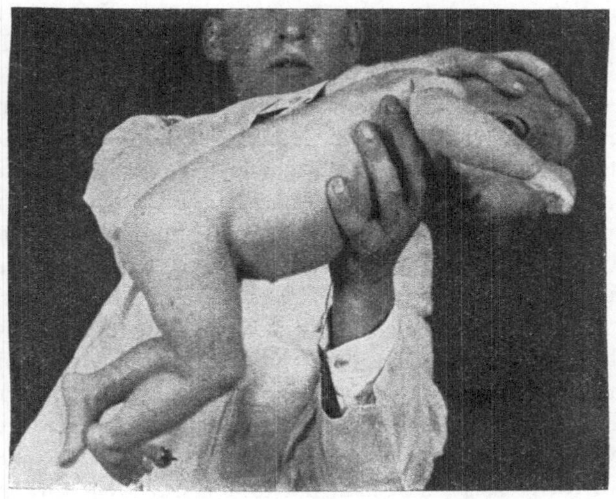

b

Abb. 3. LANDAUscher Reflex
a 1 ³/₄ Jahre altes Kind liegt mit dem Thorax auf der Hand des Untersuchers. Kopf durch den
Labyrinthstellreflex auf den Kopf gehoben. Rücken nach oben konkav, Beine durchgestreckt.
b Nach Herabdrücken des Kopfes klappt das Kind wie ein Taschenmesser zusammen
(nach SCHALTENBRAND)

das Gesicht nach abwärts gedreht, der Kopf möglichst weit gehoben.
SCHALTENBRAND bezeichnet richtig den Vorgang ungefähr so, als würde

bei langsamer Veränderung der Lage der Kopf unbeweglich im Raum aufgehängt sein. Bei den älteren Kindern findet man nach diesem Autor diese Labyrinthstellreflexe ebenfalls, doch sind sie meist sehr gehemmt, treten erst allmählich auf und verschwinden bald. MAGNUS hat nun gezeigt, daß diese Reflexe durch Zusammenwirken beider Sacculusotolithen zustande kommt. Jeder dieser Otolithen hat das Bestreben, nach oben zu gelangen, und so gelangt der Kopf in die Normalstellung, während bei einseitiger Labyrinthexstirpation das Versuchstier eine verdrehte Haltung des Kopfes im Raume bewahrt. Es ist möglich — auch hierauf weist SCHALTENBRAND hin —, daß der Schiefhals durch einseitigen Labyrinthausfall zustande kommen kann.

Nach RADEMAKER kommt dieser Labyrinthstellreflex durch den Nucleus ruber und das MONAKOWsche Bündel zustande. Auch der oben erwähnte, von GAMPER beschriebene Fall spricht dafür, daß beim Menschen das Zentrum dieses Reflexes ähnlich gelagert ist.

Die Halsstellreflexe haben ihr Zentrum in der Rückengegend. Sie sind beim Menschen durch Drehen des Kopfes um 90° nach rechts oder nach links auslösbar. Wir konnten bei einigen Säuglingen deutlich die Sonderung des Halsreflexes, wie wir sie beim erwachsenen Menschen finden, aus dem durch die Kopfdrehung veränderten MOROschen Reflex beobachten. Schon im dritten Monat, sicher aber im Verlauf des vierten Monats, ändert sich nach unseren Beobachtungen der Erfolg der Kopfdrehung beim MOROschen Reflex. Jetzt wird der Kieferarm höher gehoben als der Schädelarm, dieser wird sogar meist gesenkt. Beide Arme werden gleichmäßig abduziert. Die Abduktion des Schädelarmes dauert bis in die letzten Monate des ersten Lebensjahres und geht dann in die Adduktion dieses Armes über. Gleichzeitig wird der Kieferarm meist gestreckt, der Scheitelarm im Ellbogengelenk gebeugt. Interessant ist es auch, daß auch Abwehrbewegungen des Kindes diesen Reflex nicht unterdrücken. Der bewegte Kieferarm wird immer höher emporgeschlagen, bis er manchmal über die Kopfhöhe erhoben ist, während der Schädelarm sinken gelassen wird und auf der Unterlage aufschlägt. So entwickelt sich aus dem durch den Halsreflex modifizierten MOROschen Reflex der Halsreflex, wie wir ihn beim Erwachsenen als „Grundversuch" (siehe später) beschrieben haben. Während aber der MOROsche Reflex keine Nachwirkung zeigt, sieht man bei den Halsreflexen älterer Kinder oft eine deutliche Nachwirkung. Jede Bewegung des Kopfes löst zunächst die ursprüngliche Reaktion aus, bis sich schließlich der neue veränderte Reflex durchsetzt. Bei einigen Kindern, bei denen freilich ein geringer Hydrozephalus bestand, sahen wir auch am Ende des zweiten Monates ein Überkreuzen der Beine. Das Schädelbein wurde über das Kieferbein gekreuzt. Bei etwas älteren normalen Kindern sahen wir ein Adduzieren des Schädelbeins an das Kieferbein. Dabei wurde das Kieferbein gestreckt,

das Schädelbein gebeugt. Es erfolgt auch neben dem Steigen des Kiefer-
armes und dem Sinken des Scheitelarmes eine Drehung des Rumpfes.
Nach SCHALTENBRAND soll bei festgehaltenem Becken der Thorax in
der Richtung der Drehung gewendet werden, während bei Fixierung
des Thorax das Becken in der entgegengesetzten Richtung gedreht wird.
Letzteren Befund konnten wir weder beim Erwachsenen noch beim

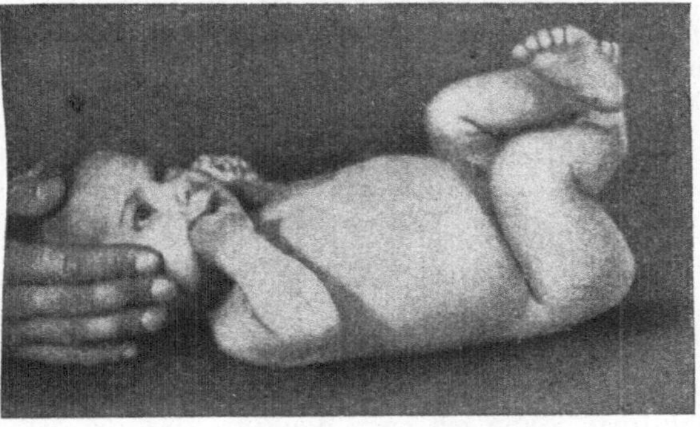

a

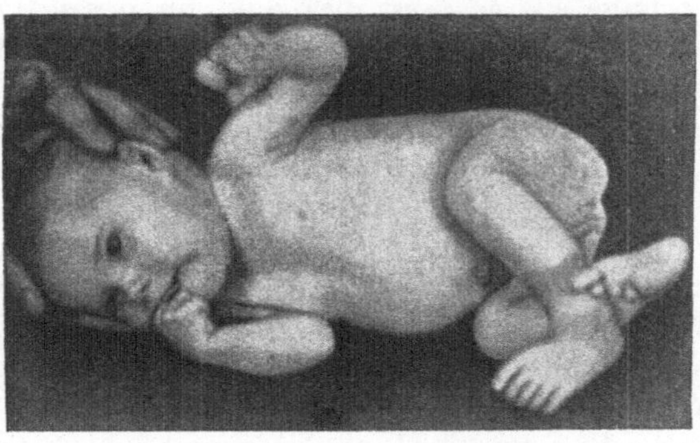

b

Abb. 4. Halsstellreflex eines Säuglings
a Rückenlage. b Nachdem der Kopf nach rechts gedreht worden ist, wird der ganze
Körper nach rechts herumgedreht (nach SCHALTENBRAND)

Kinde bestätigen. Bei Steigerung dieses Reflexes, wie wir sie nur bei
pathologischen Erwachsenen sehen, folgen Rumpf und Becken im vollsten
Ausmaß bis zur Drehbewegung dem Kopfe nach. Diese Reaktion findet
sich aber beim Säugling ausnahmslos. Man kann diesen Reflex beim
Kinde bis zum vierten Lebensjahre auslösen. Vom fünften Lebensjahr
ist er meist schon stärker gehemmt und nur in jenem Ausmaße vorhanden,
das GOLDSTEIN und wir bei den Erwachsenen nachweisen konnten. (Abb. 4
zeigt den Halsstellreflex eines Säuglings nach SCHALTENBRAND.)

Die Körperstellreflexe auf den Kopf werden durch asymmetrischen Druck des Bodens beim labyrinthlosen Tier ausgelöst. Durch beiderseitige Berührung können diese Reflexe vollständig verhindert werden. Beim gesunden Menschen sind sie natürlich nicht isoliert auslösbar, da sie im selben Sinne wie die Labyrinthreflexe wirken.

Die Körperstellreflexe auf den Körper bewirken, daß Tiere, denen die Labyrinthe exstirpiert worden sind, sich doch bei geschlossenen Augen aus der Seiten- und Rückenlage erheben können. Beim gesunden Tiere kann der diesen Reflex verdeckende Labyrinthreflex durch Fixierung in der Seitenlage vermieden werden. Nach RADEMAKER verläuft auch dieser Reflex über den Nucleus ruber und das MONAKOWsche Bündel.

SCHALTENBRAND hat auch ohne Fixation des Kopfes einfach das Aufstehen der Kinder in den verschiedenen Altersperioden beobachtet. Die Entwicklung des menschlichen Aufstehens stellt sich nach diesem Autor ungefähr folgendermaßen dar: Legt man einen Säugling in Rückenlage flach auf den Tisch, so dreht er sich erst mit dem Kopf, dann mit dem Körper in oft kräftigen Schwüngen zur Seite. In der zweiten Hälfte des ersten Lebensjahres drehen sich die Kinder, den Kopf voran, dann mit den Schultern, dann mit dem Becken über die Seitenlage in die Bauchlage, hocken sich dann auf und bleiben schließlich auf allen vieren in hockender Lage sitzen. Es ist dies eine für dieses Alter charakteristische Stellung. Im zweiten und dritten Lebensjahre drehen sich die Kinder nur mehr auf die eine Seite, so daß das Becken nur mehr auf einer Seite die Unterlage berührt und stützen sich dann mit dem Arm dieser Seite auf. Der Schultergürtel macht die Torsion noch viel ausgiebiger als das Becken. Allmählich setzt sich das Kind ebenso wie der Erwachsene auf, das heißt der Körper wird einfach symmetrisch von beiden Seiten mit den Armen gestützt, der Mensch gelangt in die Stützstellung und gelangt von dieser Stellung gerade in stehende Stellung. Er hat hiemit seine funktionelle Entwicklung vom Vierfüßler zum Zweifüßler durchgemacht. Für den Menschen charakteristisch ist es, daß er liegend in jeder Lage verweilen kann. Er hemmt diese „Reflexe". Bringt man also das Kaninchen in Seitenlage und läßt es nun auch nur einen Augenblick frei, so ist es schon wieder aus dieser Lage in seine Normalstellung aufgesprungen. Der Hund und die Katze bleiben schon längere Zeit in Seitenlage, während der Mensch imstande ist, jedes dieser Zwischenstadien dauernd einzunehmen.

Die optischen Stellreflexe lassen sich beim labyrinthlosen Tier am besten dann demonstrieren, wenn dem Versuchstier beide Augen verbunden werden. Der Kopf hängt dann, der Schwere entsprechend, herab. Nimmt man nun dem Tiere die Augenbinde weg, so fixiert es sofort einen Gegenstand und nimmt nun jene Stellung ein, die ihm für diesen Gegenstand die gewohnte ist. Dies scheint auch der Mechanismus zu sein, der einem Patienten, der an einer ataktischen Form der Tabes dorsalis leidet, beim Öffnen der Augen eine gewisse Sicherheit verleiht, die in dem Moment schwindet, wo ihm durch den Augenschluß die optischen Stellreflexe genommen sind. Doch handelt es sich bei diesem Phänomen zweifellos nicht ausschließlich um die Wirkung optischer Stellreflexe.

In der letzten Zeit hat PEIPER einen „optischen Stellreflex" beim Kinde beschrieben. Er berichtet, daß es bei Belichten der Augen des Neugeborenen zu einem Zurückwerfen des Kopfes kommt, dem sich dann ein tonischer Stellreflex anschließt, der den Körper in Opisthotonusstellung fixiert. Beim älteren Kinde verschwand dieser Reflex, konnte aber bei zurückgebliebenen Kindern oder bei längerer Dunkeladaption ausgelöst werden. Ein genaues Analogon zu den optischen Stellreflexen im Sinne von MAGNUS liegt jedoch sicherlich nicht vor. Bis nun ist derartiges beim Kinde nicht bekannt (vgl. jedoch die später zitierten Untersuchungen von METZGER).

Zusammenfassend lassen sich nach SCHALTENBRAND die Resultate beim Kleinkinde folgendermaßen beschreiben: Die Kopfdrehreaktion ist bereits in den ersten Tagen vorhanden. Doch erfolgt nur die Drehreaktion in der Richtung der Kopfdrehung. Die Arme sind abduziert, der Schädelarm mehr als der Kieferarm. Im zweiten und dritten Monate sind bereits Labyrinthstellreflexe auf den Kopf nachweisbar. Die Liftreaktion ist bei allen Kindern dieses Alters vorhanden. Die Kopfdrehung bewirkt eine starke Rollung des Körpers; der Kieferarm wird gehoben und bereits stärker abduziert als der Schädelarm. Um den vierten bis sechsten Lebensmonat beginnen die MOROschen Reflexe zu verschwinden oder sind nur mehr in Resten vorhanden. Die Labyrinthreflexe sind bereits deutlich geworden. Auch der LANDAUsche Reflex ist in einer großen Anzahl von Fällen vorhanden. Der Schädelarm wird bereits bei Kopfdrehung adduziert. Vom siebenten bis zum zwölften Monat ist der MOROsche Reflex nur mehr schwach angedeutet, der LANDAUsche Reflex wird häufiger, die Extremitätenreaktionen auf Seitwärtsverschiebung sind deutlich nachweisbar. Bei einzelnen Kindern tritt auch ein Körperstellreflex äuf den Körper auf. Im zweiten Lebensjahr werden die Lagereaktionen deutlicher, die Sprungbereitschaft ist eine bleibende Reaktion, der LANDAUsche Reflex ist noch vorhanden, der Körperstellreflex auf den Körper stellt bereits eine Übergangsform vom Vierfüßler auf den erwachsenen Menschen dar.

Im dritten Lebensjahre schwinden alle Bewegungsreaktionen auf die Extremitäten mit Ausnahme der Sprungbereitschaft und der Halsstellreflexe in jener Form wie beim Erwachsenen. Fast alle Kinder wiesen schon die Übergangsform beim Aufstehen auf. Der LANDAUsche Reflex ist nicht mehr zu beobachten. Im vierten und fünften Lebensjahre steht nur ein geringer Teil der Kinder in der primitiven Form auf. Nach dem fünften Lebensjahre stehen alle Kinder wie Erwachsene auf.

Während das neugeborene Tier bereits alle Stellreflexe besitzt, sind beim neugeborenen Menschen nur die Halsstellreflexe ausgebildet. Der Labyrinthstellreflex auf den Kopf und der Körperstellreflex auf den Körper sind nur angedeutet. Hingegen sind die Bewegungsreaktionen des Menschen viel stärker entwickelt als die des Tieres. Die Streckreaktion bei passiven Bewegungen beim Menschen scheint beim Tiere zu fehlen. Nach MAGNUS und RADEMAKER werden diese elementaren Reaktionen im Striatum lokalisiert, von wo sie über den Nucleus ruber nach abwärts führen. Diese Reaktionen und Reflexe dienen dem Kind, es aus der Anfangsperiode der menschlichen Bewegung im Liegen in die aufrechte Stellung zu bringen. Es ist gut vorstellbar, daß an Stelle dieser primitiven Bahn später übergeordnete Bahnen aus Großhirn und Kleinhirn treten, doch zeigen Befunde beim hirnkranken Patienten, daß diese Reflexe für den Bewegungsmechanismus auch in späterer Zeit eine Bedeutung haben. Zeigt doch SCHALTENBRAND, daß bei Patienten, bei welchen eine Erkrankung im Bereiche des Zentralnervensystems, aber auch im Ausführungsorgan vorhanden ist, es zu einer Regression auf jene Mechanismen des Aufstehens kommt, wie wir sie beim Kind in den Entwicklungsstadien gesehen haben. Die zweite wichtige Bewegungsform des Gehens entwickelt sich naturgemäß, da sie in einem weitaus späteren Zeitpunkt einsetzt, weitaus komplizierter und individueller. Doch lassen sich auch hier verschiedene Stadien wahrnehmen. Streicht man einem ungefähr vier Monate alten Säugling über die Innenfläche der Hand, so schließt sich instinktiv die Hand, das Kind trachtet, sich an der Hand emporzuziehen. Gleichzeitig kommt es konstant zu strampelnden Bewegungen der Beine, bei welchen die Beugung exzessiver ist als die Streckung, die niemals vollständig ausgeführt wird. Ist das Kind einmal in der aufrechten Haltung, so wiederholt sich dieses Strampeln häufig. Dabei bleibt der Rumpf zurück, das Kind, freigelassen, fällt nach rückwärts. In diesem Zeitpunkt läßt sich durch Drehung des Kopfes nach einer Seite eine Streckung der Beine in dem dem Gesichte zugekehrten Bein, eine Beugung in dem dem Scheitel zugekehrten Bein erzielen. Allmählich schwindet die starke Beugetendenz bei den Gehversuchen, das Kind beginnt breitspurig zu gehen, ähnlich dem zerebellar Ataktischen. Stürzt es jetzt, so fällt es meist nach vorne. Fixiert man einem solchen Kind im Stehen den Kopf nach einer Seite gedreht, so folgt der Rumpf allmählich der Drehung des Kopfes nach. Verbindet man dem Kinde die Augen und ruft es nun an, so beginnt das Kind in der Richtung des Rufes zu gehen. Bald aber weicht es in der Richtung des Scheitelbeines ab. Bestreicht man die Fußsohlen des Kindes mit Kreide, so merkt man, daß die Schrittweite beim Ausschreiten mit dem Kieferbein größer ist, als die beim Ausschreiten mit dem Scheitelbein. Allmählich macht sich aber die Drehtendenz des Rumpfes geltend, und als Resultierende beider Bewegungen kommt es zu einer Bogenbewegung. Noch auf eine Tatsache möchten wir hinweisen. Das Kind, das gehen lernt, geht nicht, sondern läuft. Wir glauben, daß es sich hier um einen Überschuß an Antrieb oder um eine geringere Antriebshemmung handelt, wie wir sie bei manchen Tieren zu sehen gewohnt sind. Wenn auch alle diese Beobachtungen — ein Umstand, auf den ja auch SCHALTENBRAND hinweist — durch viele aktive Bewegungen des Kindes gestört werden, glauben wir doch, daß beim Zustandekommen der ersten Gehbewegung diese Reflexe von einiger Bedeutung sind, die dann aber durch den im späteren Alter stärker auftretenden Einfluß der Pyramidenbahn, der Großhirnimpulse und der Kleinhirnfunktion modifiziert werden.

MAGNUS weist darauf hin, daß die Halsreflexe beim Kinde, bei dem es zu einer pathologischen Veränderung im Bereiche des Schädels gekommen ist, beträchtlich gesteigert sind bzw. (seiner Ansicht nach) wiederkehren. So fand er bei einem Kinde mit hochgradigem Hydrozephalus, bei dem die Tätigkeit des Großhirns so gut wie ausgeschaltet war, bei Drehung des Kopfes nach links kräftige tonische Streckung des linken Armes und Beines, manchmal auch eine Beugung im rechten Bein, die so lang andauerte, als sich der Kopf in dieser Stellung befand, und beim Zurückgehen des Kopfes sofort verschwand. Ein anderes Kind, mit einer gleichen Erkrankung und beiderseitiger spastischer Parese der Beine, zeigt bei Drehung des Kopfes nach rechts eine Steigerung des Quadrizepstonus des rechten Beines. Bei Drehung des Kopfes nach links sinkt der Tonus dieser Extremität. Ein neugeborenes Kind mit beiderseitigen Blutungen in der Linsenkerngegend und spastischen Erscheinungen an den Gliedmaßen zeigte deutlich ausgesprochene Halsreflexe beim Kopfdrehen. Diese Reflexe waren unabhängig von der Stellung des Kopfes im Raum und wurden nur durch die Haltung des Halses hervorgerufen. Bei diesem Kinde waren auch die Bogengangreaktionen gesteigert. Auch DE BRUIN fand bei einem Falle von amaurotischer Idiotie die Halsreflexe gesteigert. Unsere Erfahrungen bestätigen die Resultate dieser Autoren. Auch wir fanden bei erkrankten Kindern, bei welchen es zu einer Schädigung im Bereiche des Großhirns und des Kleinhirns gekommen war, die das Mittelhirn nicht ergriffen hatte, eine beträchtliche Steigerung der Halsstellreflexe. Drehung des Kopfes bewirkte häufig auch bei Kindern, die schon fünf bis sechs Jahre alt waren, Wälzbewegungen des ganzen Körpers, wobei der Kieferarm in die Höhe stieg, während der Scheitelarm absank. Manchmal wurde auch der Kieferarm bis zur Vertikalen spontan gehoben, während der Scheitelarm im Ellbogengelenk gebeugt wurde. Reaktionen von den Extremitätenbewegungen auf den Kopf oder von den Extremitäten auf den Rumpf oder die übrigen Extremitäten sahen wir jedoch nie. Zu erwähnen wäre auch noch, daß die Asymmetrie der Haltung der Extremitäten bei Kleinhirnerkrankungen beim Kinde oft sehr deutlich nachgewiesen werden kann (siehe den Absatz über das Kleinhirn). Es muß auch noch darauf hingewiesen werden, daß es beim normalen Kinde sehr häufig beim Vorstrecken der Hände spontan zu einer Steigetendenz der rechten Hand kommt, daß ferner der Grundversuch (Drehung des Kopfes nach der Seite, siehe im folgenden Absatz) bei Kopfdrehung nach rechts beim Kind in der Regel weit stärker ausfällt als nach links. Diese Erscheinung tritt schon zu einer Zeit auf, wo der Gebrauch der rechten und der linken Hand ein ziemlich gleichmäßiger ist, und wäre im Sinne eines primären Überwiegens der rechten Körperseite zu werten.

Der Neurolog, der an das Krankenbett des Kleinkindes tritt, muß eines Großteiles der neurologischen Untersuchungstechnik entraten. Alle jene Symptome, die auf eine aktive Bewegung des Patienten aufgebaut sind, sind meist nicht zu verwerten. Gleichzeitig darf er nicht mit einer aktiven Unterstützung des Patienten rechnen. Auch Symptome, wie das BABINSKIsche, sind ja beim Säugling in keiner Richtung zu verwerten. Wir glauben, daß die von MAGNUS angegebenen Reflexe sowie die namentlich von SCHALTENBRAND beobachteten primitivsten Bewegungsformen wichtige Bestandteile der neurologischen Untersuchung des Kleinkindes sein werden. Steigerung dieser Reflexe und Regression auf frühere Bewegungsformen werden uns an eine Störung des Großhirns oder des Kleinhirns denken lassen, während die Hemmung dieser Reflexe an eine Störung im Bereiche des Mittelhirns und vor allen Dingen des Bereiches des Nucleus ruber hinweisen wird.

b) Haltungs- und Stellreflexe beim Erwachsenen

Auch beim erwachsenen Menschen sind Haltungs- und Stellreflexe zu beobachten. MITTELMANN hat darauf hingewiesen. Systematische Untersuchungen stammen von GOLDSTEIN (2) und RIESE[1]). Die Versuchsperson liegt auf dem Sofa, den Kopf leicht nach hinten übergeneigt. Sie erhält den Auftrag, allen Bewegungsimpulsen nachzugeben und die Aufmerksamkeit nicht der Bewegung zuzuwenden. Erhebt sie bei geschlossenen Augen die Arme bis zu 45° in leichter Spannung, so tritt eine symmetrische Bewegung auf. Die Arme beginnen auseinanderzugehen und seitlich und nach unten abzuweichen, bis sie im Schultergelenk ganz ausgestreckt sind. Manchmal tritt eine Rückbewegung auf; dieser Wechsel kann sich öfter wiederholen, manchmal überkreuzen

---

[1]) Die den Autornamen beigefügten eingeklammerten Zahlen beziehen sich auf die entsprechende Ziffer der Arbeiten des Autors im Literaturverzeichnis. Eigene Arbeiten sind durch die gleichen Ziffern gekennzeichnet.

sich die Arme in der Mittellinie. Ähnliche Bewegungen treten in den Beinen auf.

Die asymmetrischen Bewegungen zeigen eine Abhängigkeit von der Lage des Kopfes. Die ausgestreckten Arme weichen in der Richtung des Kopfes ab. Dabei gibt es Unterschiede im Tempo beider Arme. Symmetrische und asymmetrische Bewegungen durchkreuzen einander in der verschiedensten Weise.

Als Folge von passiven Körperbewegungen können auch Bewegungen am Kopf und in nicht passiv bewegten Körperteilen auftreten. So gehen die Arme mit beträchtlicher Geschwindigkeit auseinander (zusammen), wenn die Beine passiv abduziert (adduziert) werden. Beugt man den Fuß nach unten, bewegen sich die Hände nach unten. Sogar passive Zehenbewegungen haben eine Wirkung. Man kann fast jedes Glied, auch das kleinste, der oberen Extremitäten durch Bewegungen der entsprechenden unteren Extremität in Gang bringen und umgekehrt.

Die Muskeln, in welchen tonische Reflexe ausgelöst werden sollen, müssen angespannt sein.

Die Bewegungen erfolgen bald ruckartig, bald gleitend, komplizierte Bewegungen folgen häufig auf einfache. Alle Reaktionen haben eine starke Nachwirkung. Die Reaktionen selbst sind von erheblichem Ausmaß.

Alle diese Bewegungen verlaufen in Phasen, sie gehen bis zu den durch den Gelenkbau vorgezeichneten Einstellungen, gehen dann wieder zurück bis an die Ausgangsstellung, ja darüber, ja das Spiel kann sich sogar mehrfach wiederholen. Eine an einem Körperteil begonnene Bewegung kann auf andere Glieder übergreifen[1]). Ermüdung kann auffallend zurücktreten. Eine gewisse Spannung im induzierenden und im induzierten Körperteil ist notwendig. Sowohl aktive als auch passive Stellungsänderungen haben die angeführte Wirkung. Vielfach ist eine Tendenz zur bequemen Haltung nachweisbar. Schaltungsvorgänge sind von der größten Bedeutung. Die Lage eines jeden, auch des kleinsten und entferntesten Körperteiles kann den Ablauf der Reaktion beeinflussen. Die Trennung zwischen induzierendem und induziertem Glied ist nach GOLDSTEINS letzten Ausführungen (10) von höheren Gesichtspunkten aus willkürlich. Der Körper bildet eine Einheit. Der Bewußtseinszustand zeigt weitgehende Veränderungen. Die Augen der Patienten konnten nicht offengehalten werden. Die Personen sind leicht benommen, stiller u. dgl. mehr.

---

[1]) In den später zu erwähnenden Untersuchungen ZINGERLES, welche allerdings Neuropathen betreffen, tritt das Fortschreiten der passiv eingeleiteten Bewegungen und das Übergreifen auf andere Muskelgebiete besonders deutlich hervor. ZINGERLE spricht von Automatose.

Soweit die Untersuchungen GOLDSTEINS und RIESES (2), die ZINGERLE (1, 2, 3) im wesentlichen bestätigt.

GOLDSTEIN und RIESE sind geneigt, die symmetrischen Reaktionen als Labyrinthreflexe anzusehen, die asymmetrischen als Hals- bzw. Körperstellreflexe aufzufassen, sind sich jedoch der Schwierigkeit der endgültigen Einreihung bewußt. Sie erweitern den ursprünglichen MAGNUS-DE KLEYNschen Begriff und sprechen vom induzierten Tonus.

FISCHER und WODAK, welche auch die Untersuchungen MITTELMANNS veranlaßten, kamen zu ähnlichen Resultaten. ZINGERLE (1, 2, 3) hat bei Neurotikern sehr ähnliche Resultate wie GOLDSTEIN erzielt. Bei Normalen hat er einigermaßen konstant die Drehung des Beckens und der Beine mit der typischen Beugung des untenliegenden Beines und der Streckung des oberen Beines nach Hebung der Schulter zur Seitwärtswendung des Körpers sowie eine starke tonische Kopfdrehung beobachtet. Er spricht von einem Körperstellreflex auf den Körper und einem Körperstellreflex auf den Kopf. Andere Stellreflexe hat er nur selten auslösen können. Auch ZINGERLE prüft die Erscheinungen vorwiegend im Liegen. Seine Ergebnisse an neuropathischen Personen decken sich völlig mit den GOLDSTEINschen, so daß bei der schweren Abgrenzbarkeit der Neuropathie vom Normalen eine weitgehende Deckung der Befunde vorliegt. Ähnliche Beobachtungen stammen von BYCHOWSKI.

Unsere eigenen Erfahrungen an Normalen beziehen sich sowohl auf liegende als auch auf sitzende Personen. Wir möchten sofort hervorheben, daß wir sichere Labyrinthreflexe der Lage beim normalen Menschen bisher nicht kennen. Weder PETTE noch wir selbst konnten sie nachweisen; doch sind unsere eigenen Bemühungen in dieser Hinsicht noch sehr unvollständig. KLEINSCHMIDT und BALLIN finden bei Anwendung des Elastometers Spannungsunterschiede je nach der Neigung des GARTENschen Neigungsstuhles.

Wir haben den Versuchspersonen niemals den Auftrag gegeben, den Tendenzen zur Lageveränderung nachzugeben; wir geben ihnen nur den Auftrag, die Arme ruhig vorzustrecken und sie so zu belassen. Bei dieser Versuchsanordnung haben wir beim Normalen (und beim Neurotischen) im wesentlichen nur folgende Haltungs- und Stellreflexe nachweisen können.

1. Die vorgestreckten Hände weichen auseinander. Das Tempo ist dabei ein verschiedenes. Meist ist die Bewegung langsam und wird nur gelegentlich von Gegenimpulsen, die auf die Herstellung der früheren Lage tendieren, unterbrochen. Diese Bewegung, deren Ausmaß meist nur wenige Zentimeter beträgt, ist immer nachweisbar, nur bei einer Stellung von etwa 45 bis 60° nach auswärts, die Parallelstellung der Arme als Nullstellung gerechnet, tritt die Divergenz nicht in Erscheinung, ja wird

sogar von einer Konvergenz abgelöst. Jenseits dieser Stellung tritt wieder Divergenz ein (14). Diese Reaktion entspricht im wesentlichen einer von FISCHER und WODAK unter dem Namen „spontane symmetrische Abweichreaktionen" beschriebenen Erscheinung. FISCHER und WODAK geben jedoch an, daß die Divergenz gerade zwischen 45 und 60° am deutlichsten werde, die größte Winkelgeschwindigkeit erreiche und dann frontalwärts abnehme. Es kommt auch zu rhythmischem Auseinanderweichen und Zusammengehen der Arme. Vielleicht ist die Verschiedenheit unserer Angaben von denen FISCHERS und WODAKS durch die Verschiedenheit der Instruktion bedingt. Diese Autoren geben den Auftrag, allen Bewegungsimpulsen freien Lauf zu lassen, sie erhielten dann die gleichen großen Bewegungen wie GOLDSTEIN und RIESE und messen die Winkelgeschwindigkeit. Unsere Versuchspersonen erhielten den Auftrag, die Hände ruhig vorzustrecken und nichts zu machen[1]). Abb. 5 veranschaulicht die Divergenzreaktion. Wichtig ist, daß bei unserer Versuchsperson das Auseinanderweichen — wir würden hiefür den Ausdruck „Divergenzreaktion" vorschlagen — an die bilaterale Aktion gebunden ist. Der einseitig vorgestreckte Arm weicht nicht ab. Die Tendenz zum Auseinanderweichen macht sich als leichter Zug kenntlich, doch wird der Vollzug der Bewegung nicht oder nur ungenügend wahrgenommen, wie wir später noch eingehender auseinandersetzen werden. Die Reaktion ist nach unseren bisherigen Erfahrungen beim Gesunden stets nachweisbar. FISCHER und WODAK geben an, daß gelegentlich an Stelle der Divergenz Konvergenz eintrete,

---

[1]) In einer Erwiderung auf unsere diesbezügliche Abhandlung (14) betont FISCHER, daß auch er beim Vorstrecken der Arme 45° von den Nullstellungen keine oder geringe Abweichungen beobachtet habe, die oben wiedergegebene Angabe bezieht sich lediglich auf die Winkelgeschwindigkeit, welche von der Nullstellung aus erreicht wurde. (Vgl. auch unsere Erwiderung.) Doch lauten die Angaben WODAKs anders; dieser fand auch bei einer Ausgangsstellung von 45° Abweichungen, wenn auch deren Winkelgeschwindigkeit geringer war, als wenn der Winkel von 45° von der Nullstellung aus erreicht wurde. Auch haben diese Autoren ein Vorbeizeigen nach außen bei einem Winkel von 45° beobachtet, das sie ja auch auf die gleichen Kräfte wie die spontane Abweichreaktion zurückführen. FISCHER und WODAK scheinen also in ihrer Auffassung zu schwanken. Wenn FISCHER betont, daß er auch beim Vorstrecken eines Armes Abweichen erzielt, so hängt das mit der von der unseren verschiedenen Instruktion zusammen. Die Instruktion, allen Bewegungsimpulsen freien Lauf zu lassen, führt leicht zu Kunstprodukten. Bei unserer Instruktion erhält man zwar keine so ausgiebigen Bewegungen (wir kamen ja gar nicht in die Lage, die Angaben von M. H. FISCHER und WODAK nachzuprüfen, daß die Winkelgeschwindigkeit bei Armen, welche in die Nullstellung gebracht wurden, bei 45° am größten sei), aber dafür sehen wir beim Normalen eine außerordentliche Konstanz der Befunde, welche die genannten Autoren nicht erzielten.

doch beruhe das nur auf einer Überdeckung der Reaktion. Wir haben
das bei unseren Versuchspersonen nur dann gesehen, wenn die Versuchspersonen spannten. Gibt man nämlich einer normalen Versuchsperson
den Auftrag, die Armmuskulatur stark anzuspannen, so kommt es in
der Tat regelmäßig zu mehr oder minder starker Konvergenz.

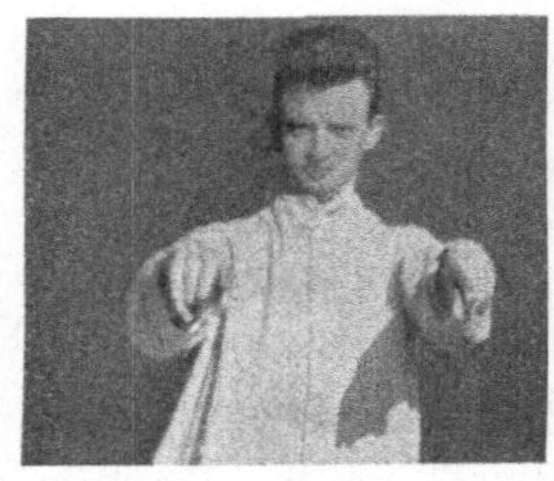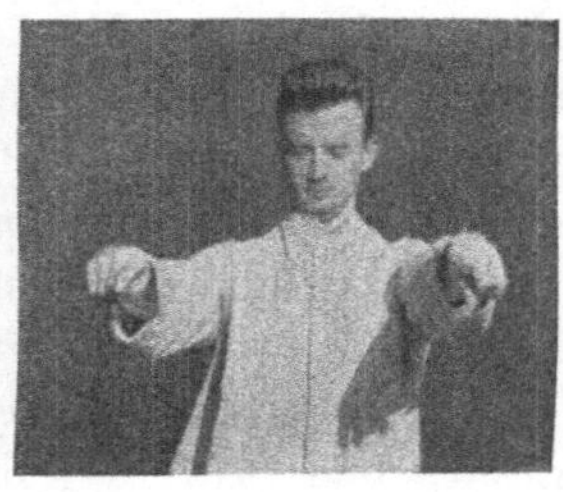

a   b

Abb. 5. Normale Divergenzreaktion
a Ausgangsstellung. *b* Nach kurzer Zeit weichen die Hände auseinander

1. Bei der Mehrzahl normaler Versuchspersonen, bei geschlossenen
Augen, deren Hände gerade vorgestreckt werden, zeigt sich eine beidarmige, ziemlich geringfügige Tendenz zum Steigen, bei einigen Versuchspersonen bleibt diese Tendenz aus, ja in vereinzelten Fällen kommt
es zu einem geringfügigen Absinken.

2. Wird die Hand einer Versuchsperson in extreme Supinationsstellung gebracht, aktiv oder passiv, so tritt, wenn die Augen geschlossen
werden, sehr bald eine mehr oder minder deutliche Pronationstendenz
in Erscheinung. Die Hand wird langsam in der Richtung der Pronation
gedreht. Diese Pronationstendenz ist am stärksten bei extremer Supination
der Hand, ist aber bis über die Sagittalstellung der Vola manus hinaus
nachweisbar (9).

Auch hier wird gelegentlich ein leichter Zug wahrgenommen, doch
ist der Versuchsperson das volle Ausmaß der Bewegung unbekannt.
Die Reaktionen 1 und 2 kann man mit dem Begriff der Tendenz zur bequemen Haltung fassen, eine Bezeichnung, die GOLDSTEIN (1) zuerst
in bezug auf die hier behandelten Probleme gebraucht hat. Er hat zuerst
am Kleinhirnkranken auf die Tendenz hingewiesen, immer wieder zu
einer gewissen „Normalhaltung" zurückzugelangen. In seinem Kleinhirnfall wurde eine ziemlich starke Pronationsstellung immer wieder
erreicht, doch wurde diese Stellung auch aus stärkster Pronation durch
Supination gewonnen. Wir betonen hier hauptsächlich das Überwiegen
des Pronationsmechanismus, ebenso wie wir das Überwiegen des Divergenz-
impulses betonen. Bei extremer Pronation des Normalen stellen sich
keine oder nur ganz unwesentliche Tendenzen zur Mittelstellung hin

ein. Man könnte bezweifeln, ob diese beschriebenen Phänomene zu den Haltungs- und Stellreflexen überhaupt Beziehungen haben, aber Stellreflexe bestehen ja darin, daß aus den verschiedenen abnormen Lagen die Normalstellung wieder eingenommen wird. Wir kommen so zu der Auffassung, daß die Frage nach der Normallage für unsere Problematik besonders bedeutsam sei. Nun hängt die Normallage, die Normalstellung offenbar von der Konfiguration des Muskelreliefs, den Bändern und Gelenken, andernteils aber auch von den physikalischen Kräften, welche auf den Körper einwirken, ab. Man wird aber auch die Normallage in Beziehung setzen müssen zur Funktion. Darüber hinausgehend, können wir gerade an den Pronationsphänomenen des Normalen erkennen, daß die bequeme Lage zu den Erwerbungen phylogenetisch jüngeren Datums zum Teil im Gegensatz steht. GIERLICH hat ja darauf verwiesen, daß die Supination in der Phylogenese erst spät erworben wird.

Sicherlich ließe sich noch eine ganze Fülle von Bequemlichkeitstendenzen auffinden; jedes Glied des Körpers hat ja eine Normallage. Wird es aus dieser Normallage, die in jedem Einzelfalle festgestellt werden muß, gebracht, so wird es die Tendenz haben, in diese zurückzukehren. Dabei gibt es auch ein physiologisches Überwiegen der Tendenz in bestimmten Richtungen. Es muß also an sämtlichen Teilen des Körpers jene Gesetzmäßigkeit nachweisbar sein, welche an den Augenmuskeln zu dem Begriff der Primärlage geführt hat (1, 5, 11).

3. und 4. Lasse ich eine Versuchsperson bei geschlossenen Augen die Hände gerade vorstrecken, ohne daß eine besondere Spannung in den Armen vorhanden wäre, und lasse nunmehr den Kopf der Versuchsperson nach der rechten Seite drehen und in dieser Stellung verharren, so tritt in 80 bis 90% der normalen Versuchspersonen ein Abweichen beider Arme in der Richtung des Kinns auf, der rechte Arm steigt, der linke Arm sinkt leicht ab. Auch der Rumpf erfährt eine Drehung im Sinne des Abweichens der Arme. Passive Kopfdrehung hat den gleichen Effekt. Eine entsprechende Reaktion tritt auch bei Kopfwendung nach links auf. Abweichung und Höhendifferenz bleiben im allgemeinen so lange bestehen, als der Kopf in der seitlich gedrehten Stellung belassen wird. Die Reaktion tritt im allgemeinen auch dann ein, wenn die Versuchspersonen flach liegen. Wir wollen diese Reaktionen als Kopfdreh-, Abweichund Höhenreaktionen bezeichnen. Sie sind in den Abbildungen 6, 7, 8 dargestellt. Man hat zunächst die Frage zu entscheiden, ob es sich bei diesen Reaktionen nicht lediglich um mechanischen Zug einerseits, um willkürliches Nachgeben gegenüber diesem Zug anderseits handle. Bezüglich der Höhenreaktion kann diese Frage mit Leichtigkeit in dem Sinne erledigt werden, daß es sich weder um mechanischen Zug noch um willkürliche Bewegung handeln könne; denn es besteht eine starke Nachdauer der Reaktion, so daß einige Sekunden nach dem Abschluß

des Versuches bei dem Auftrag, bei geschlossenen Augen die Hände
gerade gleichhoch vorzustrecken, diese in der Form vorgestreckt werden,

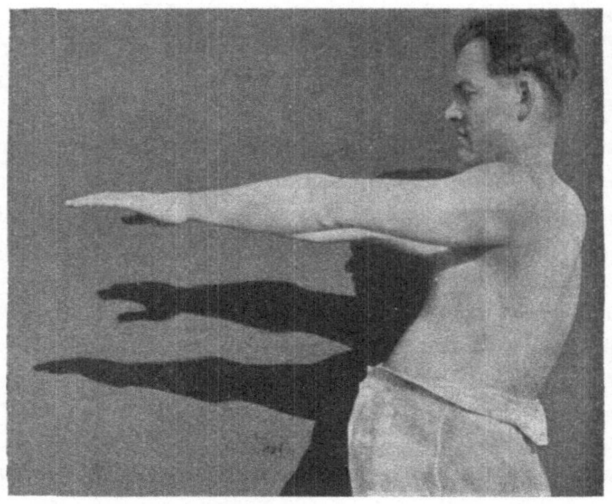

a

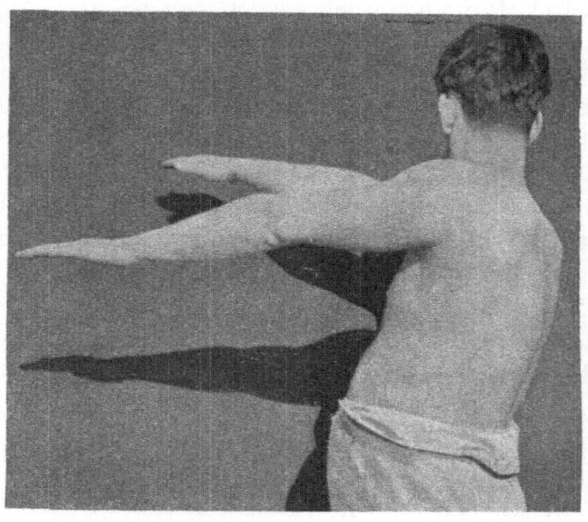

b

Abb. 6. Grundversuch (Normale Versuchsperson
a Ausgangsstellung. *b* Der Kopf wird nach rechts gedreht. Der Kinnarm steigt, der Schädelarm sinkt, gleichzeitig weichen Rumpf und Arme zur Kinnseite ab

daß auch jetzt die Höhendifferenz im Sinne der Höhenreaktion sich
einstellt. Man kann auch die Versuchsperson die Hände bei offenen
Augen gleichhoch einstellen lassen und gibt dann den Auftrag, die Augen

zu schließen, der frühere Kieferarm steigt dann an, während der Schädelarm absinkt. Die Versuchsperson weiß nichts davon, daß die eine Hand höher steht als die andere.

Schwieriger ist die Frage in Bezug auf die Kopfdrehabweichreaktion zu entscheiden, denn diese pflegt den Versuchspersonen in weitem, wenn auch vielleicht nicht in vollem Ausmaße bewußt zu werden. Aber sie tritt bei einer Winkeldrehung des Kopfes auf, wo von einem mechanischen Zwange noch nicht die Rede sein kann, so daß auch diese Reaktion als Reflex der Lage im Sinne von MAGNUS und DE KLEYN angesehen werden muß.

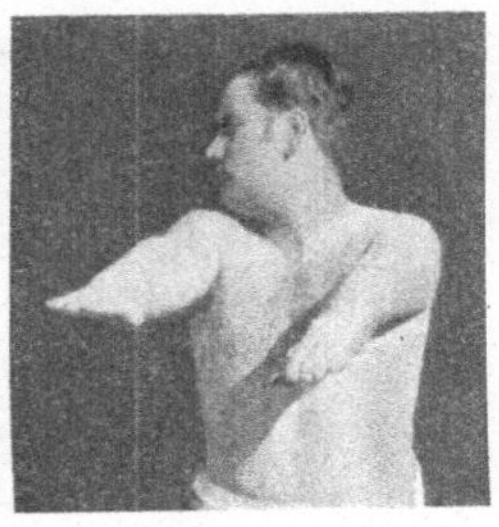

Abb. 7. Grundversuch von vorne aufgenommen. Der Kinnarm steigt, der Schädelarm sinkt. Rumpf und Arme weichen kinnwärts ab

Einige Besonderheiten dieser Reaktionen sind zu vermerken: Meist treten sie relativ kurze Zeit nach der Kopfdrehung auf; im allgemeinen werden sie deutlicher, wenn die veränderte Kopfstellung durch längere Zeit besteht. Die langsam erfolgenden Lageveränderungen werden gelegentlich durch kurz andauernde Rucke in entgegengesetzter Richtung unterbrochen, welche offenbar nur zum Teil Ausdruck eines willkürlichen Kompensationsbestrebens sind, zum Teil aber Ausdruck eines rhythmischen Ablaufes der Reaktionen. Es scheint, daß die Reaktionen verstärkt werden können, wenn man nach einiger Zeit den Kopf in die normale Lage überführt, dann erst die Arme sinken läßt und die Kopfdrehung dann wiederholt. Man kann so bei scheinbar negativen Fällen noch positive Reaktionen erhalten.

Die Höhenabweichung des Armes hat, wie erwähnt, eine erhebliche Nachdauer; auch wenn sie nach Geradestellung des Kopfes verschwunden zu sein scheint, kann sie durch Drehung des Kopfes in entgegengesetzter Richtung wieder erweckt werden, so daß dann, etwa als Residuum einer früheren Rechtswendung des Kopfes, auch nach Kopfdrehung nach links der rechte Arm steigt, während Arme und Rumpf nach links

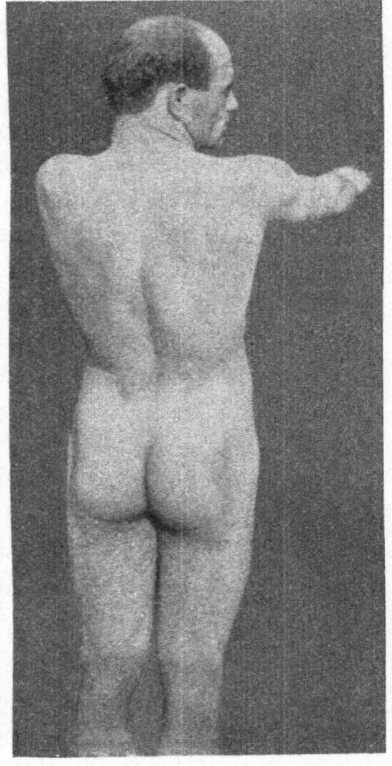

Abb. 8. Grundversuch (normale Versuchsperson) Krümmung der Wirbelsäule

abweichen. Man muß also mit einer sehr lebhaften Nachwirkung rechnen und zwischen den verschiedenen Reaktionen eine entsprechende Pause einschalten. Unsere diesbezüglichen Beobachtungen decken sich vollständig mit den Beobachtungen von GOLDSTEIN und RIESE, WODAK und FISCHER und anderen.

Eine weitere Fehlerquelle in der Beurteilung der Höhenreaktion liegt darin, daß, wie EIDELBERG gezeigt hat, bei etwa 10% der Normalen eine Steigebewegung des rechten Armes vorhanden ist[1]). Sie muß bei der Einschätzung der Reaktionen sorgfältig berücksichtigt werden. Wir vermuten übrigens in der Steigetendenz des rechten Armes (beim Rechtshänder) den Ausdruck der Rechtsorientierung des Individuums, welche jene bekannte Kreisbewegung nach rechts verursacht, wenn die Möglichkeit einer Orientierung in der Außenwelt (Nebel, Steppe) genommen ist.

Im allgemeinen ist sowohl die Höhen- als auch die Abweichdrehreaktion bei Kopfwendung nach rechts stärker als bei Kopfdrehung nach links, was wir als einen Beitrag zur Frage der Rechtshändigkeit anzusehen geneigt sind. Bei der Kopfdrehabweichreaktion der Arme weichen die Arme sehr häufig parallel zueinander ab; nicht selten sieht man jedoch, daß der Schädelarm in der Bewegung zurückbleibt, so daß eine leichte Divergenz der Arme entsteht. Offenbar handelt es sich um eine Addition zur Divergenz- mit der Kopfdrehabweichreaktion. GOLDSTEIN und RIESE haben bereits darauf verwiesen, daß sich Reaktionen addieren können. Die Nachwirkung der Kopfdrehabweichreaktion ist weitaus geringer als die der Höhenreaktion. Das hängt zum Teile vermutlich auch mit dem verschiedenen Bewußtseinsgrade der beiden Anteile der Reaktion zusammen. Die Höhenabweichung entzieht sich nach unseren bisherigen Untersuchungen dem Bewußtwerden fast völlig. Sie ist infolgedessen auch nicht hemmbar. Wir können nun nicht ausschließen, daß ein gewisser vager Zug sich geltend mache, der aber sicherlich nicht zur klaren Erfassung kommt. Die Kopfdrehabweichreaktion kommt aber zum Bewußtsein, ist durch das Bewußtsein hemmbar und wird offenbar gehemmt, wenn nicht entsprechend starke Nachwirkungen da sind.

Unsere Versuchspersonen erhalten nicht den Auftrag, ihren Bewegungstendenzen nachzugeben, sie erhielten lediglich den Auftrag: ,,Strecken Sie die Hände vor und halten Sie die Hände ruhig vorgestreckt!'' Wurden lediglich Drehreaktionen des Rumpfes untersucht, so erhielt die Versuchsperson außer dem Befehl, die Augen zu schließen, keinen besonderen Auftrag. Es hängt ja mit dieser Versuchstechnik zusammen, daß wir bei unseren normalen Versuchspersonen und bei unseren Neuro-

---

[1]) Über die beidarmige geringfügige Steigetendenz (siehe oben) hinaus.

tikern nicht so ausgreifende Bewegungen erhalten haben wie GOLDSTEIN und RIESE, ZINGERLE und BYCHOWSKI. Anderseits will es uns nach Selbstversuchen, nach Versuchen an geübten Versuchspersonen und an Katatonikern (siehe später) scheinen, als gewänne die Willkür doch einen Einfluß auf die Art des Ablaufes der Bewegungen, wenn die Instruktion gegeben wird, jedem Bewegungsimpuls zu folgen. Ohne den theoretischen Wert der Ausführungen von GOLDSTEIN und RIESE anzuzweifeln — erscheint er uns doch besonders durch unsere Analyse pathologischen Materials als gesichert —, so eignet sich ihr Verfahren doch nicht zur Aufstellung einer Norm beim organisch Nervengesunden; die Kenntnis einer Norm ist aber für die Verwertung der Haltungs- und Stellreflexe in der Klinik von einer ausschlaggebenden Bedeutung.

Wir haben in Übereinstimmung mit den anderen Autoren eine Reihe von anderen Reaktionen vom Kopf auf den Rumpf und die Extremitäten beobachtet; so bewirkt z. B. Neigung des Kopfes zur Schulter eine Beugung des Rumpfes im Hüftgelenk und eine darüber hinausgehende Senkung des Armes im Schultergelenk auf der Seite, zu welcher der Kopf geneigt ist, während der andere Arm steigt. Vorwärtsbeugen des Kopfes bewirkt Sinken, Rückwärtsbeugen Steigen der Arme. Beeinflussung der einen Extremität durch die Haltung der anderen, der Kopfstellung durch die Haltung der Extremitäten und des Rumpfes haben wir bei einer gegebenen Instruktion beim Normalen nicht beobachtet. Unsere Abbildungen veranschaulichen diesen „Grundversuch".

SCHALTENBRAND vermißt Haltungs- und Stellreflexe beim normalen Erwachsenen, doch gibt er zu, daß er sie bei Imbezillen und Debilen vorfand.

Damit kommen wir zur Frage nach der Bedeutung der hier beschriebenen Erscheinungen. Da sie weder durch mechanischen Zug noch durch willkürliches Handeln bedingt sind, so liegen Haltungs- und Stellreflexe im Sinne von MAGNUS und DE KLEYN oder induzierte Tonusveränderungen im Sinne von GOLDSTEIN vor. Es handelt sich um einen Einfluß der Lage, und zwar scheint hiebei die Stellung des Kopfes im Raum nicht von wesentlicher Bedeutung zu sein; FISCHER und WODAK beziehen die Verschiedenheiten in der Höhe der Arme nach Kopfdrehung, die sie als inkonstant bezeichnen, auf eine mit der Kopfdrehung verbundene Kopfneigung und meinen, daß es sich um eine labyrinthäre Reaktion handle, doch haben wir bei zwei Labyrinthausgeschalteten die gleiche Reaktion gesehen, so daß wir die Höhendifferenz nicht oder doch nicht ausschließlich auf das Labyrinth beziehen, sondern als Haltungsreflex vom Kopf auf die Glieder auffassen. Im Sinne dieser Auffassung spricht es auch, daß, wenn wir infolge von Augenmuskellähmungen gleichzeitig eine Drehung des Kopfes und eine Neigung zur gleichen Schulter gesehen haben, die Drehung des Kopfes sich

als wirksamer erwies als die Neigung. Die Höhenabweichung folgte dem
Sinne nach der Kopfdrehung und nicht der Kopfneigung. Wir bleiben
also bei unserer Auffassung der Höhenreaktion eines Haltungsreflexes
vom Kopfe auf die Extremitäten.

Die Abweichdrehreaktion ist, wie sich ohne weiteres ergibt, als Halsstellreflex anzusehen, wenn es sich auch nur um ein Rudiment des Hals-
stellreflexes handelt und die Drehung, wie SCHALTENBRAND richtig
hervorhebt, willkürlich unterdrückt werden kann. Auch die Kopfdrehabweichreaktion schwindet nach Labyrinthausschaltung nicht.

Nun ist es ja schon im Tierversuch schwierig herauszuanalysieren,
inwieweit Labyrinthreflexe und Halsreflexe zusammenwirken; man wird
beim normalen Menschen in der endgültigen Zuordnung zu einem bestimmten Reflextypus vorsichtig sein müssen und die gegebenen
Richtlinien nur als vorläufige ansehen. Man wird also weder die Gegen-
überstellung: Labyrinth und Körper —, noch die Haltungs- und Stellreflexe auf die Verhältnisse beim normalen Menschen schematisch
anwenden dürfen.

Wie erwähnt, treten nach den übereinstimmenden Erfahrungen
aller die hier beschriebenen Erscheinungen sowohl bei aktiver als auch
bei passiver Kopfdrehung ein. Maßgebend sind ja die von der Lage
ausgehenden Erregungen und nicht der Weg und die Art, wie diese Lage
erreicht wurde. Es ist zu berücksichtigen, daß auch während einer passiven
Bewegung mehr oder minder ausgesprochene Spannungen auftreten,
worauf zuletzt LEIBOWITZ hingewiesen hat; auch hier ist die Instruktion
bedeutsam, je nachdem ob möglichste Erschlaffung oder die Adaptation
der innervierten Muskeln an die Führung nahegelegt wird. Ist aber die
gewünschte passive Haltung erreicht, so kommt es gleichfalls wiederum
zur Fixationstendenz. Nun gibt GOLDSTEIN (1, 2) an, daß ein gewisses Maß
der Spannung notwendig ist, damit induzierte Bewegungen eintreten.
Es ist anzunehmen, daß auch der induzierende Muskel von dieser Span-
nungstendenz irgendwie mitbeeinflußt werde und daß dementsprechend
gewisse Beziehungen zwischen den Mitbewegungen und den hier beschriebenen Phänomenen bestehen. Gleichwohl ist zunächst schematisch
daran festzuhalten, daß für das Eintreten der Mitbewegungen im eigentlichen Sinne der Weg und die aufgewendete Kraft maßgebend sind, während
für die hier beschriebenen Phänomene die erreichte Endstellung und
der Fixationsreflex im Sinne von FÖRSTER wesentlich sind. Doch wird
man gut tun, sich daran zu erinnern, daß aus den oben angeführten
Gründen Übergänge zu erwarten sind. In der Tat fanden wir die aktive
Kopfdrehung häufig wirksamer, ebenso GAMPER; wie später noch zu
erwähnen, hat SIMONS bei Hemiplegikern gleichfalls aktive Bewegungen
wirksamer gesehen, überdies besteht hier eine gewisse Beziehung zu
Mitbewegungsphänomenen insofern, als gerade jene Hemiplegien Hals-

und Stellreflexe zeigen, die mitbewegungsreich sind. Auch haben wir in der Hypnose die Erscheinungen abgeschwächt gefunden und konnten sie überhaupt nur nachweisen, wenn wir den schlaff daliegenden Hypnotisierten veranlaßten, Muskeln zu spannen. Offenbar hindert der Tonusverlust des Hypnotisierten das Auftreten der Haltungs- und Stellreflexe, doch scheint darüber hinaus auch die Abschaltung der Antriebe in der Hypnose die Stellreflexe zu erschweren; wenn auch, wie wir später noch eingehend auseinandersetzen werden, die Antriebe in ihrem wesentlichsten Anteil jenseits der Stellreflexe liegen, so dürfte doch auch in den Stellreflexen selbst ein den Antrieben verwandtes Moment liegen, sie dürften, wie später noch eingehender zu erörtern sein wird, die tiefste Staffel des Antriebes darstellen. In diesem Zusammenhang ist es bemerkenswert, daß in den Versuchen von SPIEGEL und GOLDBLOOM die Erscheinungen der Hypnose so lange nachweisbar waren, als der rote Kern erhalten geblieben war, oder, mit anderen Worten: Abschaltung der Stellreflexe ist eine Eigentümlichkeit der tierischen Hypnose und diese beruht in wesentlichen Stücken auf jener Einstellung der Stellreflexe. Es ist jedoch beachtenswert, daß Haltungsreflexe in der tierischen Hypnose gesteigert sein können. Hier mag noch erwähnt werden, daß nach MAGNUS Haltungs- und Stellreflexe im Schlafe fehlen. Auch die hier beschriebenen Reaktionen werden beim Schlafenden vermißt.

5. Hebe ich den (V) Arm einer Versuchsperson, welche bei geschlossenen Augen beide Arme horizontal vorstreckt, 60^0 über (unter) die Horizontale, belasse den erhobenen (gesenkten) V-Arm etwa 30 Sekunden in dieser Lage und gebe dann der Versuchsperson den Auftrag, sie solle den V-Arm nunmehr in die gleiche Höhe stellen wie den ruhenden Arm (R-Arm), so bleibt der V-Arm über (unter) dem R-Arm stehen. Die Größe dieses Ausschlages wechselt bei verschiedenen Personen, doch beträgt er unter den angegebenen Versuchsbedingungen nie weniger als 2 cm, doch werden auch Ausschläge von 10 cm und darüber beobachtet. Wir bezeichnen das Phänomen als Lagebeharrung, den Versuch als Lagebeharrungsversuch (6, 7, 12, 13). Abb. 9 stellt diesen Versuch dar. EIDELBERG hat das Phänomen quantitativ untersucht und fand, daß die Wirkung des Lagebeharrungsversuches am stärksten unmittelbar nach der Entfernung des Armes aus der Reizstellung ist; nach 40 Sekunden ist in der Mehrzahl der Versuche die Wirkung des Lagereizes völlig verschwunden; in einer kleineren Anzahl von Versuchen ist sie noch andeutungsweise vorhanden. Man prüft die Nachdauer in der Weise, daß man die Versuchsperson auffordert, sowohl R- als auch V-Arm sinken zu lassen und nach einer kürzeren oder längeren Ruhepause wieder zu erheben. Wir selbst haben die Lagebeharrung ursprünglich in dieser Form geprüft und sind erst später zu der beschriebenen einfacheren Prüfung gelangt. Auch wenn man die Versuchsperson auffordert, den V-Arm und

den R-Arm möglichst zu erschlaffen, und die Arme unterstützt, bleibt der Lagebeharrungsversuch positiv. EIDELBERG fand, daß bei aktiver Haltung der Ausschlag größer ist. Besonders beachtenswert ist, daß der größte Ausschlag erzielt wird, wenn der V-Arm 60⁰ unter der Horizontalen steht. Der Winkel von 30⁰ ist weitaus weniger wirksam[1]. Noch geringer wirkt der Winkel von 90⁰, das heißt der schlaff herabhängende Arm. Wir haben, von der Anschauung ausgehend, daß eine asymmetrische Stellung der Arme einen anderen Einfluß haben könnte, die Hände in einer Höhendifferenz von 8 bis 10 cm vorstrecken lassen; wir vermißten in der Tat bei einer Reihe von Versuchspersonen eine Wirkung der Lagebeharrung unter solchen Umständen, doch fand EIDELBERG bei der Mehrzahl der Versuchspersonen erheblichere Ausschläge als bei Gleichhochstellung der Arme. Jedenfalls zeigt auch die Versuchsreihe von EIDELBERG, daß die Gleichstellung der Arme eine gewisse Sonderstellung aufweist. Man wird durch diese Resultate daran gemahnt, daß die Armstellung und hiebei vor allem der Winkel zwischen den beiden Armen nicht lediglich „physikalisch" wirksam ist, sondern daß jede Stellung erst innerhalb des Körperganzen ihren Sinn erhält.

Der Lagebeharrungsversuch ist nicht nur am Arm durchführbar, sondern er gilt für jede Lage und für jedes Glied des Körpers[2].

In der Hypnose ist der Lagebeharrungsversuch positiv. Auch bei einem Patienten mit ausgeschalteten Labyrinthen fanden wir den Lagebeharrungsversuch positiv. Ändert man den Versuch in der Art ab, daß der V-Arm (bei herabhängendem oder horizontal gestelltem R-Arm) gehoben (oder gesenkt) für 30⁰ eingestellt wird, und die Versuchsperson erhält nunmehr den Auftrag, den R-Arm dem V-Arm gleichzustellen, so wird der R-Arm tiefer (oder höher) eingestellt. Die Reaktion ist also doppelläufig.

Was während der Durchführung des Lagebeharrungsversuches erlebt wird, ist nicht völlig klar. Beobachtet man die aktive Einstellung der Versuchsperson, so bemerkt man, daß sie, bevor sie zur endgültigen Einstellung

---

[1] EIDELBERG hat den Wirkungsgrad der Winkel über der Horizontalen nicht quantitativ untersucht.

[2] Der Einstellversuch von BÁRÁNY, der vielleicht eine gewisse äußerliche Ähnlichkeit mit den von uns beschriebenen L.B.V. besitzt, hat mit Lagebeharrung nichts gemeinsam.

BÁRÁNY fordert die Versuchsperson auf, bei geschlossenen Augen den nach rechts oder links bewegten Arm zu den vor dem Körper befindlichen Fingern des Untersuchenden zu bringen. Bei diesem Versuche fand BÁRÁNY, daß ein Teil der Versuchspersonen zu kurz, ein zweiter zu weit einstellte. BÁRÁNY führt die Reaktion des ersten Typus, der seltener ist, auf eine psychische Hemmung zurück, womit er recht haben dürfte. Auf Lagebeharrung kann dieses Zögern vor dem Ziele schon deswegen nicht zurückzuführen sein, weil die Reizdauer zu gering ist (siehe EIDELBERG).

gelangt, etwas hin- und herschwankt. Bei der passiven Einstellung des V-Armes erlebt man, daß das Bild der Hand gleichfalls rhythmisch etwas hin- und herschwankt, bevor ein stabiler Eindruck über die Lage der Hand entsteht. Diese Dinge bedürfen einer genauen Durcharbeitung. Auch über die

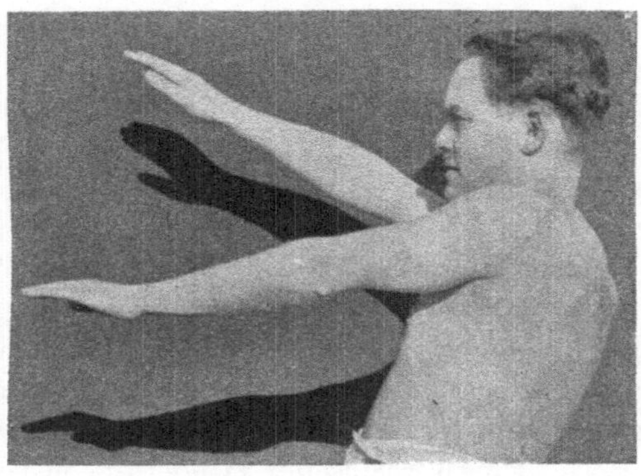

a

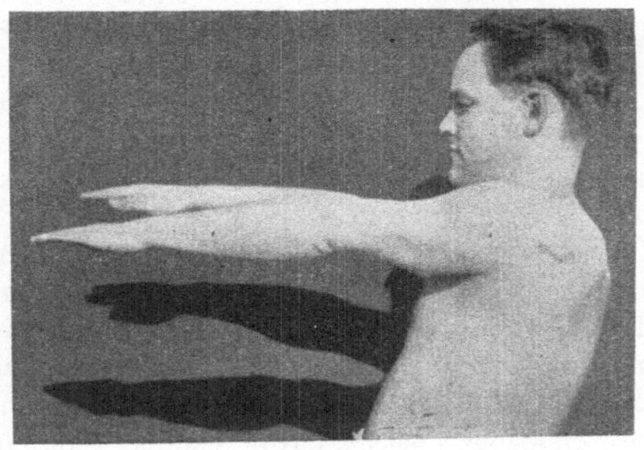

b

Abb. 9. Lagebeharrungsversuch (normale Versuchsperson)
a Ausgangsstellung. Der rechte Arm ist 45° über die Horizontale erhoben und bleibt 30″ exponiert. b Die Versuchsperson bei geschlossenen Augen stellt nunmehr den füher erhobenen V-Arm gleichhoch dem ruhenden Arm (R) ein. Der V-Arm wird mehrere Zentimeter oberhalb des R-Armes eingestellt.

psychologische Repräsentation der Lage des R- und des V-Armes sind die bisherigen Erfahrungen nicht ausreichend. Bei optisch veranlagten Versuchspersonen liegt ein mehr oder minder deutliches Bild der Hand, seltener auch des anschließenden Unterarmes vor. Die meisten Versuchspersonen geben an, daß sie auf Grund kinästhetischer Eindrücke urteilen. Gute optisch veranlagte Beobachter geben gelegentlich an, daß sie ein stärkeres rhythmisches Schwanken des optischen Bildes bei der Einstellung erleben,

4*

während die kinästhetischen Eindrücke die gleichen Schwankungen in weit geringerem Ausmaße zeigen. Die Bewußtseinsrepräsentation des Tonusunterschiedes beim Lagebeharrungsversuch ist jedenfalls eine ungenügende. Bei oberflächlicher Betrachtung scheint der Tonus des Lagebeharrungsversuches überhaupt im Bewußtsein nicht repräsentiert zu sein. Vielleicht werden aber doch spätere Untersuchungen ein gewisses primitives Zugerlebnis ergeben.

Die Bedeutung dieses Versuches ist festzustellen; man könnte zunächst daran denken, ob es sich nicht um Nachdauer der Muskelkontraktion handelt. Solche Nachwirkungen sind für das KOHNSTAMMsche Phänomen, wie MATTHAEI erst jüngst wieder gezeigt hat, sicherlich von Belang. Der KOHNSTAMMsche Katatonusversuch besteht in folgendem: Wird irgendein kräftiger Muskel des Körpers gegen Widerstand innerviert und wird die Innervation möglichst plötzlich ausgesetzt, so tritt eine Nachbewegung in der Richtung der ursprünglichen Innervation ein. Der von unten her gegen die Tischplatte gepreßte Arm steigt nach dem Aufhören der willkürlichen Innervation bei Beseitigung mechanischer Hindernisse in die Höhe. (Über Einzelheiten möge man in den Arbeiten von MATTHAEI nachlesen.) Bemerkenswert ist, daß hiebei die Versuchsperson das Steigen des Armes deutlich als Zug erlebt (wie wir später zeigen werden, sogar in übertriebener Weise), während die Lagebeharrung sich dem Bewußtsein so gut wie völlig entzieht. Nachdauer der Muskelinnervation liegt auch der motorischen Einstellung von G. E. MÜLLER und SCHUHMANN und LAURA STEFFENS zugrunde. MATTHAEI setzt seine Resultate in Beziehung zu Versuchsergebnissen am Froschrückenmark. Nach MÜLLER und SCHUHMANN findet diese Einstellung nicht in jenen Teilen des Zentralorgans statt, in denen die unserem Bewußtsein unmittelbar zugrunde liegenden psychophysischen Prozesse stattfinden, sondern in den die bewußte Wahrnehmung vorbereitenden sensorischen Zentren und in den die vorgestellten oder willkürlichen Bewegungen ausführenden motorischen Zentren. Diese eingeübte Tendenz kann sich bei geringeren Graden dahin äußern, daß die Erregungen, welche in einem eingestellten Zentrum angeregt werden, hinsichtlich ihrer Beschaffenheit und Stärke, ihres zeitlichen Verlaufes und desgleichen im Sinne der vorhandenen Einstellung modifiziert werden.

In der Tat kann man auch eine durch den Katatonusversuch erzeugte Muskelinnervation dadurch zum Erscheinen bringen, daß irgendeine andere Bewegung ausgeführt wird.

Ohne daß wir uns endgültig dahin festlegen wollen, daß Katatonusversuch und motorische Einstellung im Sinne von MÜLLER und SCHUHMANN völlig identisch sind, so erachten wir die Tatsache, daß Muskelinnervationen nachdauern, als gesichert. Gleichwohl hat der L.B.V.[1]

---

[1] Lagebeharrungsversuch.

nichts mit einer Nachdauer von Muskelkontraktionen zu tun. Bei Senkung des V-Armes unter die Horizontale wird ja gleichfalls der Deltoideus innerviert. Trotzdem bleibt der V-Arm tiefer stehen als der R-Arm. Der L.B.V. ist ferner auch bei erschlaffter Muskulatur nachweisbar; schließlich ist der Winkel von 60⁰ wirksamer als der Winkel von 30⁰, was unerklärlich wäre, wenn lediglich Nachwirkung von Muskelinnervationen vorliegen würde.

Immerhin handelt es sich um ein motorisches Phänomen in dem Sinne, daß nicht sensible Vorgänge die Fehleinstellung bedingen. Wird der V-Arm bei offenen Augen erhoben und entsprechend lange in dieser Stellung belassen, sodann wieder bei offenen Augen in die Stellung des R-Armes gebracht, werden dann die Augen geschlossen und die Versuchsperson erhält den Auftrag, sie solle ruhig die Arme in ihrer früheren Stellung belassen, so steigt der V-Arm nunmehr gegen die frühere Stellung zu; wird umgekehrt der V-Arm gesenkt, der Versuch im übrigen in der gleichen Art und Weise durchgeführt, so wird nunmehr nach dem Augenschluß der V-Arm nach unten gezogen. Da die Versuchsperson bei einem so angelegten Versuch keinerlei Aufgabe hat, als eine Stellung motorisch beizubehalten, so kann der Ausfall dieses Versuches nicht auf sensorische Momente bezogen werden. Es ist ja bekannt, daß es eine Nachdauer kinästhetischer Eindrücke gibt; würde jedoch eine solche vorliegen, so würde die Nachwirkung der früheren Stellung bedingen müssen, daß die Versuchsperson nach dem Erheben des V-Armes das Bewußtsein hat, ihr Arm stehe höher, als er in Wirklichkeit steht; es müßte also der Arm tiefer eingestellt werden als der R-Arm, also genau das Gegenteil dessen, was wirklich der Fall ist. Man könnte vermuten, es gebe Kontrastwirkungen von kinästhetischen oder sensiblen Eindrücken. Zufolge einer solchen Kontrastwirkung erscheine der Arm entgegengesetzt der ursprünglichen Lageeinstellung verlagert und die Gleichstellung des V-Armes zum R-Arm scheint bereits erreicht, wenn der Arm noch in der Richtung der ursprünglichen Lage verlagert ist. Nun können sich solche Kontrastwirkungen keineswegs im Bewußtsein abspielen. Jedenfalls ergibt auch aufmerksame Selbstbeobachtung nichts Hiehergehöriges. Es müßte sich also um unbewußte Kontrastwirkungen handeln, gewiß eine Annahme, die an sich unbefriedigend ist. Die Annahme von Kontrastwirkungen wird aber unmöglich, wenn man berücksichtigt, daß der L.B.V. ja unmittelbar an die Exposition anschließt, gleichgültig, wie lange die Expositionsdauer ist, und daß die Wirkung der Exposition durchaus proportional mit der Expositionsdauer ansteigt; ganz abgesehen von diesen Bedenken, muß darauf verwiesen werden, daß ja der oben erwähnte Versuch des Steigens des dem R-Arm gleichgestellten V-Armes, der früher erhoben war, ausschließt, daß es sich um ein sensibel-sensorisches Geschehen handle. In dieser Hinsicht ist es bemerkenswert, daß es gleichgültig ist, ob die Versuchsperson während der Expositionszeit beim Lagebeharrungsversuch die Augen geöffnet hält oder nicht, nur im Momente der Einstellung müssen die Augen geschlossen sein.

Es handelt sich also darum, daß eine gegebene Lage Tonusveränderungen setzt, welche sowohl bei nachfolgenden Lagen als auch bei nachfolgenden Innervationen zum Ausdrucke kommen, oder mit anderen Worten, der Tonus eines Gliedes ist von den vorangehenden Lagen eben dieses Gliedes abhängig. Man hat also das Recht zu sagen, daß es sich weder um eine sensorische noch um eine motorische Einstellung im engeren Sinne handelt, sondern um eine sensomotorische Einstellung, um eine Beharrung der Lagetendenzen und eine Beeinflussung des Tonus durch die Haltung des Gliedes selbst: eben Lagebeharrung. Wir haben demnach das Recht, das beschriebene Phänomen den Haltungs- und Stellreflexen anzureihen oder es als induzierte Tonusveränderung aufzufassen. Nach den jüngsten Versuchen von MAGNUS könnte man das Phänomen der positiven Stützreaktionen (siehe oben) anreihen wollen, doch hat Lagebeharrung nichts mit der Feststellung des Gliedes zu tun.

6. Wir würden der Beschreibung und Erklärung des L.B.V. nicht solche Sorgfalt zugewendet haben, wenn es nicht möglich wäre, einige wichtige Gesetzmäßigkeiten, welche die Haltungs- und Stellreflexe im allgemeinen betreffen, gerade am L.B.V. deutlich zur Darstellung zu bringen. GOLDSTEIN (7) hat zunächst an pathologischem Material die Feststellung gemacht, daß der induzierte Tonus, der durch Lageänderung eines Körperteiles an anderen Körperteilen hervorgerufene Tonus, auf die Lokalisation von Hautreizen eine Wirkung hat, es handelt sich um Verlagerungen in bestimmter Richtung. Die Verlagerung erfolgt nach seinen Ausführungen in der gleichen Richtung wie das Abweichen der Glieder. Der Körper ist in der Richtung der Zugtendenz verzerrt. Veränderungen der optischen Wahrnehmung haben GOLDSTEIN und RIESE (10) bei Normalen durch Abkühlung einer Halsseite mittels Chloräthyl erzielt. Derartige Versuche der Abkühlung stoßen jedoch, wie wir uns selbst überzeugt haben, beim Normalen auf große Schwierigkeiten. Wir selbst haben, in allerdings ungenügend zahlreichen Versuchen, bisher nichts Entsprechendes erzielt, so daß es sich offenbar um ein Phänomen handelt, das nicht mit der erwünschten Konstanz nachweisbar ist. Beim L.B.V. lassen sich aber entsprechende Gesetzmäßigkeiten ohne weiteres nachweisen. Wir haben bereits erwähnt, daß der Einstellungsfehler des L.B.V. den Versuchspersonen völlig entgeht. Öffnet die Versuchsperson die Augen, so ist sie über den Fehler, den sie gemacht hat, sehr erstaunt. Die Versuchsperson empfindet also den höherstehenden Arm, wenn der L.B.V. durch Erheben des Armes zustande kam, als gleichhoch stehend wie den anderen. Es ist also die Orientierung über den eigenen Körper

eine geänderte oder, wie wir das später ausführen werden, der nicht zum Bewußtsein gekommene Muskelzug bewirkt, daß die Normallage in der Richtung des Zuges verändert erscheint. Es zeigt sich nunmehr, daß auch dann, wenn der V-Arm der Versuchsperson passiv aus der Reizstellung in die gleiche Höhe gebracht wird, welche bei aktiver Bewegung der Versuchsperson als gleich empfunden wird, sie auch dann angibt, die Arme ständen gleichhoch. Stellt man den früher exponierten V-Arm passiv gleich hoch dem R-Arm ein, so wird angegeben, der V-Arm sei entgegengesetzt der Richtung des gesetzten Tonus eingestellt. Es wird demnach nach der Erhebung des V-Armes bei passiver Gleichstellung des V-Armes mit dem R-Arm der V-Arm als tieferstehend erlebt. Wird der V-Arm unter der Horizontalen exponiert, dann passiv dem R-Arm gleichgestellt, so wird der V-Arm als höherstehend empfunden als der R-Arm. Stellt man den R-Arm passiv den V-Arm gleich, so treten die gleichen Fehlbeurteilungen ein. Bei erhobenem V-Arm und passiv gleich gestelltem R-Arm wird z. B. der R-Arm als höherstehend erlebt. Das Phänomen ist also doppelläufig. Bezeichnen wir als Körperschema jenes Bild des eigenen Körpers, das optische und kinästhetische Materialien in eins vereinigt, so kommen wir zu der Formulierung, daß das Körperschema im Sinne des gesetzten Hypertonus verzogen wird, und kommen damit zu einer Formulierung, welche der GOLDSTEINschen (9, 10, 14, 15) im wesentlichen entspricht. Betonen wir: was wir hier für die Lagebeharrung feststellen, ist typisch für alle induzierten Tonusveränderungen. Es gilt auch von der Steigetendenz im Grundversuch von der Divergenzreaktion vom Pronationsphänomen und der Gruppe der verwandten tonischen Erscheinungen, daß sie das Körperschema im Sinne des Tonuszuges verlagern, so daß das jeweilige Glied entgegengesetzt der Richtung des Zuges verlagert erscheint.

Da ein volles Verständnis aller hiehergehörigen Probleme ohne ein Eingehen auf die Probleme des Körperschemas nicht möglich ist, soll über dieses einiges gesagt werden. Der Begriff stammt von HEAD und ist durch wertvolle Erfahrungen von PICK bereichert worden[1]. Es tritt sinnfällig hervor bei Amputierten, welche das fehlende Glied in der früheren Weise erleben. Das sogenannte Phantom der Amputierten schrumpft bei längerem Bestehen allerdings meist ein. An Stelle des ursprünglichen Gliedes erscheint ein kleineres, etwa eine Kinderhand. Auch wird das Phantom allmählich verkürzt, wobei Hand und Fuß, also die für die Berührung mit der Außenwelt bedeutsamen Anteile, näher an den Stumpf heranrücken. BETLHEIM hat gezeigt, daß durch Hypnose das verkleinerte und verkürzte Phantom wieder zur natürlichen Größe gebracht werden kann, gewiß ein Hinweis auf die zentrale

---

[1] Vgl. die eingehende Studie des einen von uns (Sch. 1).

Genese des Phantoms, welche aus einer Reihe von anderen Gründen, auf die wir hier nicht näher eingehen können, gleichfalls wahrscheinlich ist. Es ist unter anderem nur darauf zu verweisen, daß HEAD nach zerebraler Operation in der zentroparietalen Gegend das Phantom verschwinden sah. Das Phantom besteht also aus übereinandergelagerten Schichten von Körpereindrücken und ist zerebral verankert. Das Körperschema enthält auch alle jene wichtigen Orientierungen am eigenen Körper, wie das Rechts, Links, Oben, Unten. Es gibt Agnosien in bezug auf das Körperschema, von PICK unter dem Namen Autotopagnosien beschrieben. Die Gnosis des Körperschemas ist gliedweise geordnet. Es gibt eine mit Rechts-Links-Verwechslung kombinierte Fingeragnosie (GERSTMANN, PÖTZL und HERMANN[1]). Letztere lokalisieren diese Störung in den Übergangsteil zwischen Gyrus angularis und zweiter Okzipitalwindung. Eine weitere Beobachtung stammt von HERMANN und KERSCHNER.

Das Körperbild ist aber auch, wie der eine von uns gezeigt hat, für die Durchführung der Handlung notwendig. Es gibt Apraxien, bei denen das Nichtverwertenkönnen des Bildes des eigenen Körpers in der Handlung das hervorstechendste Zeichen ist. Die Rechts-Links-Verwertung ist hiebei besonders gestört. Durch zerebrale Mechanismen kann auch die Verwertung einer Körperhälfte gestört werden (ANTON, HARTMANN, PÖTZL, PINEAS). Die beiden Hälften des Körperschemas können bei zerebraler Läsion zur Deckung und Verschiebung kommen. Das Problem der OBERSTEINERschen Allocheirie gehört hieher. Andernteils muß es tiefe Staffeln des Körperschemas geben; es gibt anatomisch bedingte Beziehungen zwischen den symmetrischen Körperstellen, welche wahrscheinlich schon im Rückenmark angelegt sind. DUSSER DE BARENNE konnte durch experimentelle Rückenmarksverletzungen Alloästhesie hervorrufen. Nach allem stellt sich das Bewußtsein des eigenen Körpers als durch eine Fülle von Apparaten gesichert dar. Auf die Bedeutsamkeit des optischen Erlebnisses haben besonders GOLDSTEIN und GELB hingewiesen, aber das Problem des Körperschemas ist, wie aus den Darlegungen hervorgeht, nicht lediglich ein Problem von Zuflüssen und Zusammenfließen verschiedener Sinneserregungen, sondern es handelt sich um eine „Gestalt" im wahrsten Sinne des Wortes, die vielfach gegliedert, gleichwohl nicht Summe der Glieder ist. Die Körpergestalt ist auch in zeitlicher Hinsicht gegliedert. Sie ragt in verschiedenen Schichten in die Kindheit hinein. Die Sinneseindrücke sind nicht durch eine Beziehung zum „absoluten" Raume gekennzeichnet, sondern räumliche Beziehung wird zuerst und vorwiegend in bezug auf das Körper-. schema erlebt. Hiemit steht die von GOLDSTEIN und GELB betonte

---

[1] Das Syndrom ist mit Agraphie verbunden.

Beziehung der optischen zur taktilen Lokalisation in engster Verbindung. Auch LOTZE hat bereits auf die Bedeutung des optischen Raumbildes des Körpers verwiesen. HENRI, GOLDSTEIN und GELB betonen die empirischen Faktoren der Bewegung zum gereizten Punkt, das Identitätserlebnis beim Wiederberühren des Punktes. GOLDSTEIN und GELB legen überdies auf die Deckung mit gewissen kinästhetischen Eindrücken Gewicht. Wie dem auch sei, das Körperschema wird sicherlich unter Mitwirkung der Motilität aufgebaut. Tonus und Bewegung im engeren Sinne müssen berücksichtigt werden.

Wir dürfen nun annehmen, daß die Normallagen des Körpers im Körperschema besonders vertreten sind. Die Normallage wird ja motorisch immer wieder erreicht; es muß demnach auf dem Gebiete des Körperschemas ein Analogon geben zu dem, was auf motorischem Gebiet als Tendenz zur bequemen Lage, als Stellreflex erscheint. Wir haben in unserer ersten Mitteilung über Haltungs- und Stellreflexe (1) auf diesen Faktor hingewiesen und haben sogar gemeint, daß das Nichtwahrnehmen der Höhenreaktionen mit diesem Faktor wesentlich zusammenhänge; wir waren damals über die Bedeutung des Tonusfaktors für das Körperschema noch nicht ganz im klaren. Doch halten wir auch jetzt noch an der Annahme sensibel-sensorischer Primärlagen fest. Auch aktive Bewegungen müssen zur Primärlage in Beziehung gesetzt werden. Ein gutes Beispiel für die Bedeutsamkeit der Primärlagen geben die Untersuchungen von RUPP. Er fand, daß bei einer gekreuzten Lage der Finger und Hände die berührte Hand häufig in der Normalstellung optisch vorgestellt wird. Das Erlebnis der Kreuzung der Arme, erfolgt diese durch eigenen Willensentschluß oder auf passivem Wege, wird nicht vollständig anerkannt. Eine besondere Rolle scheinen hier auch noch das Gesicht und der Kopf zu spielen. Wird der Kopf seitlich gedreht und versuchen wir, uns nunmehr das Gesicht zu vergegenwärtigen, so haben wir sehr häufig den Eindruck, das Gesicht sei doch irgendwie geradeausgerichtet, wenn auch flacher geworden. Auch eine seitliche Einstellung der Augen, von der man weiß, erkennen wir instinktiv nicht an. Wir müssen gestehen, daß diese Angaben vorwiegend auf Selbstversuchen basieren und daß wir von anderen Versuchspersonen bisher keine strikten Auskünfte erhalten haben. Doch ist es ungemein schwierig, den mit der Materie nicht vertrauten Versuchspersonen klarzumachen, worum es sich eigentlich handelt. Aber wir halten auf Grund unserer Selbstversuche an der besonderen Bedeutung der sensorischen Primärlage des Kopfes fest. Auch sonst gibt es hier eine Fülle bisher nicht genügend erforschter Details. Jedes Glied hat seine eigene Problematik. SKRAMLIK hat eine Reihe hiehergehöriger Erwägungen und wichtiger Versuche mitgeteilt; er spricht von Lebensgewohnheiten als Grundlage von Sinnestäuschungen. Es gebe

Täuschungen, die darauf beruhen, daß die Anordnung der Sinneswerkzeuge, die gewohnheitsgemäß bei der Erkennung von Zuständen des eigenen Körpers und der Außenwelt benutzt wird, eine Veränderung erfährt. So besitzen wir unbewußt eine sehr genaue Kenntnis von der Normallage der Haut, und deren Lageveränderungen, die psychisch nur teilweise oder überhaupt nicht verwertet wird. SKRAMLIK hat, wie schon ARISTOTELES, die bekannte Erscheinung des Doppeltastens, die darin besteht, daß man bei Betasten eines kleinen Gegenstandes mit zwei gekreuzten Fingern einer Hand den Eindruck von zwei Objekten hat, genau untersucht und hat gefunden, daß wir uns bei der Berührung zweier Hautstellen, die sich auf zwei verstellten Tastflächen befinden, sowohl über die Anordnung der Verbindungslinie im Raume als auch über deren Länge täuschen. Die subjektive Lage und Länge der Verbindungslinie wird durch zwei Faktoren bestimmt, einmal durch die Lagebeziehung, in der sich die Reizorte in der Normallage der Tastwerkzeuge zueinander befinden, sodann auch durch ihre objektive Lage, die nach Vorstellung der Tastflächen gegeben ist. Diese beiden Faktoren kombinieren sich in einer ganz eigenen Weise miteinander, und zwar überwiegt um so mehr die Normallage, in je stärkerem Maße die gewohnte Anordnung verändert wird. SKRAMLIK unterscheidet zwischen Normallage und Normalhaltungen der Tastwerkzeuge, je nachdem die Anordnung der Tastwerkzeuge im Ruhezustand oder im tätigen Leben gewohnheitsmäßig oft eingenommen wird. Besonders beachtenswert ist seine Rekonstruktion der Normalhaltung der oberen Gliedmaßen. Berührt man nämlich zwei im Raum objektiv gleichhoch stehende Spitzen mit der Volarseite eines Fingers, wie das der beigegebenen Abbildung 10 aus SKRAMLIK entspricht, so scheint die Spitze, die der Fingerkuppe anliegt, höher zu sein. Dies entspricht einer Gewohnheitshaltung des Fingers, bei welcher die Finger leicht gekrümmt sind und die Endphalanx im Raum aufsteigt. Dieses Beispiel wollen wir einer näheren Betrachtung unterziehen. Vergleichen wir nämlich die Richtung dieser Täuschung mit der Richtung der Täuschungen über die Lage, wie sie etwa beim L.B.V. in Erscheinung treten, so bemerkt man, daß beim L.B.V. diejenige Haltung, welche durch die Tonusabänderung erreicht wird, zur Normallage wird. Die Extremität wird entgegengesetzt der Richtung des Zuges verlagert erlebt. Würde in dem gegebenen Beispiel ein motorischer Zug der Fingerkuppe, nach oben zu steigen, angenommen, so würde die gekrümmte Stellung als Normalstellung anzusehen sein und die Fingerkuppe würde tieferstehend erlebt werden, als sie in Wirklichkeit steht, während in den Versuchen von SKRAMLIK sie als höherstehend erlebt wird. Allgemein formuliert, können wir sagen: SKRAMLIK zeigt, daß jede gewohnheitsmäßige Lage sensorisch so stark wirkt, daß von ihr abweichende Lagen dieser Gewohnheitslage angenähert erlebt werden. Jede motorische

Tendenz zu einer bestimmten Lage bewirkt aber, daß diese Lage, welche
die motorische Tendenz zu erreichen trachtet, zur Normallage wird.
Das Glied, das der motorischen Tendenz noch nicht gefolgt ist, erscheint
aber dann entgegengesetzt der Normallage verstellt. Besonders deutlich
kann man diesen Gegensatz bezüglich der Pronation herausarbeiten.
In seiner Rekonstruktion der normalen Haltung der Hand zeigt Skramlik,
daß diese die Greifstellung ist, bei welcher die Radialseite im Raume
höher steht als die Ulnarseite (Abb. 11). Legt man die Hand so auf,
daß Ulnarseite und Radialseite gleichhoch im Raume stehen, so erscheint

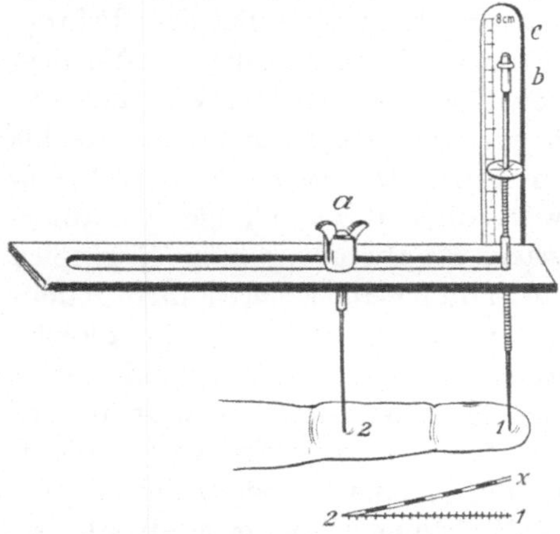

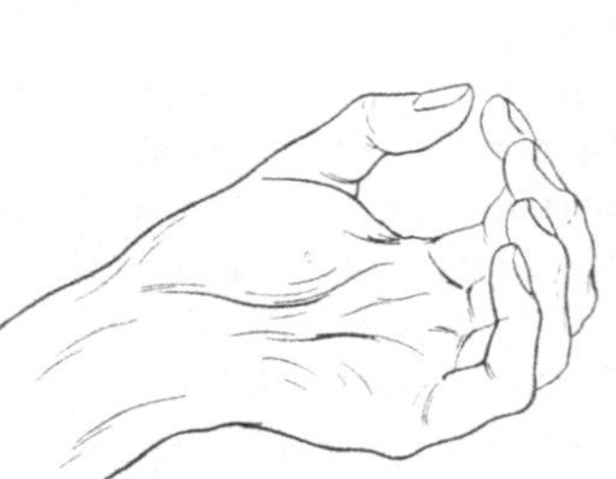

Abb. 10. Nach Skramlik. 2—*x* erlebte Stellung
des Gliedes

Abb. 11. Nach Skramlik. Normalhaltung der Hand

beim Aufsetzen zweier Spitzen die radial aufgesetzte als höherstehend.
Wir wissen aus den vorausgehenden Erörterungen, daß es eine motorische
Pronationstendenz gibt, welche der gleichen Haltung zustrebt. Wie
später noch zu erörtern sein wird, tritt diese Pronationstendenz bei
Kleinhirnverletzungen stärker hervor. Stellt man nun die Hand mit der
stärkeren Pronationstendenz in die gleiche Position wie die Hand mit der
normalen Pronationstendenz, so erscheint die Hand mit der stärkeren
Pronationstendenz stärker supiniert. Also auch hier wird das Glied
entgegengesetzt der motorischen Tendenz verlagert erlebt, während
das Glied zur sensorischen Normallage im Sinne von Skramlik verlagert erscheint. Die Wirkung dieser beiden Komponenten ist also
entgegengesetzt. Skramlik hat auch die Abänderungen studiert, wenn
die Lage des Kopfes zum Körper geändert wird. Neigt man den Kopf
seitwärts nach der Schulter um 60⁰ und läßt die oberen Gliedmaßen
in der Richtung einer Horizontalfrontalen einstellen, so muß die linke
Hand, um subjektiv horizontal zu erscheinen, in eine Lage gehoben
werden, die mit der wirklichen Horizontalen einen Winkel von 10 bis
15⁰ nach oben einschließt. Skramlik meint, daß bei diesem Versuch

die Lageänderung des Kopfes nur teilweise verwertet werde. Er übersieht jedoch, daß die Richtung der Fehleinstellung in diesem Falle eine entgegengesetzte ist, denn mit der Neigung des Kopfes nach rechts mußte das Individuum den horizontal vorgestreckten Arm zur Normallage hin verlagert erleben, also gehoben, und dementsprechend den Arm tiefer einstellen. Nimmt man an, daß die Kopfneigung als solche nicht voll verwertet werde, so muß der Arm wieder bei der Einstellung unterhalb der Horizontalen bleiben; es handelt sich also nicht, wie SKRAMLIK annimmt, um eine mangelhafte Verwertung der Kopfabweichung, sondern um ein in der entgegengesetzten Richtung wirkendes Prinzip, das wir vom L.B.V. her kennen und das darin besteht, daß die Normallage in der Richtung des motorischen Zuges in der Tonuswirkung verlagert erscheint. In der Tat wissen wir, daß Kopfneigung nach rechts eine Steigetendenz des linken Armes setzt. Die entsprechenden Resultate von SKRAMLIK sind also ein wertvoller Beweis für die Annahme, daß solche motorische Tendenzen nach Kopfwendung beim Normalen in der Tat existieren und daß diese Tonusveränderungen ihre Rückwirkung auf das Bewußtsein im eigenen Körper haben. In die gleiche Kategorie gehört auch die Beobachtung SKRAMLIKs, daß bei Seitwärtswendung des Kopfes der Arm in der Horizontalebene zu weit in der Richtung der Seitwärtsdrehung des Kopfes eingestellt wird. Wenn SKRAMLIK formuliert, daß sich bei jeder Seitwärtswendung des Kopfes der ganze Körper in der gleichen Richtung scheinbar mitdreht, so verwechselt diese Formulierung die Vorzeichen. Der Körper wird entgegengesetzt der Richtung der Kopfdrehung verlagert erlebt und entgegengesetzt der Richtung der von SKRAMLIK nicht beachteten motorischen Drehtendenz, entgegen dem Richtungssinne der Kopfdrehreaktion. Die Versuchsergebnisse als solche entsprechen jedoch durchaus unseren eigenen Resultaten, welche besagen, daß die Tonusänderungen, die durch die Tendenz zur bequemen Lage durch den Grundversuch gesetzt werden, auf das Körperschema eine Rückwirkung in dem Sinne haben, daß das Glied entgegengesetzt der Richtung des Zuges verlagert erscheint, während die Normallage des Körperschemas im Sinne des tonischen Zuges abgeändert ist. SKRAMLIK entgeht es auch, daß sein Versuch, betreffend die Täuschung über die Höhenlagen zweier Spitzen, in der entgegengesetzten Richtung ausschlägt, wie sein Versuch über die Einstellung der Arme bei Wendungen und Drehungen des Kopfes. Offenbar spielen bei der Beurteilung der Höhenlage zweier Spitzen bei Kopfneigungen neben den motorischen Faktoren noch andere Bedingungen mit, so daß sich die motorischen Faktoren nicht durchsetzen können. Offenbar ist die von SKRAMLIK beschriebene ungenügende Verwertung der Abweichung von der Normallage hier überwiegend und diese bewirkt eine Täuschung in der entgegengesetzten Richtung.

Fassen wir die bisherigen Erörterungen zusammen, so können wir sagen: 1. Es gibt ein Körperschema für Normallagen; diese Normallagen sind sensibel-sensorisch so sehr gefestigt, daß Abweichungen nicht in vollem Ausmaße verwertet werden. Sei es, daß diese Abweichung durch eine Bewegung erzielt wird, sei es, daß es sich um eine abweichende Haltung handle. Diese Formulierung stützt sich auf die Befunde und Deutungen von SKRAMLIK. 2. Die tonischen Erscheinungen des induzierten Tonus im Sinne von GOLDSTEIN, des Tonus der Haltungs- und Stellreflexe, des L.B.V. und der Bequemlichkeitsreaktionen verlagert das Körperschema in der Richtung seines Zuges. Die wirklichen Lagen des Körpers werden dementsprechend in entgegengesetzter Richtung der Tonuswirkung verlagert erlebt. Die Glieder werden also überall dort von der Normallage verlagert erlebt, wo eine motorische Tendenz zur Wiederherstellung der Normallage besteht. 3. Die unter 1. und 2. beschriebenen Prinzipien wirken einander entgegengesetzt in bezug auf die Auffassung der Lage und Stellungen unseres eigenen Körpers.

Es ist selbstverständlich, daß die jeweilige Auffassung von der Lage des eigenen Körpers die Auffassung der Außenwelt beeinflussen muß. Man kann das wiederum beim L.B.V. am besten zeigen. Berührt die Versuchsperson nach der Erhebung des V-Armes zwei gleichhoch stehende Spitzen, so wird (natürlich bei geschlossenen Augen) die vom V-Arm berührte Spitze als tieferstehend erlebt. Senke ich den V-Arm, so scheint bei Berührung gleichhoch stehender Spitzen die vom V-Arm berührte höher zu stehen.

Nochmals zusammenfassend, kann gesagt werden, daß 1. der Tonus der Tendenz zur bequemen Haltung (Pronationsphänomen und Divergenzreaktion), 2. der Tonus der Haltungs- und Stellreflexe im engeren Sinne und 3. der Tonus der Lagebeharrung auf das Körperschema in dem Sinne einwirken, daß das Körperschema dem Zuge des Tonus folgt. Die Abänderung ist die, daß jene Lage, welche durch die Wirkung des Tonus erreicht würde, nunmehr als Normallage empfunden und erlebt wird, die Primärstellung wird abgeändert und alle Stellungen werden von diesem, vom Tonus abgeänderten Lagesystem aus beurteilt.

7. Wie erwähnt, sehen wir in einem Teile der Experimente SKRAMLIKS, welche aus ganz anderen Erwägungen angestellt wurden, eine indirekte Bestätigung unserer Anschauungen über die Haltungs- und Stellreflexe des normalen Menschen. Eine weitere indirekte Bestätigung sehen wir in jenen Erfahrungen, welche wir an Kranken gesammelt haben, welche eine habituelle Änderung der Kopfstellungen zeigen (2). Bei Kranken, bei welchen es zufolge von Augenmuskellähmungen, Tortikollis u. dgl. mehr zu habituellen Änderungen der Kopfhaltung kommt, finden wir, daß die bei geschlossenen Augen vorgestreckten Arme eine Höhendifferenz zeigen.

Der Arm, welchem das Kinn zugewendet ist, wird höher eingestellt. Man kann diesen Versuch auch in der Weise machen, daß man der Versuchsperson den Auftrag gibt, bei offenen Augen die Hände horizontal zu stellen und dann die Augen zu schließen. Der Arm steigt dann ohne Wissen der Versuchsperson in die Höhe, ja darüber hinausgehend kann man der Versuchsperson den Kopf geradestellen und nunmehr die gleichen Versuche durchführen; auch dann steht der Kinnarm höher oder steigt entsprechend an. Wodurch die veränderte Kopfstellung zustande kommt: einseitige Blindheit, Augenmuskellähmung, Tortikollis, ist hiebei gleichgültig. Eine Seitenabweichung der Arme und des Rumpfes haben wir nicht beobachtet, offenbar deshalb, weil die Seitenabweichung besser zum Bewußtsein kommt und dadurch leichter korrigiert werden kann, während das Steigen, wie erwähnt, unbemerkt bleibt. Am lehrreichsten sind jene Fälle, bei welchen eine Augenmuskellähmung sich wieder zurückbildet und damit auch die Änderung der Armstellung verschwindet.

8. Wir wollen nunmehr das Problem, wie sich denn die induzierten Bewegungen dem Bewußtsein darstellen, noch einmal kurz zusammenfassend beleuchten. Die Pronationstendenz und die Divergenztendenz stellen sich dem Bewußtsein jedenfalls sehr rudimentär und sehr ungenügend dar; sie vollziehen sich in ihren Anfangsschritten sicherlich außerhalb des klaren Bewußtseins, doch kommt es bei der Fortdauer der Reaktion zu einem Bewußtsein des Zuges und dem Bewußtsein des Gezogenwordenseins. Mehr oder minder willkürliche Kompensationen stellen sich ein. Die Drehreaktion ist weitgehend im Bewußtsein. Dementsprechend gelingt es bei einiger Aufmerksamkeit, sie willkürlich zu hemmen. Die Höhenreaktion ist fast völlig außerhalb des Bewußtseins, wird nicht bemerkt, ist dementsprechend nicht korrigierbar. Beim L.B.V. ist die Tonusveränderung gleichfalls fast völlig außerhalb des Bewußtseins. Ein vager Zug macht sich anscheinend dunkel auch hier bemerkbar. Beim KOHNSTAMMschen Versuch wird das Steigen des Armes in übermäßigem Ausmaß erlebt (7). In jenen Fällen, in welchen der Tonuszug mehr oder minder deutlich zum Bewußtsein kommt, ist eine mehr oder minder vollständige Korrektur oder Überkorrektur möglich. Beim L.B.V. ist auch dem noch so Geübten eine Korrektur unmöglich, wenn er die Aufgabe befolgt, den V-Arm dem anderen Arm (R) gleichzustellen. Man kann natürlich sekundär korrigieren, indem man den rational bekannten Fehler annähernd korrigiert. Will man eine Tonusreaktion möglichst klar darstellen, so empfiehlt sich es, eine Versuchsanordnung zu wählen, welche den Einfluß der willkürlichen Kompensation möglichst ausschließt. Das wird z. B. der Fall sein, wenn man von den Versuchspersonen nur fordert, sie sollen die Arme vorstrecken und vorgestreckt lassen und nunmehr beobachtet, ob sich dann der Tonuszug in

einer unwillkürlichen Bewegung geltend macht. Die Möglichkeit der Komplikationen ist bei allen jenen Tonusformen besonders groß, die sich im subjektiven Erleben deutlicher kennzeichnen.

Wir kommen hiemit zu der allgemeinen Frage, wie man denn einen gesetzten induzierten Tonus nachweisen könne. Wie aus den Erörterungen über die Lagebeharrung und die Höhenreaktion hervorgeht, tritt der Tonus in Erscheinung 1. beim Festhalten einer bestimmten Lage und 2. in einer nachfolgenden willkürlichen Bewegung. Das gilt für alle hier beschriebenen Tonusformen. FISCHER und WODAK haben gezeigt, daß die willkürliche Bewegung nicht zu schnell erfolgen darf, wenn sich die Abweichreaktion auswirken soll; sie haben das bezüglich ihrer spontanen Abweichreaktion (Divergenzreaktion) gezeigt, es gilt aber mit der entsprechenden Änderung auch von den übrigen Abweich- und Zeigereaktionen. Die Zeigezeit (FISCHER und WODAK) ist also bei willkürlichen Bewegungen besonders zu berücksichtigen. Beim L.B.V., bei welchem ja während der Exposition der Hypertonus entwickelt wird, spielt die Geschwindigkeit der willkürlichen Einstellung keine Rolle.

9. Wir beschäftigen uns ja in diesen Ausführungen nicht mit dem vestibulären Vorbeizeigen im engeren Sinne, wie es BÁRÁNY nach Vestibularisreizung beschrieben hat. Auch hier entspricht der Vorbeizeigereaktion eine Abweichreaktion, welche auch von BÁRÁNY und GÜTTICH beschrieben und von FISCHER und WODAK genau analysiert wurde. Die Abweichreaktion beweist, daß es sich in der Tat zunächst, wie auch BÁRÁNY annimmt, um Tonusveränderungen handelt, mögen daneben auch noch, worauf insbesondere FISCHER und WODAK verweisen, Störungen in der Auffassung des Raumes vorhanden sein. Wir verweisen diesbezüglich auf die Auseinandersetzungen von WODAK, GOLDSTEIN, RIESE, SENG und die Literaturangaben BRUNNERS; doch behandeln wir in diesen Ausführungen im wesentlichen nur die Reaktionen der Lage und gehen zunächst auf das vieldiskutierte Kapitel der Reaktionen der Bewegung und der übrigen Vestibularisreaktionen nur mit diesen Andeutungen ein[1]), die wir bei der Besprechung der Kleinhirnfunktion noch ergänzen werden. Hier sei nur darauf verwiesen, daß nach FISCHER und WODAK geübte Versuchspersonen das vestibuläre Vorbeizeigen und Abweichen genau zu korrigieren imstande sind, während RIESE die Möglichkeit dauernder Kompensation in Abrede stellt. Auch uns will es scheinen, daß, von jenen seltenen Fällen abgesehen, in welchen eine unmittelbare Umstellung der Apparate auf hypnotischem Wege erfolgt, die willkürliche Kompensation des Vorbeizeigens auf indirektem Weg erfolgt. Wir werden also auch das vestibuläre Vorbeizeigen seinem Kern nach als

---

[1]) Vgl. hiezu auch noch die Arbeiten ERBENS. GÜNTHER beschreibt tonische Erscheinungen nach Drehen. Doch sind die Phänomene ungenügend analysiert.

ein Tonusphänomen betrachten, das freilich durch eine Reihe von komplizierten anderen Vorgängen, von Abänderungen der Raumauffassung und dergleichen mehr begleitet sein kann.

Unter ähnlichen Gesichtspunkten ist das Vorbeizeigen nach Seitwärtswendung der Augen (KISS, B. FISCHER, GOLDSTEIN und RIESE, MÜLLER) zu betrachten, ebenso das Vorbeizeigen nach Kopfdrehung (FISCHER, REINHOLD). Die Tatsachen und die Deutung im einzelnen sind hiebei noch vielfach unklar. Doch scheint uns die jüngst erschienene Monographie WODAKS, welche auf seinen gemeinsamen Untersuchungen mit FISCHER beruht, eine ganz weitgehende Klärung zu ermöglichen. Auch hier könnte die konsequente Fortführung der von uns über das Körperschema entwickelten Gedankengänge wertvoll werden. Wir haben zwei einander entgegengesetzt gerichtete Tendenzen aufgezeigt, deren erste in der ungenügenden Bewertung der Abweichung von Normallagen besteht, deren andere die motorische Tendenz zur Erreichung der Normallage ist.

Nur auf einen Punkt sei noch kurz verwiesen. GRIESSMANN, GOLDSTEIN und RIESE (9) haben gezeigt, daß Erscheinungen, welche Vestibulariserregungen weitgehend ähneln, durch thermische Einwirkung auf den Hals zustande kommen können. Das ist ein Hinweis darauf, daß die Sonderart des Labyrinths nicht überschätzt werden darf. Zweifellos handelt es sich um eine besondere Gestaltung im rezeptorischen Organ in seinen zentralen Schaltungen, Zentren und Verbindungen. Aber die Gemeinsamkeiten mit den von anderen benachbarten Rezeptoren ausgehenden Tonus- und Bewegungsreaktionen sind doch zu beachten. Zumindest dürften gemeinsame Strecken und gemeinsame Endwirkungen da sein. So hat der durch thermische, mechanische oder elektrische Vestibulariserregung erzeugte Tonus gewiß Beziehungen zu dem Tonus der labyrinthär und nichtlabyrinthär ausgelösten Haltungs- und Stellreflexe; die genauere Abgrenzung der Gemeinsamkeiten und Verschiedenheiten muß Gegenstand künftiger wissenschaftlicher Forschung sein.

9. Wir wären unvollständig, wenn wir nicht hervorheben würden, daß beim Normalen nach den Untersuchungen von METZGER durch einseitige Belichtung Tonusveränderungen hervorgerufen werden können. METZGER führt aus, daß, ebenso wie bei niederen Tieren, auch beim Menschen Funktionsbeziehungen zwischen Auge und statisch-motorischem Apparat bestehen.

„Eine einseitige Funktionsstörung einer Hälfte des Gesamtareals der optischen Rezeptoren löst eine Spannungsdifferenz antagonistisch eingestellter Muskelgebiete aus, die sich in einer Zuwendung des ganzen Körpers zur Richtung des Reizes zeigt. Und zwar wird

I. bei Belichtung eines Auges der Muskeltonus der zugehörigen Seite erhöht, es tritt Fallneigung und Vorbeizeigen nach dieser Seite auf.

II. Bei isolierter Reizung einer Netzhauthälfte eines Auges tritt bei Belichtung der nasalen Netzhauthälfte die Tonuserhöhung auf der diesem Auge entsprechenden Körperseite auf, bei Belichtung der temporalen im entgegengesetzten Sinne. Labyrinthäre Tonuserscheinungen sind durch optische Reize deutlich beeinflußbar.

III. Der Reizwert spektraler Lichter für die optische Tonusreaktion ist verschieden. Nach orientierenden Versuchen bestehen Analogien mit der pupillomotorischen Valenz der Farben.

IV. Auch die Gegenprozesse der Netzhaut, wie sie subjektiv als Nachbilder und im Kontrast in Erscheinung treten, sind von kontrollierbaren Tonusreaktionen begleitet. Künstliche Umstimmung der Netzhautfunktion durch Medikamente ruft gleichzeitig mit der Modifikation des Sinneseindruckes einsinnige Tonusänderungen hervor.

V. Gleichzeitig mit den Tonusverschiebungen auf optische Reize treten in gesetzmäßiger Abhängigkeit Veränderungen der Oberflächen- und Tiefensensibilität auf. Die Orientierung am eigenen Körper und im Raum erfährt grobe Verlagerungen.

Der Nachweis dieser physiologischen, optisch-motorischen Funktionseinheit bietet einen neuen Weg zur Klärung der somatischen Grundlagen der formativen Kraft, die unsere Sinneseindrücke zum psychischen Erlebnis gestaltet."

Fassen wir zusammen, so kann es nicht fraglich sein, daß beim erwachsenen Menschen auch dann, wenn sein Zentralnervensystem intakt ist, eine ganze Fülle von Mechanismen nachgewiesen werden kann, die den von MAGNUS und DE KLEYN beim Tiere nachgewiesenen entsprechen. Nach SCHALTENBRAND (siehe auch oben) lassen sich in der Entwicklung eines Menschen vier Perioden unterscheiden: Die des Säuglings bis zu sechs Monaten mit vorwiegenden Reaktionen auf Bewegungen; die des Vierfüßlerstadiums mit einem charakteristischen primitiven Körperstellreflex; anschließend ein Stadium der Umbildung des Körperstellreflexes, in dem alle tonischen Haltungsreflexe auf die Extremitäten verschwinden, und schließlich das Stadium, in dem die endgültige Form der Reflexe erreicht ist und in dem der Mensch seine endgültige Körperhaltung gewonnen hat. Seine Darstellung unterschätzt jedoch die Möglichkeit, Haltungs- und Stellreflexe beim unversehrten Erwachsenen nachzuweisen. Primitive Stellreflexe, welche nach SCHALTENBRAND beim Menschen angelegt sind, aber nicht mehr benutzt werden, sind sicherlich auch beim Erwachsenen von der allergrößten Bedeutung. Zweifellos bewirkt auch hier die Lage jedes Körperteiles bestimmte Schaltungen, Abänderungen im Gesamttonus der Muskulatur, wobei die Stellung des Kopfes zum Körper und im Raume besonders wichtig ist. Über die Bedeutung der Stellung des Kopfes im Raume fehlen noch eingehende Erfahrungen. Es ist selbstverständlich, daß die verwickelteren Bedingungen des unversehrten menschlichen Gehirnes die Erscheinungen nicht immer in der gleichen Klarheit hervortreten lassen, gleichwohl können sowohl Haltungs- als auch Stellreflexe als die Grundlagen des Bewegungsgefüges auch beim gesunden Erwachsenen festgestellt werden. ZINGERLE ebenso wie GOLDSTEIN und RIESE betonen mit Recht die Ähnlichkeit automatischer Bewegungen mit Willkürbewegungen und lehnen anderseits ab, daß das, was beim Erwachsenen an Haltungs- und Stellreflexen in Erscheinung trete, als Willkürhandlung anzusprechen sei. Wir haben also anzunehmen, daß jede Willkürhandlung sich auf Tonuseinstellungen aufbaut und daß jede Willkürhandlung auch das Fazit aus den Tonuseinflüssen, aus den Haltungs- und Stellreflexen und auch aus den sonstigen Reflexen zieht. Hier muß neuerdings auf den Charakter des Zuges verwiesen werden, unter dem die Tonusänderungen erlebt werden. Dabei kann der Zug auf verschiedener Bewußtseinshöhe erlebt werden. Mit dieser Formulierung betonen wir jedoch gleichzeitig, daß keineswegs die Handlung sich aus Reflexen zusammensetze, die Handlung bedient sich vielmehr, wie der eine von uns in Übereinstimmung mit WEIZSAECKER hervorgehoben hat, der Reflexe. Auch die gewaltige Erweiterung unseres Wissens über die Reflexe ändert hieran nicht das mindeste.

GOLDSTEIN (8, 9, 10, 14, 15) hat zum Teil im Anschluß an Ausführungen von MAGNUS und SHERRINGTON gezeigt, daß jeder Reflex die Summe ziehe aus allem, was im Zentralnervensystem vorgehe, und so mit diesem Geschehen ein Ganzes bilde. Er erfolge nicht maschinenmäßig, sondern sei eine Antwort auf eine bestimmte Situation. Wir möchten unterstreichen, daß der Begriff des Antwortens auf eine gegebene Situation letzten Endes etwas Psychisches meint und daß auch der primitive Reflex in dieser Hinsicht etwas Psychisches enthält. Es ist also im Grunde nicht Reflex, wenn man mit diesem Ausspruch etwas lediglich physikalisch Ablaufendes meint. Man pflegt im allgemeinen, so z. B. MAGNUS und auch BARTELS in seinem Vortrag über Gleichgewichtsstörungen am Naturforschertag in Düsseldorf, zu argumentieren, daß das, was bei einem Tiere, dessen Großhirneinfluß ausgeschaltet ist, auftrete, mit dem Psychischen nichts zu tun haben könne. Dieser Meinung muß man widersprechen. Wenn auch zugegeben ist, daß man über den Seelenzustand eines dezerebrierten Tieres oder gar eines Rückenmarkspräparats nichts Bestimmtes beweisen könne, so ist doch die Behauptung, ein solches Präparat enthalte nichts Seelisches, keineswegs berechtigter als die entgegengesetzte. Uns will es sogar scheinen, daß aus allgemeinen Gründen die Ansicht Vorzug verdient, daß dort, wo Leben ist, auch ein Erleben ist. Man wird also vergeblich versuchen, aus Erfahrungen im Rückenmarks-Mittelhirn und bei Thalamustieren das Geltungsbereich des

Psychischen zugunsten des Mechanischen einzuschränken. Der Reflex ist eine primitive Handlung und schließt ebenso wie diese das Problem der menschlichen Freiheit ein.

III. Zur Technik der Darstellung der Haltungs- und Stellreflexe beim Gesunden und Kranken

Jede Untersuchung hat zunächst auf das sorgfältigste das Spontanverhalten der Personen zu berücksichtigen, und zwar sowohl im Liegen als auch im Sitzen und Stehen. Hienach lassen wir die zu untersuchende Person die Hände vorstrecken und beobachten zunächst, ob eine Steigetendenz vorhanden ist und in welchem Ausmaße. Man kann hiebei entweder so vorgehen, daß man der Versuchsperson den Auftrag gibt, sie solle bei geschlossenen Augen beide Arme gleichhoch stellen, oder man gibt den Auftrag, bei offenen Augen die Arme gleichhoch einzustellen, läßt dann die Augen schließen und fordert sie auf, eine gewisse Zeit in dieser Stellung zu verharren. Will man bei der Prüfung des Lagebeharrungsversuches nicht groben Fehlern unterliegen, so muß man dieses Steigen und beim pathologischen Material auch die Sinktendenzen (siehe später) berücksichtigen. Dabei ist zu berücksichtigen, wie wir noch später eingehender darlegen werden, daß bei unterstützten Armen die Steige- und Sinktendenzen sich geltend machen können. Im allgemeinen wird es sich empfehlen, den L.B.V. an jeder Extremität sowohl durch Erheben des V-Armes über als auch durch Senken des V-Armes unter die Horizontale zu prüfen. Kleine Differenzen in der Stärke des Ausschlages zwischen rechts und links trifft man auch beim Gesunden. Bei einigermaßen intelligenten Versuchspersonen ist es leicht, sich von dem Bestehen oder Fehlen des L.B.V. auf dem Wege der völlig passiven Einstellung auf „sensorischem" Wege zu überzeugen. Für paretische Extremitäten kommt lediglich der „sensorische" L.B.V. in Frage. An den vorgestreckten supinierten Händen (bei geschlossenen Augen) ist die Pronationsbewegung beider Hände zu beobachten und zu vergleichen.

An den vorgestreckten Armen wird man auch die Divergenzreaktion beobachten; das Tempo der Divergenz und das Ausmaß derselben sind von Bedeutung. Die spontane Kopfhaltung wird besonders beachtet werden müssen. Hieran schließt bei einer stehenden oder sitzenden Versuchsperson mit vorgestreckten Armen und geschlossenen Augen die aktive Kopfdrehung. Es ist zweckmäßig, den Kopf in eine recht extreme Seitwärtsstellung zu bringen und dort zu fixieren, doch soll die Kopfhaltung für die Versuchsperson nicht schmerzhaft sein. Man wird zu berücksichtigen haben, ob das Abweichen nach der Seite lediglich auf Muskelrigidität, Bänderzug u. dgl. zu beziehen ist, oder ob es sich wirklich um Drehbewegungen im Rumpf und Abweichungen in den Schultergelenken handelt. Beim Parkinson z. B. scheint es sich sehr häufig bei der Seitenabweichung der Arme um einen durch die Muskelrigidität bedingten Zug zu handeln. Es empfiehlt sich, den Kopf in der seitlichen Stellung einige Zeit fixiert zu halten. Im allgemeinen ist es zweckmäßig, an dem Prinzip der reinen Kopfdrehung festzuhalten, das heißt, daß Kinn und Augen während der Drehung aus ihren Horizontalebenen nicht abweichen, das heißt also, daß von einer Ausgangsstellung gedreht wird, welche ungefähr dem gerade erhobenen Haupt entspricht. Nur von dieser Stellung aus können ausgiebigere Kopfdrehungen ohne entsprechende Kopfneigung erzielt werden. Doch haben wir uns überzeugt, daß eine geringe Kopfneigung den Versuch nicht wesentlich beeinträchtigt. Daß ein Steigen des Kinnarmes eintritt, sieht man gelegentlich, erst nachdem man der Versuchsperson den Auftrag gegeben hat, die Arme sinken zu lassen und sie dann wieder bei geschlossenen Augen zur Horizontalen zu erheben. Daß es sich wirklich um eine Nachwirkung der Kopfstellung handelt, kann man auch daraus ersehen, daß während der Einstellung des Kopfes der Arm ohne weiteres ruhig herunterhängen kann. Man kann bei schwachen Steigereaktionen diese Nachwirkung in der Form ausnützen, daß man den Kopf der Versuchsperson mehrfach seitlich einstellt und dann wieder in die gerade Stellung bringt, erst dann die Arme zur Horizontalen erheben läßt und nunmehr beobachtet, welcher Arm höhergestellt wird, oder, wenn die Arme bei offenen Augen gleichgestellt wurden, die Augen schließen läßt und nunmehr beobachtet, welcher Arm steigt. Die Nachdauer der Einstellung kann eine sehr beträchtliche sein; dabei hat man zu ·berücksichtigen, daß, auch wenn die Nachdauer bereits erloschen zu sein scheint, durch Änderungen in der Kopfstellung auch in der entgegengesetzten Richtung die Reaktion wieder provoziert werden kann. Unter Umständen ist man genötigt, zwischen zwei Versuchen eine recht lange Zeit verstreichen zu lassen. Man hat selbstverständlich nicht nur die Armabweichung, sondern auch die Rumpfdrehung zu beobachten. Die gleichen Versuche sind an der mit nicht eindrückbarer Unterlage am Rücken gestreckt liegenden Versuchsperson durchzuführen; für die hier beschriebene Reaktion ist es zweckmäßig, den Hals nicht zu unterstützen und den Kopf nach unten sinken zu lassen. Als Instruktion gebe man einfach die, die Versuchsperson solle die Arme ruhig vorgestreckt halten und nichts machen. Selbstverständlich ist die Korrektur zu beachten, die die Versuchsperson an Lageveränderungen vornimmt, die ihr bemerkbar werden. Sind lebhafte Reaktionen vorhanden, so läßt man die Versuchsperson flach niederlegen und die Arme vorstrecken und versucht, ob durch passives oder aktives Beugen des Beines der gleichseitige Arm eine Lageänderung erfährt. Aktives uud passives Abduzieren, Auswärts- und Einwärtsrotieren sollen dann folgen. Die Wirkung vom Bein auf den Arm und auf den Kopf ist relativ am leichtesten erzielbar, und zwar, wie auch GOLDSTEIN und RIESE hervorheben, aus den großen Gelenken leichter und ausgiebiger als aus den kleinen. Nur wenn man diese Reaktion erzielt hat, kann man erwarten, andere Wirkungen gegenseitiger Beeinflussung von Gliedern zu erzielen, etwa Reflexe vom Arm auf das Bein, vom Arm auf den Kopf u. dgl. mehr. Eine gewisse Spannung der Muskulatur ist notwendig, doch wird man es vermeiden müssen, die Aufmerksamkeit der Versuchsperson auf einen bestimmten Körperteil zu lenken.

Im allgemeinen wird man beide Arme vorstrecken lassen, doch ist die Prüfung auch so vorzunehmen, daß nur ein Arm vorgestreckt wird und dann die Reaktionen beachtet werden. Die Divergenzreaktion schwindet dann z. B. beim Normalen, bleibt aber beim Kleinhirnkranken zurück (Abweichreaktion). Auch bei der Durchführung des Grundversuches findet man beim pathologischen Material Differenzen in den Reaktionen, je nachdem ein Arm oder beide vorgestreckt werden.

IV. Klinik der Haltungs- und Stellreflexe

Erst auf Grund sorgfältiger Berücksichtigung des Normalen kann man wagen, an das Studium der Pathologie der Haltungs- und Stellreflexe beim Menschen heranzugehen. Die Resultate sind zwar vielfach vorläufiger Art, doch scheinen sich schon jetzt gewisse klinisch-diagnostische Möglichkeiten, ganz abgesehen von der theoretischen Bedeutung dieser Untersuchungen, zu ergeben. Die Ordnung des Materials ist nicht ganz systematisch, indem wir teils von Erscheinungen bei der Läsion bestimmter Hirnpartien, teils von den Krankheitsbildern sprechen. Doch scheint uns bei dieser Darstellung, welche vorwiegend als Hinweis auf Neuland gedacht ist, allzu strenge Systematisierung nicht am Platze.

a) Kleinhirnläsion

Die Funktionen des Kleinhirns müssen in ihrer Gesamtheit betrachtet werden, wenn die Beziehungen des Kleinhirns zu den Haltungs- und Stellreflexen voll verstanden werden sollen, doch wollen wir, dem allgemeinen Zweck unserer Ausführungen entsprechend, die Beziehungen des Kleinhirns zu den Haltungs- und Stellreflexen besonders beachten. Zunächst einiges über Tierexperimente.

Während MAGNUS und DE KLEYN und ihre Mitarbeiter (besonders DUSSER DE BARENNE) ursprünglich Beziehungen des Kleinhirns zu den Haltungs- und Stellreflexen in Abrede stellten, nimmt RADEMAKER nach bisher nur kurz veröffentlichten Untersuchungen im MAGNUSschen

Laboratorium an, daß Haltungs- und Stellreflexe durch Kleinhirnläsion enthemmt werden[1]). Er findet, daß von Atonie und Asthenie bei kleinhirnlosen Tieren keine Rede sei. Die statischen Reaktionen sind bei kleinhirnlosen Tieren stark entwickelt. Auch alle Labyrinthreflexe sind vorhanden. Alle Stellreflexe sind da. Kleinhirnlose Tiere zeigen beim Stehen unbeherrschte Bewegungen. Außerdem fände sich bei kleinhirnlosen Tieren zerebellare Ataxie. Ein Einfluß der Kleinhirnläsion auf die Enthirnungsstarre wird von MAGNUS und seinen Mitarbeitern abgelehnt (vgl. auch THIELE). Die entgegengesetzten Resultate WEEDS — Verminderung bzw. Aufhebung der Enthirnungsstarre — erklärt SPIEGEL durch Mitverletzung des DEITERSschen Kerns. Kleinhirnreizung der Vorderfläche führt nach SHERRINGTON, BERNIS und SPIEGEL zu einer Hemmung der Enthirnungsstarre. Nach WEED setzt Reizung der frontopontinen Bahn die Streckerstarre gleichfalls herab. Nach WARNER und OLMSTEDT bewirkt Reizung des Frontalpoles das gleiche.

Nach den klassischen Versuchen LUCIANIs bewirkt aber Kleinhirnläsion Tonusherabsetzung. Auch SPIEGEL betont, daß er nach einseitiger experimenteller Kleinhirnläsion Herabsetzung des Tonus gesehen hat[2]).

Die Klinik hat immer wieder auf die Beziehung des Kleinhirns zu Tonusreaktionen hingewiesen. Nach den Befunden von RADEMAKER hat sich die Divergenz zwischen den Anschauungen der Klinik und den Tierexperimenten der MAGNUSschen Schule wesentlich verringert. GOLDSTEIN (1) hat in einem ähnlichen Zusammenhang wohl als erster auf die Enthemmung der Haltungs- und Stellreflexe bei Kleinhirnkranken hingewiesen. Er findet bei vier Patienten Drehbewegungen bei ausgestreckten Armen, die so lange anhalten, bis die Hand eine bestimmte, immer etwa gleiche Stellung erreicht. Die Ausgangsstellung ist hiebei gleichgültig. Er spricht von einer Tendenz, das Glied in die bequemste Lage zurückzubringen, und nimmt einen normalen Stellungsreflex an, dessen Sinn darin liegt, das Glied immer in die bequemste Lage zurückzubringen. Er hat diesen Stellreflex deutlich nur bei Erkrankungen des Zerebellums, respektive von höheren Hirnteilen gesehen, die mit diesen in Verbindung stehen. Auch kompliziertere eigenartige automatische Bewegungsabläufe bezieht er auf das Kleinhirn. Er findet auch bei den Kleinhirnkranken, daß sie bei Veränderung der Kopfstellung gegen den Körper gewisse Abweichungen vom gewöhnlichen Typus zeigen. So werden bei Rechtsdrehung des Kopfes die linken

---

[1]) Früher schon hatten BAUER und LEIDLER auf Enthemmungserscheinungen von Labyrinthreaktionen nach Kleinhirnläsion verwiesen.

[2]) Weitere Angaben zur Kleinhirnphysiologie sind in den Arbeiten von DUSSER DE BARENNE und von KARPLUS im Handbuch der Neurologie des Ohres und in dem Sitzungsbericht der Danziger Versammlung Deutscher Nervenärzte 1925 zu finden.

Extremitäten abduziert, bei Linksdrehung adduziert. GOLDSTEIN (8, 10) hat auch als erster auf die bedeutsamen Beziehungen der Tonusänderungen bei zerebellar Erkrankten zu Änderungen in der Lokalisation von Sinneseindrücken im Außenraum und am eigenen Körper verwiesen.

Nach diesen Vorbemerkungen, welche natürlich keineswegs das in der Literatur Niedergelgte erschöpfen, können wir uns nunmehr der systematischen Darstellung des Gegenstandes zuwenden. Wir haben im Vorausgehenden über die Divergenzreaktion des Normalen gesprochen und haben darauf hingewiesen, daß bei einseitigem Vorstrecken des Armes ein Nachaußenabweichen nicht oder nur in kaum merklichem Grad einzutreten pflegt. Nun hat GOLDSTEIN mit Recht darauf verwiesen, daß bei Kleinhirnläsion im allgemeinen die Tendenz nach außen und oben gleichseitig zu überwiegen pflege. Vorbeizeigen nach innen sei selten und ungenügend untersucht, so daß es fraglich sei, ob ihm nicht eine andere Bedeutung zukomme. Nun haben wir zwar in der letzten Zeit eine Reihe von Fällen beobachtet, in welchen ein Vorbeizeigen nach innen erfolgte, doch besteht die Tatsache zu Recht, daß ein derartiges Verhalten die Ausnahme, das Nachauswärtszeigen die Regel ist[1]). Es liegt nahe, daß das Vorbeizeigen nach außen lediglich der Ausdruck einer Enthemmung dieses auch beim Gesunden angelegten Bestrebens sei. Bekanntlich wird die Auswärtstendenz korrigiert, wenn sie ein bestimmtes Maß überschreitet. Es ist grundsätzlich gleichgültig, ob man diese Auswärtstendenz dadurch konstatiert, daß man die Hände vorstrecken läßt und nunmehr abwartet, ob eine Bewegung sich einstelle, oder ob man die Versuchsperson im Sinne des BÁRÁNYschen Zeigeversuches zeigen läßt. Nur ist, wie FISCHER und WODAK gezeigt haben, die Zeigezeit dann wesentlich, wenn die Tonusabänderung zur Entfaltung eine gewisse Zeit benötigt. Die Abweichreaktionen haben vor den Zeigereaktionen den wesentlichen Vorteil, daß eine praktisch unbegrenzte Zeit zur Verfügung steht und daß die Versuchsperson nicht irgendwelche Orientierungsaufgaben zu lösen hat. Die von BÁRÁNY, GÜTTICH, FISCHER und WODAK besonders für die Untersuchung von Vestibularisreaktionen verwendete Methode ist auch bei der Untersuchung Kleinhirnkranker von besonderem Vorteil. Sowohl mittels der Abweichreaktion als auch mittels des Vorbeizeigens bestätigen wir die GOLDSTEINsche Auffassung (13), daß das Vorbeizeigen Kleinhirnkranker nicht nach Gelenken lokalisiert sei, sondern stets die ganze Extremität betreffe. Nach GOLDSTEIN ist es die gesamte Körperhälfte, doch haben wir bei unseren Untersuchungen den Beinreaktionen zu wenig Aufmerksamkeit geschenkt. als daß wir in dieser Frage Stellung nehmen könnten.

---

[1]) Ebenso überwiegt, wie wir gleichfalls mit GOLDSTEIN annehmen, das Vorbeizeigen nach oben.

Kleinhirnerkrankung wirkt also enthemmend auf die Außen- und Obentendenz. Vorbeizeigen nach oben ohne Vorbeizeigen nach außen scheint selten zu sein, hingegen ist Vorbeizeigen nach außen — ohne Vorbeizeigen nach oben — jedenfalls häufig, was wohl mit der Konstanz der oben erwähnten spontanen symmetrischen Abweichreaktion von FISCHER und WODAK, unserer Divergenzreaktion, in engem Zusammenhange steht. Die Tendenz des Normalen, nach oben abzuweichen, ist, wie wir erwähnt haben, weit inkonstanter. Im Wesentlichen liegt hier die Kleinfunktion nur in dem Niederhalten auch beim Gesunden angelegter Bewegungstendenzen.

Aber offenbar sind auch andere Dissoziationsmöglichkeiten gegeben. Besonders beweisend in dieser Hinsicht ist eine von uns bereits früher (8) mitgeteilte Beobachtung. Die Patientin — es handelt sich um einen mittlerweile obduzierten Fall „FRIEDREICHscher Erkrankung"[1] — zeigte oberhalb der Schulterebene nach außen, unterhalb der Schulterebene nach innen vorbei. Dem Vorbeizeigen entsprach auch ein Abweichen bei geschlossenen Augen (beim Heben über und beim Senken unter die Horizontalebene der Schulter) nach außen bzw. nach innen. Offenbar handelt es sich auch hier um ein Vorbeizeigen, das keineswegs aus der Abänderung von Richtungsvorstellungen abgeleitet werden kann, und wir müssen in bezug auf das zerebellare Vorbeizeigen mit GOLDSTEIN und RIESE bei der ursprünglichen Auffassung BÁRÁNYs beharren, daß es sich um Tonusveränderungen handle; nur daß wir nicht wie BÁRÁNY eine Sonderung nach Gelenken annehmen, sondern mit GOLDSTEIN eine Abänderung des Tonus der ganzen Extremität, ja vielleicht sogar der ganzen Körperhälfte. Doch scheint es, daß in verschiedenen Ebenen des Raumes verschiedene Tonuseinflüsse zur Geltung kommen. Diese Beobachtungen sind derzeit zu vereinzelt, als daß man sie zu einer allgemeinen Theorie erweitern könnte. SÖDERBERGH hat zwar gezeigt, daß zerebellarer Tremor in verschiedenen Raumebenen verschieden ausgeprägt sein kann, doch ist nach unseren Erfahrungen ein derartiges Verhalten außerordentlich selten, wir selbst haben es bisher nicht gesehen. Unsere Ausführungen beziehen sich zunächst lediglich auf das zerebellare Vorbeizeigen, nicht aber auf das vestibuläre; nur wird man mit Rücksicht auf diese Erfahrungen auf den Tonusfaktor beim vestibulären Vorbeizeigen einen wesentlichen Akzent legen müssen. Zweifellos finden jedoch bei Vestibulariserregung auch Veränderungen im sensorischen Weltbilde statt, subjektive Verlagerungen der Medianen. Es sei diesbezüglich auf die Arbeiten und Erwägungen von SENG, GOLDSTEIN und RIESE und von FISCHER und WODAK verwiesen (siehe auch oben). Bezüglich der Literatur verweisen wir noch auf die ausführlichen Referate BRUNNERs, der allerdings

---

[1] Bei der Obduktion ausgesprochene Atrophie des Kleinhirns.

die Bedeutsamkeit des subkortikalen Tonusfaktors für die Störungen des Zeigens nicht richtig einschätzt.

Unter die Bequemlichkeitsreaktionen des Normalen haben wir die Pronationstendenz eingereiht (9). Wir können nunmehr hinzufügen, daß gleichseitige Kleinhirnerkrankung diese Pronationstendenz stärker in Erscheinung treten läßt. Am besten kann man das bei einseitigen Kleinhirnerkrankungen sehen. Sowohl bei Vorstrecken der Hände, Vola manus nach oben, als auch beim Vorstrecken der Hände, Vola manus nach unten, wird die Hand bei geschlossenen Augen stärker proniert eingestellt. Oder, wenn bei offenen Augen die Hände in gleicher Stellung eingestellt werden, so geht die kleinhirnerkrankte Extremität allmählich in immer stärkere Pronation über, die unter Umständen so weit gehen kann, daß die Handfläche fast senkrecht im Raume steht, Daumen nach unten.

Wir selbst wurden auf die Probleme der Pronation durch eine Arbeit GIERLICHS aufmerksam gemacht, der darauf hinwies, daß bei Pyramidenbahnläsionen die Supination der Hand auch dann leide, wenn es sich nur um eine leichte Schädigung handelt. Die Hand der hemiplegischen Seite kann nicht vollständig supiniert werden, und bei nach oben gewendeter Vola manus gelingt es nicht, die Handfläche horizontal zu stellen, sondern die Kleinfingerseite steht tiefer als die Daumenseite der Hand. Teils handle es sich um eine Schwäche der Supination, teils um eine Pronationskontraktur. GIERLICH bringt diese Erscheinungen damit in Zusammenhang, daß der Supinationsmechanismus eine phylogenetisch jüngere Erwerbung ist. Im Grunde handelt es sich bei den Erfahrungen GIERLICHS um das seit MANN bekannte Überwiegen der Pronation bei Pyramidenbahnläsion, die bei der GIERLICHschen Art der Untersuchung auch bei leichter Pyramidenbahnläsion bemerkbar wird. Wir haben nur hinzuzufügen, daß es Fälle leichtester Pyramidenbahnläsion gibt, bei welchen die Patienten wohl imstande sind, extrem zu supinieren, bei welchen jedoch die Hand der hemiplegischen Seite bei geschlossenen Augen in eine stärkere Pronation gerät (aus der ursprünglich gleichen Stellung) oder stärker proniert eingestellt wird. Ob es sich hier um leichteste Paresen, die sich der sonstigen Feststellung entziehen, oder lediglich um Tonusverschiebungen handelt, lassen wir dahingestellt sein, doch scheint uns das letztere wahrscheinlicher. Pyramidenbahn- und Kleinhirneinfluß sichern also gemeinsam den schwierigeren Neuerwerb der Supination. Freilich sichert die Pyramidenbahn die Kraft der Supination, während das Kleinhirn die Verwendbarkeit und den Tonus der Supination sichert. Freilich verändert die Pyramidenbahnläsion nicht nur die Kraft der Supination, sondern auch die Tonusverteilung innerhalb des Pronations- und Supinationsmechanismus. In diesem Falle laufen also Pyramidenbahn- und Kleinhirnmechanismus in der gleichen Richtung.

Doch sei hervorgehoben, daß dies keineswegs stets der Fall ist. Wie wir das später noch eingehend auseinandersetzen werden, fördert z. B. an den unteren Extremitäten das Kleinhirn den Streck-, die Pyramidenbahn den Beugemechanismus.

Es ist eigenartig, daß das Hervortreten der Pronationsphänomene nicht immer in gleicher Weise erfolgt, je nachdem ob die Vola manus nach oben oder nach unten gekehrt wird; eine Erklärung für dieses Verhalten vermögen wir derzeit noch nicht zu geben.

Wilson prüft das Pronationsphänomen in der Art, daß er die Versuchsperson die Hände — Handfläche auswärts — erheben heißt; er fand es bei Chorea minor in einer großen Anzahl von Fällen. Auch Goldstein hat wiederholt auf die Pronationstendenz Kleinhirnkranker hingewiesen.

Bei der Tabes dorsalis ist das Pronationsphänomen sehr häufig zu beobachten. Es bleibe dahingestellt, ob die mangelnde sensible Kontrolle es den Pronationstendenzen ermöglicht, sich durchzusetzen, oder ob es sich um den Ausfall zerebellopetaler Impulse handelt.

Obwohl das Pronationsphänomen nicht spezifisch für Kleinhirnerkrankung ist, so kann es unter Umständen doch einen sehr wichtigen Hinweis für die Diagnose bieten.

Wir haben immer wieder darauf hingewiesen, daß das Überwiegen des Tonus in einer Muskelgruppe auch bei der willkürlichen Bewegung sich äußern müsse. Wir sehen nun in der Tat, daß bei der Ausführung von Zielbewegungen derartiger Kranker die Pronation sehr häufig überwiegt. Auf eine ältere Beobachtung des einen von uns (Sch. 6) sei verwiesen. Hier zeigte die linke obere Extremität, bei sonstiger schwerer zerebellarer Symptomatologie an dieser, ein Überwiegen der Pronation bei aktiven Bewegungen. Die Obduktion ergab zwei kleine Tuberkel der linken Kleinhirnhemisphäre und einen Tuberkel in der Gegend der Bindearmkreuzung.

Selbstverständlich beansprucht das, was wir bezüglich der Pronation festgestellt haben, eine allgemeinere Bedeutung. Es ist Aufgabe weiterer Untersuchungen, auch andere Stellungen und Muskelgruppen nach ähnlichen Gesichtspunkten zu untersuchen. In diesem Zusammenhang möchten wir erwähnen, daß wir als Folge zerebellarer Läsion sehr häufig eine Abduktion des kleinen Fingers beobachtet haben. Eine exakte Deutung dieses Phänomens können wir derzeit noch nicht geben.

Fassen wir die bisherigen Resultate zusammen, so können wir sagen, daß die Kleinhirnfunktion Bequemlichkeitsreaktionen zügle, und daß Kleinhirnläsion diese stärker in Erscheinung treten lasse. Läsion des Kleinhirns macht herdgleichseitige Störungen. Für die hier beschriebenen Zügelungen sind offenbar die Hemisphären maßgebend.

Darüber hinausgehend, fördert das Kleinhirn den Tonus gewisser Muskelgruppen und hemmt den anderer, ohne daß wir derzeit die Möglichkeit hätten, den Sinn dieser Hemmungen und Förderungen zu verstehen. Wir haben allgemein zu formulieren, daß das Kleinhirn ausgewählte Lagen und unter diesen besonders die bequemen sichere. Hier ergeben sich Beziehungen zu der Lehre von André-Thoma und Durupt, welche bei Kleinhirnläsion Anisosthenie auftreten sahen: das Überwiegen bestimmter Muskelgruppen, wesentliche Verstärkungen der einen und Herabsetzung der antagonistischen Funktionen. Goldstein hat diese Lehre auf die menschliche Pathologie angewendet. Sie muß auch noch auf andere Teile der Kleinhirnpathologie übertragen werden. Doch muß zunächst ein weiteres Problem der Betrachtung unterzogen werden. Sven Ingvar hat das Kleinhirn als jenes Organ bezeichnet, welches den Wirkungen der Schwere entgegenarbeitet. Wir wollen versuchen, uns klarzumachen, was denn ein solcher Ausspruch meint. Streckt der Gesunde die Hand vor, so bleibt die Hand im Handgelenk gestreckt, ja es bedarf sogar einer gewissen Aufmerksamkeit und Schulung, um die Hand im Handgelenk schlaff absinken zu lassen. Es wirkt also ein gewisser Tonus der Schwere entgegen. Das gilt natürlich nicht nur von der Hand, sondern vielmehr auch vom Kopf, vom Rumpf u. dgl. mehr. Es kann keine Frage sein, daß Sven Ingvar mit der Behauptung, das Kleinhirn wirke der Schwere entgegen, in gewisser Hinsicht recht hat. Man sieht außerordentlich häufig, daß bei Kleinhirnerkrankung die vorgestreckte Hand absinkt; besonders deutlich haben wir derartiges in einem Falle von Hemichorea gesehen, in welchem beim Vorstrecken der Hand, Vola manus nach oben und nach unten, beide Male ein Absinken nach unten erfolgte. Ebenso baumelt beim Choreatiker der Kopf, sinkt nach vorne u. dgl. mehr. Nun sind derartige Reaktionen gewiß nicht einfach erklärbar, man könnte auch einwenden, daß bei der Chorea minor nicht nur das Kleinhirn lädiert ist. Aber immerhin finden sich auch bei zweifellosen Kleinhirnfällen solche Erscheinungen. Das Kleinhirn muß also in der Tat den Tonus sichern, soweit er der Schwere entgegenwirkt. In diesem Sinne macht Kleinhirnläsion Hypotonie, wie wir im Gegensatz zu den Befunden Rademakers betonen müssen. Es ist freilich derzeit schwer einzusehen, wie sich Anisosthenie mit mangelnder Wirkung gegen die Schwere vertrage. Man könnte ja immerhin daran denken, daß es innerhalb des Kleinhirns verschiedene Lokalisationen gebe, und daß vielleicht mangelnde Wirkung gegen die Schwere auf andere Kleinhirnsysteme bezogen werden könnte, doch haben wir diesbezüglich keine faßbaren Beweise[1]). Die mangelnde Wirkung gegen die Schwere muß als Verlust von Haltungseinstellungen gebucht werden. Aber liegt nicht in den Bequemlichkeitsreaktionen auch bereits ein Verlust von Sicherungen,

---

[1]) Spiegel, der auch Kleinhirnhypotonie nach Schädigung festgestellt hat und anderseits auch Kleinhirnreizung den Tonus herabsetzen sah, denkt an verschiedene Kleinhirnsysteme.

etwa ein Verlust des Supinationstonus, eine Einbuße des Einwärts-
tonus vor? Ein Verlust, welcher freilich den Auswärtstonus und Pro-
nationstonus stärker hervortreten läßt; die Ausdrücke Tonusabnahme
und Tonuszunahme, Abschwächung und Verstärkung von Lagereaktionen
sind also nicht ohne weiteres als gegensätzlich zu bezeichnen. Sven
Ingvar ist geneigt, die zerebellare Gleichgewichtsstörung seinem Prinzip
unterzuordnen. Wir möchten ihm hierin nicht folgen. Denn es handelt
sich offenbar, wie späterhin noch auszuführen sein wird, nicht lediglich
um das Fehlen des der Schwere entgegengesetzt wirkenden Tonus,
sondern um weit kompliziertere Regulierungen. Immerhin hat die
Ingvarsche Anschauung eine teilweise Geltung innerhalb der Kleinhirnpathologie, und wir können das Bisherige mit der Behauptung
ergänzen, daß zweifellos das Kleinhirn zumindest gewisse Stellungen
auch gegen die Schwere sichert.

Doch kehren wir zu den Problemen der Anisosthenie zurück, ein
Ausdruck, der besser durch den Ausdruck Anisotonie zu ersetzen wäre.
Dem einen von uns (Sch. 5) ist es vor einigen Jahren aufgefallen, daß Kleinhirnkranke beim Knie-Hacken-Versuch häufig das Knie mit der Hacke
überschießen und mehr oder minder gegen die Hüfte zu mit der Ferse
abweichen. Ein Abweichen nach der Seite erfolgt hiebei nicht. Es lag
nahe, in diesem Verhalten lediglich den Ausdruck der Hypermetrie
Babinskis zu sehen; es zeigte sich jedoch, daß das Abweichen gegen die
Hüfte zu auch dann erfolgte, wenn der Patient aus einer extremen Beugestellung heraus oder von einem Punkte vertikal über dem Knie aus
das Knie mit der Ferse erreichen sollte. Es konnte sich demnach nur
um ein Überwiegen der Beuger gegenüber den Streckern handeln. Man
konnte mit Rücksicht auf die Tierversuche, welche nahelegen, im Kleinhirn einen Beugezügel zu sehen, daran denken, daß eine Kleinhirnreizung vorliege. Doch macht die große Zahl der hiehergehörigen Beobachtungen von vornherein eine derartige Annahme
unwahrscheinlich, besonders da andere Zeichen, die man als Kleinhirnreizung hätte deuten können, fehlen. Mittlerweile hat uns eine
reiche Erfahrung die ungemeine Häufigkeit dieses Symptoms bei Kleinhirnkranken gezeigt; es ist als Frühsymptom zu werten und hat,
wie aus einer Beobachtung Weismanns hervorgeht, eine diagnostische
Bedeutung. Dessen Fall sei kurz referiert, da die Obduktion die
klinische Diagnose bestätigte.

Horizontaler Nystagmus beim Blick nach rechts und links, vertikaler
Nystagmus beim Blick nach aufwärts, Kornealreflexe rechts herabgesetzt.
Abweichen des rechten Armes nach oben. Später Intentionstremor und
Adiadochokinese rechts. Falltendenz nach rechts. Zerebellares Hyper-
flexionsphänomen. Pronationsphänomen rechts. Paradoxe Abweichung bei
Kopfwendung nach links. Obduktionsbefund: Tumor der rechten Klein-
hirnhemisphäre, der den Wurm komprimiert und nach links drängt.

WEISMANN bezeichnet das Phänomen als Hyperflexionsphänomen, ein Ausdruck, den wir für dieses Phänomen beibehalten möchten. Die Läsion der aufsteigenden Kleinhirnbahnen bewirkt gleichfalls Hyperflexion, wie ein obduzierter Fall des einen von uns zeigt. Wahrscheinlich kann auch parietale Läsion Ähnliches bewirken. Wichtiger ist, das Phänomen von den tabischen Bewegungsstörungen abzugrenzen. Nun hat bereits FÖRSTER erwähnt, daß bei Tabes sehr häufig eine übermäßige Beugung im Knie- und Hüftgelenk beim Knie-Hacken-Versuch erfolge, doch zeigt sich, daß dieses Abweichen nicht lediglich in der Richtung der Bewegung erfolgt, sondern meist mit ausgesprochenen seitlichen Abweichungen verbunden ist. Jedenfalls fehlt bei der typischen Tabes die eindeutige Richtungsbestimmtheit des Phänomens.

Nun sind wir zu einer anderen Form der Prüfung des Phänomens übergegangen (12 a, b). Wir bringen das Bein der liegenden Person bei aufgestützter Ferse in eine mäßige Beugestellung im Knie- und Hüftgelenk und lassen nunmehr bei geschlossenen Augen diese Stellung durch das andere Bein imitieren. Es zeigt sich, daß die zerebellar erkrankte Extremität überschießend imitiert. Das zerebellar erkrankte Bein wird in stärkerer Beugestellung als gleichhoch stehend mit dem anderen erlebt. Wir bezeichnen diese Phänomen als zerebellares Imitationsphänomen (Abb. 12). In der Mehrzahl der Fälle zeigt es sich, daß, wenn die Beugestellung des gesunden Beines aus einer extremen Beugestellung des erkrankten Beines heraus erreicht werden soll, das zerebellar erkrankte Bein wiederum übermäßig gebeugt bleibt, gewiß ein glänzender Beweis dafür, daß es sich nicht um Hypermetrie handelt, sondern um den Ausdruck einer übermäßigen Funktionsbereitschaft der Beuger des Beines, eben um Hyperflexion. Beachtenswert ist, daß bei doppelseitiger Kleinhirnläsion die Stellung des jeweilig fixierten Beines durch Hyperflexion des anderen imitiert wird, so daß bei fixiertem rechten Bein das linke Bein in stärkerer Beugung imitiert, bei fixiertem linken Bein das rechte Bein in stärkerer Beugung nachahmt. Untersuchungen im Sitzen haben ergeben, daß die Hyperflexionstendenz sowohl im Knie- als auch im Hüftgelenk anzutreffen ist.

Es mag sein, daß die besondere Ansprechbarkeit der Hüftbeuger für Mitbewegungen, wie sie in der Flexion combinée de la cuisse et du tronc BABINSKIs zum Ausdruck kommt, mit dem hier beschriebenen Phänomen eine gewisse Verwandtschaft hat. In einer Beobachtung des einen von uns war das Phänom der Hyperflexion mit starken Mitbewegungen im Sinne der Beugung in sämtlichen Fußgelenken verbunden. Es handelt sich demnach darum, daß jene Überansprechbarkeit der Beuger, welche bei dem Hyperflexions- und Imitationsphänomen hervortritt, gelegentlich auch als Mitbewegungstendenz in Erscheinung treten kann. Doch sind diese Phänomene nicht miteinander identisch;

in den beiden Fällen, in welchen beide Erscheinungen stark hervor-
traten, handelte es sich auch um etwas abweichende Typen der Hyperflexion. Die Hyperflexionstendenz ist also grundsätzlich nicht bei allen
Bewegungen in gleicher Weise gegeben; es ist z. B. charakteristisch,
daß sie beim Gang keineswegs immer deutlich hervortritt. Auch diese
Betrachtungen scheinen uns wichtig für die Erkenntnis des Wesens
zerebellarer Funktionen.

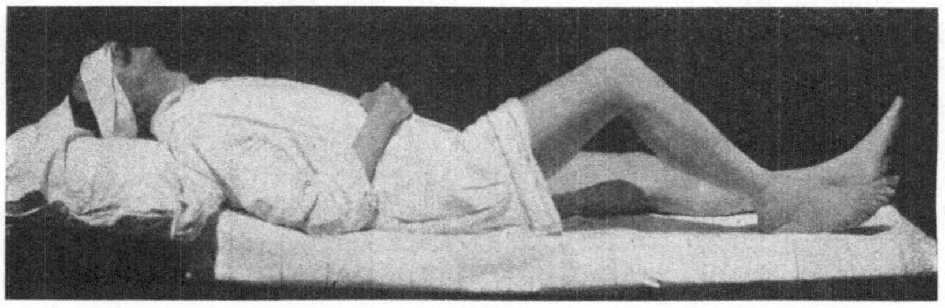

Abb. 12 a. Zerebellares Imitationsphänomen I
Ausgangsstellung: 𝕁
Das rechte Bein in halber Beugestellung, das linke Bein liegt ausgestreckt (Tu. cerebelli)

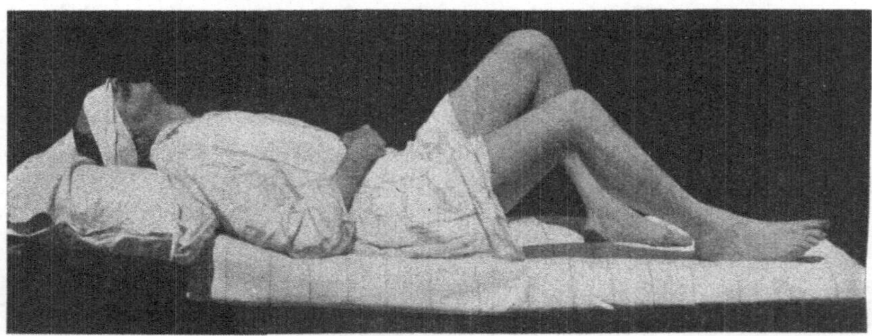

Abb. 12 b. Zerebellarer Imitationsversuch II
Das linke Bein wird auf Aufforderung, es dem rechten Bein gleichzustellen, stärker
gebeugt, so daß nunmehr das linke Knie höher steht als das rechte

Das Imitationsphänomen eröffnet uns jedoch einen weiteren, grundsätzlich wichtigen Aspekt. Wieso kommt es, daß trotz der Intaktheit
der Sensibilität — wir haben uns bei unseren Fällen immer wieder davon
überzeugt — die Patienten nichts davon wissen, daß sie mit einem
erheblichen Fehler imitieren, also daß die Lage, welche die kleinhirnkranke Extremität einnimmt, falsch beurteilt wird? Wir sind
nun dazu übergegangen, die Stellung des gesunden Beines durch
passive Einstellung des zerebellar erkrankten zu imitieren, und fanden
nun, daß bei passiver Einstellung die zerebellar erkrankte Extremität,
sowohl wenn die passive Einstellung aus extremer Beugung als auch aus

der Streckstellung vorgenommen wird, stärker gebeugt werden muß, um als gleichhochstehend der gesunden Extremität empfunden zu werden. Stellt man passiv die zerebellar erkrankte Extremität der anderen gleichhoch ein, so wird die zerebellar erkrankte Extremität als stärker gestreckt wahrgenommen, oder mit anderen Worten, der Hyperflexionstonus wirkt auf das Bewußtsein vom eigenen Körper ein. Die hyperflektierte Lage wird als die normale empfunden oder die Primärlage des Körpers ist im Sinne des Hypertonus abgeändert worden oder, anders ausgedrückt, die Extremität wird stärker gestreckt erlebt, als sie in Wirklichkeit ist. Es ist bemerkenswert, daß die Haltung des zerebellar erkrankten Beines nicht nur aktiv richtig vom gesunden imitiert wird, sondern daß auch bei passiver Einstellung des gesunden Beines im Vergleiche keine Fehler gemacht werden. Es muß also der zerebellare Hypertonus bei längerer passiver Haltung eines Gliedes nicht mehr in der gleichen Weise wirksam sein.

Da die Fehler in der Imitation grundsätzlich nur bei Imitation der gesunden durch die kranke Seite gemacht werden, nicht aber umgekehrt, so muß es sich um eine Störung handeln, welche unmittelbar vom Motorischen, vom Tonus, abhängig ist; es handelt sich nicht um eine Sensibilitätsstörung im gewöhnlichen Sinne, sondern um Änderungen der Primärlagen des Körpers unter dem Einfluß des Tonus. Die Tonusänderung ist hier im Sinne der Anisosthenie durch Kleinhirnläsion zustande gekommen.

Nun kann hier sofort hinzugefügt werden, daß auch die Tonusänderungen im Sinne der Bequemlichkeitshaltungen, die wir oben besprochen haben, auf das Wissen vom Körper in der beschriebenen Weise zurückwirken. Die durch die Kleinhirnläsion gesetzten Tonusabänderungen verändern also das Wissen vom eigenen Körper, das Körperschema im Sinne ihres Zuges. Die Primärlage ist in der Richtung des Tonuszuges verändert, und der Körper wird entgegengesetzt der Richtung des Zuges verlagert erlebt. Bevor wir uns den Verhältnissen in den oberen Extremitäten zuwenden, sei noch darauf verwiesen, daß auch der Normale gelegentlich die Tendenz zur Hyperflexion bei aktiver Imitation zeigt, freilich inkonstant und in geringerem Ausmaße, und diese Hyperflexion drückt sich bei passiver Einstellung auch nicht in Fehlurteilen aus; auch hier verstärkt Kleinhirnläsion nur eine von vornherein gegebene Tendenz, welche vermutlich mit den Eigentümlichkeiten des aufrechten Ganges im Zusammenhang steht. Wenn die Tierversuche ergeben, daß das Kleinhirn beim Tier einen Beugezügel darstelle, so dürfen sie nach den Resultaten der klinischen Beobachtungen nicht auf den Menschen übertragen werden. Bevor wir uns den Verhältnissen an den oberen Extremitäten zuwenden, sei noch erwähnt, daß das Imitationsphänomen ein feineres Reagens ist als das Hyperflexionsphänomen; es kann in seinem motorischen Anteil durch stärkere Schädigung des Quadrizeps bei Muskeldystrophien vorgetäuscht werden. Auch bei Tabes sieht man, wenn auch inkonstant, das gleiche Phänomen, doch erhält man bei passiver Einstellung niemals jene gesetzmäßigen Resultate wie bei der Imitation Zerebellarer. Das Imitationsphänomen ist also, wenn aktive und passive Einstellung übereinstimmende Resultate ergeben, ein verläßliches Symptom gleichseitiger Kleinhirnerkrankung. Wir haben es mehrfach autoptisch kontrolliert. Wir verweisen auf unsere Mitteilung (13) und geben nur einen Fall etwas ausführlicher wieder.

Fall 1. W. K., 29 J., in die Klinik aufgenommen am 10. März 1926. Seit sechs Wochen heftige Kopfschmerzen, Brechen, Schwindel, der ihn beim Gehen hindert, verschwommenes Sehen. Die Schmerzen sind namentlich nach rechts sehr heftig, keine Lähmung. Somatisch: Pupillen reagieren prompt. Nystagmus beim Blick nach rechts, Hirnnerven sonst o. B. Motorische Kraft und Beweglichkeit beider oberen Extremitäten intakt. Kein Intentionstremor. Keine Ataxie. Inkonstantes Vorbeizeigen mit der rechten Hand nach außen. Andeutung von Adiadochokinese rechts. Keine Asynergie cérébelleuse. Keine Flexion combinée. Motorische Kraft und Beweglichkeit der unteren Extremitäten intakt. P.S.R. und A.S.R. rechts = links positiv. Schwanken beim Stehen mit Fallrichtung nach rechts. Gang ohne Besonderheiten. Keine Störung der Oberflächen- und Tiefensensibilität. Fragliche Stauungspapille des rechten Auges. Liquor und Blutbefund negativ. Röntgenbefund negativ. Beim Imitieren von links nach rechts Überschießen rechts, auch aus der Beugestellung heraus bleibt das rechte Bein stärker gebeugt. Auch bei passiver Einstellung der entsprechende Fehler. Imitation von rechts nach links normal.

Hier verweist der klinische Befund und das Imitationsphänomen auf eine Erkrankung des rechten Kleinhirns. Bei der Obduktion Konglomerattuberkel der rechten Kleinhirnhemisphäre.

Liegen Paresen vor oder Tonusveränderung nach Pyramidenbahnläsion, so erleidet das Phänomen keine Störung, ist jedoch nur bei passiver Einstellung prüfbar und stellt sich dann als Mittel dar, um eine sonst nicht wahrnehmbare Kleinhirnläsion festzustellen. Wie wir noch später ausführen werden, betrachten wir die Hypermetrie Babinskis als ein Phänomen, das neben der Anisotonie selbständige Bedeutung hat. Ist an den unteren Extremitäten neben der Hyperflexion auch Hypermetrie vorzufinden, so kann bei der Imitation der Stellung des gesunden Beines durch das kranke aus extremer Beugung des kranken heraus das kranke entweder richtig imitieren oder sogar stärker gestreckt werden; gleichwohl zeigt sich bei passiver Einstellung auch aus der Beugestellung heraus, daß ein Hyperflexionstonus am kranken Bein besteht.

Wir haben natürlich auch die oberen Extremitäten Kleinhirnkranker nach ähnlichen Gesichtspunkten untersucht. Doch fanden wir keine nach Muskelgruppen verschiedene Anisotonie. Bei der Verfolgung der hiehergehörigen Probleme stießen wir auf ein interessantes Phänomen beim Normalen (13). Bei einer recht großen Anzahl normaler Personen werden Stellungen der einen Extremität durch Überschießen der anderen imitiert, und zwar in der Form, daß bei der Imitation einer Beugestellung ein Ellbogen-, Hand- oder Fingergelenk bei der Nachahmung aus einer stärkeren Streckstellung übermäßig gebeugt wird, bei der Nachahmung aus einer stärkeren Beugestellung übermäßig gestreckt wird. Die entsprechenden Fehler werden auch bei passiver Einstellung begangen, so daß, wenn eine Beugestellung des einen Armes aus einer verstärkten Beugestellung des anderen Armes heraus passiv imitiert wird, die Versuchsperson den passiv gleichgestellten Arm als stärker gebeugt erlebt. Die neue Primärlage wäre eine stärkere Streckung; da diese nicht voll erreicht ist, so scheint der Arm stärker gebeugt oder, mit anderen Worten, das Glied wird entgegengesetzt der jeweiligen Überschießungstendenz verlagert erlebt. Wir fanden unter achtzehn normalen Versuchspersonen diese Phänomene an den oberen Extremitäten zehnmal ausgesprochen, viermal schwach und viermal fehlend. Wir können nach unseren bisherigen Erfahrungen an Kleinhirnkranken nicht immer mit Sicherheit sagen, ob diese Phänomene beim Kleinhirnkranken gesteigert seien. In einem Falle hatten wir den entsprechenden Eindruck, ohne sagen zu können, ob diese etwas größere Überschießtendenz nicht noch innerhalb der physiologischen Grenze sei. Man wäre natürlich versucht, das hier beschriebene Phänomen als Hypermetrie aufzufassen. Doch ist uns diese Annahme unwahrscheinlich. Bei der Hypermetrie ist — wenigstens nach unseren bisherigen Erfahrungen — eine Rückwirkung auf das Körperschema nicht nachweisbar. Weitere Untersuchungen werden hier einzusetzen haben.

An den oberen Extremitäten kann ein anderes Phänomen genauer studiert werden. Die Steigetendenzen, welche nach Kleinhirnläsion einzutreten pflegen (vgl. Abb. 13), pflegen sich auch bei der Imitation zu äußern, so daß, wenn eine Steigetendenz rechts besteht, eine Stellung der linken Hand in der Form von der rechten Hand imitiert wird, daß die rechte Hand höhergestellt wird als die linke. Auch bei passiver Einstellung wird das Höherstehen der rechten Hand als gleich empfunden der tieferen linken Hand. Stellt man die rechte Hand gleichhoch der linken, so wird sie als tiefer erlebt. Bemerkenswerterweise erhält man analoge Resultate, wenn man den Arm mit der Steigetendenz ruhigstellt und dessen Stellung durch den anderen Arm imitieren läßt; der linke Arm wird dann tiefer eingestellt als der rechte; er wird bei passiver Gleichstellung als höherstehend empfunden als der rechte. GOLDSTEIN und REICHMANN haben auf diese eigenartigen Phänomene zuerst verwiesen. Auch manches von dem, was ROSSI als zerebellare Asymmetrie bezeichnet, gehört hieher. Diese Reaktion ist also ebenso wie der L.B.V. doppelläufig im Gegensatz zu dem auf der Hyperflexion beruhenden zerebellaren

Imitationsphänomen. Es mag sein, daß dieser Unterschied damit im Zusammenhang steht, daß Anisotonie in dem oben berichteten Sinne zwar den sonstigen Tonusveränderungen bei Kleinhirnerkrankungen verwandt ist, aber noch nicht vollkommen mit ihnen zusammenfällt; andernteils wäre es nicht ausgeschlossen, daß die Nichtumkehrbarkeit der Imitationsphänomene an den unteren Extremitäten auf den besonderen Beziehungen der unteren Extremitäten zum Gang u. dgl. beruht.

Die Tonusbeziehungen des Kleinhirns sind mit den bisherigen Ausführungen wahrscheinlich noch nicht vollständig erledigt, es scheint bei Kleinhirnerkrankungen ein Tonusverlust vorzukommen in der Form, daß bei geschlossenen Augen der vorgestreckte Arm

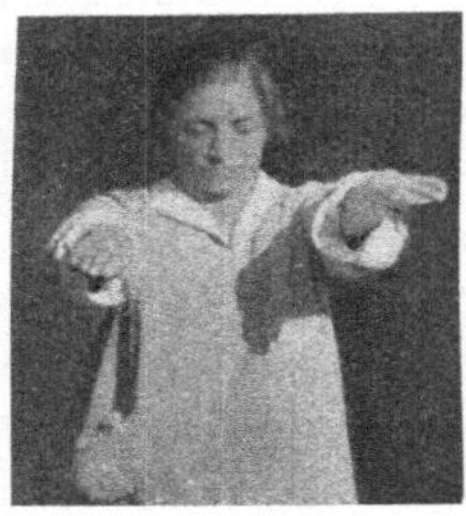

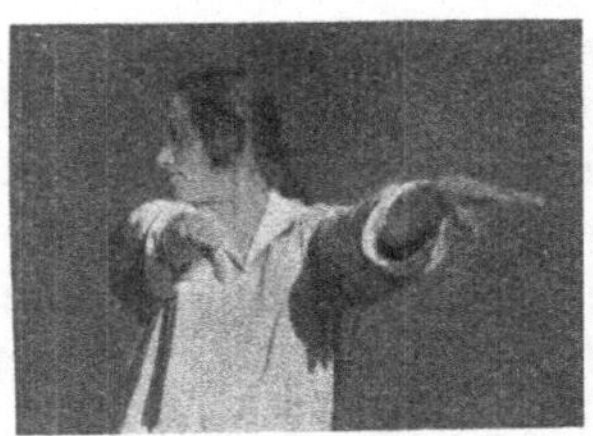

Abb. 13. Kleinhirntumor der linken Hemisphäre
Der linke Arm steigt, weicht nach außen ab und zeigt starke Pronation; auch rechts ist Pronation angedeutet

Abb. 14. Der gleiche Fall
Kopfwendung nach rechts bewirkt Steigen des rechten Armes und Nachauswärtsgehen des linken Armes

allmählich absinkt; ZINGERLE hat von latenter Parese gesprochen. Es ist allerdings noch nicht endgültig bewiesen, daß dieses Phänomen dem Kleinhirn als solchem zukomme, sicherlich kommt es auch bei Mittelhirnläsion zustande. Das Absinken des Armes hat eine gewisse Ähnlichkeit mit Ermüdungsphänomenen, steht jedoch in besonderer Abhängigkeit vom optischen Erleben. Es ist bemerkenswert, daß es sich im Körperschema in der Form ausdrücken kann, daß bei passiver Gleichstellung, welche auf den Tonusverlust folgt, die andere Hand als tiefer-, der Arm mit dem Tonusverlust als höherstehend erlebt wird. Doch soll der Komplex der Probleme des Tonusverlustes später eingehend im Zusammenhange dargestellt werden. Hier soll nur gezeigt werden, daß auch diese Veränderung auf das Bewußtsein vom eigenen Körper einwirkt. Die Unterscheidung von einem zerebellaren Zuge nach unten ist oft schwierig. Legt man die Versuchsperson mit überhängendem Kopfe flach hin, so sinkt nach unserer bisherigen Erfahrung der über dem Kopf erhobene gestreckte Arm bei Tonusverlust nach hinten, bei zerebellarem Zuge geht der Arm nach vorne.

Goldstein und Reichmann und später Goldstein allein sprechen davon, daß bei Kleinhirnerkrankung die Schwellen der Bewegungswahrnehmung verändert seien. Wir haben uns von solcher Schwellenänderung nicht überzeugen können und nehmen lediglich Abänderungen der Primärlage an. Es ist auch wahrscheinlich, daß die von Lotmar, Goldstein (16) und anderen beschriebenen Änderungen in der Schwerewahrnehmung nach ähnlichen Gesichtspunkten zu verstehen sind. Besonders wichtig sind jene Angaben, welche Goldstein (8) über Veränderungen der Lokalisation der Empfindungen bei derartigen Kranken macht. Er findet bei Zerebellar- und Frontalhirnkranken Verlagerungen in ganz bestimmten Richtungen. Bei einem Kranken mit linksseitiger Zerebellarerkrankung wurden alle Punkte auf der linken Körperhälfte nach außen links auf der Brust, nach außen oben am Oberarm und an der Handwurzel, nach außen unten, Punkte an der Spitze des zweiten und fünften Fingers nach außen und proximalwärts verlagert. Die Verlagerung erfolgt in der gleichen Richtung wie das Abweichen der Glieder. Goldstein folgert, daß das normale Körperschema auch von der Motilität abhängig sei. Er nimmt auch an, daß das Körperschema in der Richtung des Muskelzuges ausgezogen werde. Auch auf die Haut gezeichnete Striche und Figuren werden entsprechend der Richtung des Zuges deformiert. Legt man die Hand bei solchen Kranken während des Abweichens lose auf einen Gegenstand, so daß die Hand über diesen weggleitet, so haben die Kranken den Eindruck, daß sich der Gegenstand unter ihrer Hand bewege. Goldstein gibt an, er habe bei jedem zerebellar und frontal Kranken Andeutungen von Störungen dieser Art getroffen.

Wir selbst haben Störungen der Lokalisation bei Kleinhirnkranken nur ausnahmsweise gesehen.

Fall 2. M. F., 20 Jahre alt. Seit dem neunzehnten Lebensjahr epileptische Anfälle, leichte intellektuelle Einschränkung. Während eines Examens ein epileptischer Anfall: Kopfdrehung nach rechts unten, rechte Gesichtshälfte stark tonisch verzerrt, Bulbi nach rechts gewendet. In den linken Extremitäten tonische Krämpfe. Finger in langsamen athetoiden Bewegungen. Dauer eine halbe Minute. Daneben auch typische epileptische Anfälle. Die Pat. zeigt eine Andeutung einer Asynergie cérébelleuse. Flexion combinée links. Beide oberen Extremitäten zeigen eine Steigetendenz, doch ist sie links viel ausgesprochener. Der linke Arm weicht nach außen ab und zeigt auch nach außen vorbei. Links keine Rückstoßbremsung. Bradyteleokinese angedeutet. Adiadochokinese deutlich. Keine Parese. Keine Störungen der Sensibilität. Neurologischer Befund im übrigen o. B. Die Pat. lokalisiert Berührung und Stechen am linken Arm, zu stark nach oben außen. Die Außentendenz der Lokalisation nimmt beträchtlich ab, wenn der linke Arm nicht fixiert wird, sondern seinem motorischen Zuge nach außen folgt.

Die Annahme, daß die Störungen des linken Armes auf Kleinhirnläsion zurückgehen, braucht nicht näher begründet zu werden. Die

Änderung in der Lokalisation hängt offenkundig mit den motorischen Tendenzen zusammen.

Während wir die Änderung des Körperschemas in dem oben beschriebenen Sinne, daß die Extremität entgegengesetzt der Richtung des Zuges verlagert erlebt wird, so gut wie regelmäßig gesehen haben, ist in unserem Material der oben niedergelegte Befund vereinzelt. Für die Deutung der von GOLDSTEIN regelmäßig und von uns vereinzelt gesehenen Störungen der Lokalisation bei Kleinhirnkranken kommt zunächst der Gesichtspunkt in Frage, daß die ganze Extremität an einer anderen Stelle erlebt wird, als sie in Wirklichkeit ist, und zwar entgegengesetzt der Zugrichtung. Wird nun die Extremität beim Augenöffnen an der richtigen Stelle gesehen, so wird der innerhalb der gesamten gesehenen Extremität annähernd richtig erlebte Punkt gegenüber der früher erlebten Stellung in der Richtung des Zuges verlagert erscheinen müssen. Aus der Kompliziertheit der Bedingungen würde sich ohne weiteres die Inkonstanz der Befunde erklären. Doch geben wir das Gezwungene dieses Erklärungsversuches zu und rechnen mit der Möglichkeit, daß andere Deutungen sich als richtiger erweisen könnten. GOLDSTEIN meint, daß die motorische Tendenz unmittelbar das optische Vorstellungsbild beeinflusse, doch ist nicht ohne weiteres einzusehen, weshalb gerade der zu lokalisierende Punkt innerhalb des Extremitätenbildes stärker verlagert werden sollte. Jedenfalls wird hier noch eine Reihe weiterer Erwägungen und Versuche notwendig sein.

Das Problem, inwieweit Tonusveränderungen die Lokalisation innerhalb der von der Tonusveränderung betroffenen Körpergegend beeinflussen, geht natürlich über die Kleinhirnproblematik hinaus; wir haben ähnliche Störungen als Folge von induzierten Tonusveränderungen gesehen, welche als Fernwirkung nach Exstirpation eines hohen Rückenmarktumors auftraten.

Fall 3.[1]) A. K., 47 Jahre alt, erkrankte im Herbst 1915 mit ziehenden Schmerzen in den Schultern, Armen und Beinen. Bald wurde das rechte Bein schwach und gefühllos, später traten auch Schmerzen im linken Bein auf. Im Jahre 1918 war der Krankheitsprozeß zu einer spastischen Paraparese der Beine, einer von D 5 kaudalwärts reichenden, alle sensiblen Qualitäten betreffenden Sensibilitätsstörung nebst Blasen- und Mastdarmbeschwerden gediehen.

Am 20. Juni 1919 wurde eine Laminektomie des zweiten bis fünften Dorsalwirbels vorgenommen und ein intradurales, dem Rückenmark rechts seitlich anliegendes psammöses Endotheliom entfernt. Nach der Operation trat eine langsame Besserung der Blasenbeschwerden, der Gefühlsstörung und des Gehvermögens ein. Im Verlaufe der Rückbildung entwickelte sich ein BROWN-SEQUARDsches Zustandsbild, welches stationär blieb. Im Februar 1924 stürzte Pat. Seither verschlechterte sich ihr Zustand. Es bestand eine

---

[1]) Ausführliche Krankengeschichte bei K. GROSZ: Klinische und Liquordiagnostik der Rückenmarkstumoren. Wien: J. Springer. 1925.

ausgeprägte spastische Paraplegie und eine bis zu D 2 reichende Anästhesie, Analgesie und Thermästhesie der linken und eine Hypästhesie und Hypalgesie der rechten Körperseite. Es wurde ein Tumorrezidiv festgestellt. Die Pat. wurde neuerdings laminektomiert und ein Tumor in der Höhe des vierten und fünften Halswirbels entfernt. Pat. konnte nach der Operation vorübergehend das linke Bein in allen Gelenken etwas bewegen, bald verschlechterte sich aber ihr Zustand so, daß nur Bewegungen der Zehen des linken Fußes möglich waren. Im Bereiche der Hirnnerven waren niemals bei der Pat. Störungen wahrnehmbar. Auch motorische Kraft und Beweglichkeit beider oberen Extremitäten waren intakt. Nur der Daumen rechts war schwächer. Die Oberflächen- und Tiefensensibilität im Bereich der oberen Extremitäten war vollständig ungestört. Rechts trat im unmittelbaren Anschluß an die Operation eine Hyperästhesie auf, welche wechselnd war, aber manchmal sogar das Gesicht betraf. Streckte die Pat. im Sitzen beide Arme gerade aus, so waren beide Hände leicht proniert. Der kleine Finger der rechten Hand abduziert. Schloß die Pat. die Augen, so wichen die Hände stoßweise ziemlich rasch weit auseinander. Hiebei stieg der rechte Arm deutlich an, der linke Arm zeigte eine deutliche Sinktendenz. Schließlich saß die Pat. mit extrem abduzierten Armen da, der rechte Arm war erhoben, die Hand proniert, der linke Arm bis zur Bettdecke herabgesunken. Im Liegen trat das Abweichen der Arme noch rascher auf als im Sitzen. Die Pat. hatte von der Lageveränderung ihrer Arme keine Ahnung und wurde erst, wenn die Arme einen Gegenstand, z. B. die Bettdecke, berührten, auf diese Bewegungen, auf eine Änderung der Armstellung aufmerksam. Die Kopfdrehung nach rechts beschleunigt das Abweichen und Ansteigen des rechten Armes, der linke Arm ging erst nach rechts, wich dann ruckartig nach links unten ab. Kopfdrehung nach links beschleunigte das Abweichen des linken Armes nach links, verzögerte die Sinktendenz dieses Armes. Der Rumpf wurde etwas in der Richtung der Kopfdrehung gedreht, so daß die rechte Schulter freilag. Die Bewegung des rechten Armes wurde durch die Kopfdrehung nicht beeinflußt. Bei Kopfsenken sanken anfangs beide Arme; dann begann der rechte Arm zu steigen und nach außen abzuweichen, während der linke Arm gerade absank und durch Fixation an der Bettdecke am Abweichen gehindert wurde. Beim Beugen des Kopfes nach rückwärts steigen beide Arme nach oben, der rechte auch nach außen, allmählich sinkt der linke nach außen und unten. Fordert man die Pat. auf, mit der rechten Hand auf einen an der linken Extremität berührten Punkt zu zeigen, so zeigt sie deutlich nach außen und unten vorbei und sucht den Punkt manchmal bei geschlossenen Augen sogar weit außen von der Extremität im Bette. Dieses Vorbeizeigen tritt sowohl bei Berührung des Oberarmes wie auch des Unterarmes auf, auch Berührungen an der rechten oberen Extremität haben ein gleiches, wenn auch etwas schwächeres Resultat. Die Lokalisation von berührten Punkten am Rumpf ist sehr wechselnd und nicht eindeutig.

Die Beobachtung, die wir sehr stark gekürzt wiedergeben, ist grundsätzlich beachtenswert, weil sie zeigt, daß Läsion an der Grenze von Dorsal- und Zervikalmark durch Fernwirkung nicht nur Hyperästhesien setzt, sondern auch eine Wirkung auf die medullären und zervikalen Zentren der Haltungsreflexe ausüben kann, offenbar eine Analogie zu jenen Fällen, in welchen Nystagmus bei Rückenmarkstumor beobachtet wird. Es handelt sich um weit ausgreifende Abduktionsbewegung. Der eine Arm steigt, der andere sinkt. Die Störungen der Lokalisation sind zwar deutlich, aber schwer exakt faßbar. Im allgemeinen wird ein an der Haut bei geschlossenen Augen applizierter Reiz weiter nach außen verlegt, offenbar wiederum deshalb, weil die Extremität stärker nach innen verlegt wird, als sie in Wirklichkeit ist. Doch liegen hier sehr komplizierte Verhältnisse vor. Sicher ist nur, daß die Lokalisation durch die Tonusabänderung störbar ist.

Zweifellos bewirkt Kleinhirnläsion nicht nur eine Verstärkung der Pronationstendenz, eine Verstärkung der Abweichreaktionen, sondern auch wesentliche Verstärkungen der Stellreflexe. Als bequemes Mittel der Untersuchung stellt sich zunächst die Kopfdrehreaktion dar. Sie erweist sich bei Kleinhirnerkrankung in einer Reihe von Fällen als wesentlich gesteigert, und zwar in dem Sinne, daß die Kopfdrehabweichreaktion nach der Seite der Kleinhirnläsion zu gesteigert erscheint, so etwa in dem Falle 8 unserer zweiten Mitteilung über das Imitationsphänomen. Es handelt sich um einen Tumor der linken Kleinhirnhemisphäre. Die Kopfdrehreaktion ist nach links gesteigert. In einer Reihe von Fällen sieht man, daß diese Tendenz zum Drehen des Rumpfes und der Arme nach der Seite der Kleinhirnerkrankung sich schon in der Ruhe äußert; sie wird auch gelegentlich durch eine Kopfdrehung nach der anderen Seite provoziert, so daß wir dann das Bild einer paradoxen Drehreaktion des Kopfes nach der einen Seite haben, während nach der anderen Seite eine übermäßige, normal gerichtete Reaktion erfolgt. Der entsprechende Befund des WEISSMANNschen Falles (Kleinhirntumor der rechten Hemisphäre, siehe oben) sei hier ausführlicher wiedergegeben: Bei vorgestreckten Händen unter Augenschluß geht die rechte Hand in Pronationsstellung, die linke sinkt etwas herab. Drehung des Kopfes nach rechts bewirkt normale Höhendifferenz, verstärkt jedoch die Pronation, auch die linke Hand geht in Pronation. Starke Drehtendenz nach rechts. Drehung des Kopfes nach links bewirkt normale Höhendifferenz, Verstärkung der Pronationstendenz der rechten Hand, leichte Supinationsstellung der linken Hand. Paradoxe Drehreaktion, wobei der linke Arm stärker abweicht als der rechte, gleichzeitig Beugung im linken Ellbogengelenk. In anderen Fällen kann die paradoxe Abweichreaktion in der Art und Weise in Erscheinung treten, daß bei Kopfwendungen nach beiden Seiten hin paradoxe Drehungen erfolgen. Eine ähnliche Beobachtung hat GOLDSTEIN bereits mitgeteilt. Offenbar handelt es sich hier um Umschaltungen, über deren genauere Natur wir derzeit noch nicht orientiert sind. Zwei Beobachtungen seien kurz angefügt:

Fall 4. K. F., 34 Jahre, Weichensteller. Pat. begann im Juli 1923 zu „schielen", sah doppelt, bekam Schwindel, merkte einige Unsicherheit im rechten Arm, dann auf der ganzen rechten Körperseite, schließlich auch im Gesicht. Im Februar 1924 Zittern in der rechten Hand, konnte nichts festhalten, mußte unmotiviert zwangsmäßig lachen. Die Sprache wurde schwerer. Pat. ist psychisch auffällig, belästigt Frauen, versucht, sie zu vergewaltigen; arbeitsscheu. Potus und Lues negiert.

Somatisch: Schädel nirgends druck- und klopfempfindlich, Pupillen r. >l. reagieren prompt auf L. u. A. Abduzensparese l., rechts angedeutet. Hochgradiger Nystagmus horizontalis mit rotatorischem Einschlag. V und VII sind intakt. Zunge wird gerade vorgestreckt. Gaumensegel gleichmäßig gehoben. Ununterbrochene Wackelbewegungen und Nickbewegungen des Kopfes. Motorische Kraft und Beweglichkeit beider o. E. intakt. Reflexe lebhaft r. >l. Adiadochokinese r. >l. Deutlicher Intentionstremor r. >l. Leichtes Vorbeizeigen beim F.N.V. Bei vorgestreckten Armen sinkt die rechte Hand etwas herab, beide Hände sind in deutlicher Pronationsstellung r. >l. Dreht man den Kopf nach rechts, so gehen die beiden Arme ruckartig nach links, wobei die rechte Hand stärker nach links abweicht als die linke, so daß sich die beiden Hände berühren. Dabei keine Höhendifferenz. Bei Drehung des Kopfes nach links kommt es zu einer Verstärkung der Pronationstendenz der linken Hand; erst weicht die linke Hand nach links ab, geht aber dann gleichzeitig mit der früher unbeweglichen rechten in kurzen ruckartigen Bewegungen nach rechts. Hiebei weicht die rechte Hand stärker nach rechts ab als die linke. Die linke Hand steht beträchtlich höher als die rechte. B.D.R.: Die oberen fehlen und die unteren sind auslösbar. U.E.: Beweglichkeit beiderseits gut, keine grobe Herabsetzung der motorischen Kraft. P.S.R. r.=l. gesteigert. A.S.R. r.=l. sehr lebhaft. Andeutung von Babinski und Fußklonus r. K.H.V. r.=l. +. Beim Gehen leichtes Schwanken, dabei gerät der Kopf in deutliche, schüttelnde Wackelbewegungen. Der Gang ist zeitweise stampfend, breitspurig. Liniengang unmöglich, ebenso ist das Besteigen eines Stuhles mit dem rechten Bein unmöglich. Beugt man ein Bein des Pat. und fordert ihn auf, das andere Bein in die gleiche Lage zu bringen, so überschießt Pat. beträchtlich. Dies tritt sowohl bei primärer Beugung des rechten wie auch des linken Beines auf. Diese Beugung macht sich aber auch bei der sensorischen Kontrolle bemerkbar, indem Pat., wenn man beide Beine in die gleiche Lage bringt, das sekundär eingestellte für bedeutend tieferstehend hält als das primär eingestellte Bein. Oberflächen- und Tiefensensibilität nicht gestört.

An der Diagnose einer vorwiegend zerebellar, lokalisierten multiplen Sklerose kann wohl kein Zweifel sein. Als bemerkenswert heben wir hervor: 1. Die starke Pronationstendenz; 2. die paradoxe Abweichreaktion nach beiden Seiten; 3. das beiderseitige zerebellare Imitationsphänomen.

Fall 5. H. F., 16 Jahre alt, Dreherlehrling. Familienanamnese o. B. 1918 im Anschluß an eine Grippe Schwäche in den Beinen, Unsicherheit beim Gehen. Ständiges Fortschreiten der Schwäche in den Beinen, allmähliche Ungeschicklichkeit der Hände, Schwäche und Unsicherheit in den Armen. Der Pat. mußte daher seinen Beruf aufgeben. Keine Sehstörungen, keine Blasen- und Darmstörungen.

1925 war der Pat. bereits in der Klinik. Somatisch: Pupillen reagieren prompt. Hirnnerven auch sonst o. B. Sprache deutlich skandierend. Motorische Kraft und Beweglichkeit beider o. E. intakt. Intentionstremor l.=r., Adiadochokinese, Reflexe der o. E. nicht auslösbar. B.D.R. r.=l. fehlend. Asynergie cérébelleuse. Flexion combinée. Motorische Kraft und

Beweglichkeit beider o. E. intakt. K.H.V. beiderseits Ataxie. P.S.R., A.S.R. r.+l. fehlend. Babinski beiderseits —, Romberg +. Der Gang stampfend ataktisch, mit ständigem Schwanken des Rumpfes und Wackeln des Kopfes. Keine Störung der Oberflächensensibilität. Bei Prüfung der Tiefensensibilität werden Bewegungen der Finger und Zehen nicht mit voller Sicherheit erkannt. Keine Spasmen. Augenbefund normal. Starke Tendenz zur Divergenz der vorgestreckten Arme. Starke Pronationstendenz. Kopfwendung nach rechts bewirkt ausgesprochene Abweichung der Arme und des Rumpfes nach links bei normaler Höhenreaktion. Kopfwendung nach links bewirkt geringe Abweichung nach rechts. Lagebeharrung stark ausgesprochen. Während der Kopfwendungen verstärkt sich die Pronation. Der rechte Arm hat eine spontane Supinationstendenz. Zerebellares Imitationsphänomen vorhanden.

Auch in diesem Falle handelt es sich um eine zweifellose Kleinhirnschädigung mit doppelseitiger paradoxer Reaktion.

Einige Worte seien über die einarmige paradoxe Abweichreaktion hinzugefügt. Man sieht nicht allzu selten Fälle einseitiger Kleinhirnläsion, bei welchen bei Kopfdrehung vom Kleinhirnherd weg der der Seite der Kleinhirnläsion entsprechende Arm stark nach außen abweicht, während der Kinnarm eine normale Reaktion zeigt. Offenbar wird die Nachaußen-Tendenz des Schädelarmes erst durch die Kopfdrehung geweckt oder verstärkt. Abb. 13 und 14 veranschaulichen das letztere bei vorwiegend linksseitiger zerebellarer Läsion. In Abb. 14 sieht man die paradoxe Verstärkung der Auswärtstendenz des linken Armes, der gleichzeitig etwas steigt. Es werden weitere Untersuchungen notwendig sein, um festzustellen, ob diese Reaktionen die gleichen sind, wenn lediglich ein Arm vorgestreckt wird oder wenn beide Arme vorgestreckt werden. In vereinzelten Fällen, auf die wir hier nicht näher eingehen können, haben wir Differenzen gesehen.

Die Drehreaktionen steigern sich, wie wir bereits angedeutet haben, gelegentlich der Spontandrehungen um die Längsachse, wie etwa in einem obduzierten Falle, den GERSTMANN erwähnt und den auch wir gesehen haben. Ähnlich ein Fall QUENSELS. Auch hier erfolgt die Drehung in der Richtung zur Seite der Kleinhirnläsion. In höchster Steigerung kommt es zur totalen Spontandrehung um die Längsachse, so wie es ANDRÉ THOMAS beobachtet hat. In einem Falle GERSTMANNS kommt es lediglich im Stehen zu einer Totaldrehung um die Längsachse. Wir bringen einen beweisenden Obduktionsfall:

Fall 6. K. R., 42 Jahre, Stepperin. Pat. hatte im Jahre 1918 Grippe, war dann immer gesund. Die ersten Menses traten mit zwölf Jahren auf. Anfangs Mai 1926 bekam Pat. Schmerzen in der linken Kopfhälfte, ein Zustand, der sich immer mehr verschlimmerte. Im Juni trat auch Brechreiz hinzu, der von der Nahrungsaufnahme unabhängig war. Pat. wurde häufig schwindlig, klagte über heftige Schmerzen im Hinterkopf, mußte den Kopf stets vornübergebeugt halten, taumelte beim Gehen, schließlich konnte sie überhaupt nicht mehr das Bett verlassen. Auch das Sehvermögen verschlechterte sich allmählich, Störungen des Hörvermögens hatte Pat. nicht. Sie sei, so gibt sie an, zeitweise von Schmerzen ganz verwirrt. Potus und Lues negiert. Ein Partus, kein Abortus. Pat. kam dann auf eine medizinische Abteilung, dort wurde bemerkt, daß sie den Kopf stets krampfhaft nach rechts und vorne gebeugt hielt. Sie fällt beim Gehen nach rechts. Im Bereiche der Hirnnerven ergibt sich ein Nystagmus bei seitlicher Blickrichtung sowohl nach rechts als auch nach links. Im Bereiche der oberen und unteren Extremitäten keine motorische Parese, keine Pyramidenzeichen. Der Ohrenbefund ergibt eine leichte Laesio nervi kochlearis, rechts mehr als links. Der Vestibularbefund ergibt Übererregbarkeit beiderseits, rechts mehr als links. Der Augenbefund ergibt rechts eine Stauungspapille von $2\frac{1}{2}$ Dioptrien, links 4 Dioptrien. Die Lumbalpunktion ergibt ein negatives Resultat. Ebenso ist der Blut-Wassermann negativ. Der Röntgenbefund vom 4. VIII. 1926 lautet: Im Bereiche des Schädels keine sicheren Veränderungen nachweisbar, Kapsel von normaler Form und Dicke, Innenfläche eben, Sella turcica von normaler Größe, Form und Struktur. Die pneumatischen Höhlen und die Halswirbelsäule o. B. Es wurde die Diagnose eines fraglichen Tumor cerebelli gestellt. Die Pat. wurde in die chirurgische Klinik transferiert. Der neurologische Befund ergibt: Der Kopf wird stets nach rechts geneigt gehalten, doch ist diese Zwangshaltung wohl durch die Schmerzen bedingt. Sonst im Bereiche der Hirnnerven, mit Ausnahme eines leichten Nystagmus beim Blick nach rechts und links, keine pathologischen Veränderungen. Ebenso ist die motorische Kraft und Beweglichkeit der o. und u. E. vollkommen intakt. Adiadochokinese beiderseits. Pat. psychisch nicht frei. Sie ist sehr gesprächig. Witzeln. Wegen der Zwangshaltung wurde am ehesten ein Tumor der hinteren Schädelgrube links angenommen. Der neuerliche Röntgenbefund ergibt wieder keinen pathologischen Befund. Der Augenbefund eine beiderseitige Stauungspapille, links stärker als rechts von $2\frac{1}{2}$ Dioptrien. Der Ohrenbefund eine Überregbarkeit des Vestibularis beiderseits, eine Herabsetzung im Bereiche des Nervus kochlearis, die von einem alten Mittelohrprozesse herrührt. Das Innenohr ist intakt. Der Otologe stellt die Differentialdiagnose zwischen Zerebellartumor und Tumor des linken Stirnhirns. Am 29. August ergibt der neurologische Befund einen Nystagmus horizontalis beim Blick nach rechts und links. Die Mimik ist auffallend unbewegt. Im Liegen dreht die Pat. den Rumpf stets nach rechts, während sie im Sitzen beim Vorstrecken der Arme ein Abweichen desselben nach links aufweist. Im Bereiche der Hirnnerven keine Veränderungen. Die Kornealreflexe r.=l.+. Die B.D.R. r.=l.+.P.S.R., A.S.R. r.=l.+, keine sichere Asynergie cérébelleuse. Keine Flexion combinée. Beim Zeigefinger-Nasen-Versuch l. und r. vorzeitige Bremsung. Kein Intentionstremor. Rechts Vorbeizeigen nach innen, links kein Vorbeizeigen. Beugt man der Pat. das rechte Bein und fordert sie nun auf, das linke Bein in die gleiche Lage zu bringen, so überschießt Pat. diese Stellung sehr stark. Auch im Sensorischen drückt sich dieses Überschießen aus. Die Pat. gibt, wenn man das zweite Bein in die gleiche Stellung bringt wie das erste, an, daß das bewegte Bein bedeutend tiefer als das ruhende steht. Pat. fällt nach rechts. Auf Grund dieser Untersuchung wird ein Tumor des Kleinhirns angenommen. Die Seitendiagnose war unsicher; während die Kleinhirnhemisphärensymptome mehr für links sprachen, wies der Falltypus nach rechts auf einen Tumor dieser Seite hin. Den Nystagmus faßten wir als Fernwirkung auf. Schließlich entschlossen wir uns, einen Tumor anzunehmen, der an der vorderen Wand der linken Kleinhirnhemisphäre sitzt und auf den Wurm drückt. Die Pat. wurde am 31. VIII. auf der Klinik EISELSBERG (Dozent SCHÖNBAUER) operiert. Der

Operationsbefund lautet: Aufklappung zur Freilegung des Kleinhirns. Die Dura ist enorm gespannt. Die Punktion des rechten und des linken Hinterhorns gelingt nicht. Die Punktion des Kleinhirns ergibt eine gelbliche Flüssigkeit. Ein Stückchen des Kleinhirns wird exzidiert, doch ergibt der histologische Befund keine pathologische Veränderung des Gewebes. Pat. klagt nach der Operation über große Schmerzen, ist zeitweise sehr unruhig, schreit den ganzen Tag und muß schließlich in die psychiatrische Klinik überstellt werden. Hier ist Pat. am 14. IX. zeitlich und örtlich orientiert, jammert beständig, greift sich an den Kopf, ruft beständig: „Bitt' schön, bitt' schön, mein Kopf! Nach Hause! Bitt' schön, nach Hause!" Aufträge werden prompt und willig befolgt. Der neurologische Befund ergibt: Ausgesprochene mimische Unregsamkeit. Die Pupillen, beiderseits rund, reagieren prompt, aber etwas unausgiebig auf L. und A. Pat. kann die Augen nicht vollkommen bis in die Lidwinkel bewegen. Langsamer, horizontal rotatorischer Nystagmus. Beim Blick nach rechts stärker als nach links. Das Beklopfen der Jochbögen ist für die Pat. sehr schmerzhaft. V, VII und XII rechts gleich links intakt. Leichte Tendenz, den Kopf nach rechts zu drehen. Pat. blickt ständig nach rechts. Die motorische Kraft der o. E. ist beiderseits nicht herabgesetzt. Pronationsstellung beider vorgestreckten Hände links stärker als rechts. Beim Zeigefinger-Nasen-Versuch leichter Intentionstremor beiderseits, mit deutlicher Bremsung vor dem Ziele. Deutliche Adiadochokinese. Flexion combinée und Asynergie cérébelleuse nicht prüfbar, B.D.R. r. = l. nicht auslösbar, keine Störung der motorischen Kraft der u. E., keine Tonusveränderung. P.S.R. l. +, r. herabgesetzt. A.S.R. l. +, r. fehlend. Kein Babinski. Beim K.H.V. deutliches Überschießen nach oben. Deutliches Überschießen beim Imitationsversuch, l. > r., beiderseits mit sensorischer Kontrolle. Am 26. September beginnt Pat. den Rumpf um die Längsachse nach rechts zu drehen, die linke Hand greift in die Luft, der Kopf ist ständig nach der rechten Seite gedreht, das linke Bein über das rechte gekreuzt. In Rückenlage wird der Kopf nach rechts gedreht, die linke Schulter gehoben. Pat. bleibt auf der rechten Seite liegen, die Beine werden abwechselnd im Kniegelenk gebeugt und gestreckt. Es besteht die Tendenz, nach rechts zu drehen. Passive Kopfbewegung nach links ist wegen Schmerzhaftigkeit schwer möglich, der Kopf wird sofort wieder nach rechts gedreht. Gelegentlich versucht Pat. sich aufzurichten, fällt dabei aber nach rechts. Stellreflexe von den Beinen auf den Rumpf oder von den Händen auf den Kopf oder Rumpf sind nicht auslösbar. Wenn sich Pat. aufsetzt, kommt es allmählich zu einer Drehung von 360°. Im Sitzen kreuzt sie das linke Bein über das rechte, die Augen wandern nach rechts, der Kopf dreht sich allmählich nach rechts, der Körper sinkt aber nach links. Während des Drehens wandern die Augen nach rechts und gehen dann nach Art der langsamen Komponente des Nystagmus wieder zur Mittelstellung zurück. Wenn die Pat. etwas haben will, greift sie mit der rechten Hand immer weit nach rechts an dem Gegenstand vorbei. Sie meint, zu Hause zu sein, sie sei vor einigen Tagen nach Hause gefahren, sie habe Angst, daß sie das Spital nicht zahlen könne. Schließlich erklärt sie, sie kenne sich nicht aus, man müsse den Herrn B. fragen, der zahle dafür, sie sei kein Narr; sie gibt einmal an, sie sei drei Wochen da, dann wieder sechs, jammert fortwährend. Der Kopf wird konstant nach rechts gedreht, das rechte Bein wird sehr häufig über das linke geschlagen, doch zeigt Pat. am 28. X. keine ausgesprochene Drehtendenz mehr. Die Sprache ist sehr gezogen, wiederholt immer dieselben Worte, manchmal Andeutung von Skandieren. Der Intentionstremor beim Zeigefinger-Nasen-Versuch ist stärker geworden, zeitweise kommt es auch zu ausgesprochenem

Kopfwackeln und Kopftremor im Sinne eines rhythmischen Schütteltremors. Beim Sprechen werden die einzelnen Worte explosiv hervorgestoßen. Dabei wird bis zu 15- bis 20mal ein Wort wiederholt, gelegentlich auch eine kurze Phrase: „Das kann ich nicht." Die Augen wandern um die Mittelstellung ständig herum. Kopfwackeln und Augenbewegung sind nicht synchron. Die Augenbewegungen werden verstärkt, wenn der Kopf ruhiggestellt wird. Am 25. XI. liegt Pat. mit angezogenen Knien vornübergebeugt im Bett, die Arme sind an den Leib gezogen, im Ellbogengelenk gebeugt. Sie muß gefüttert werden. Am 24. XII. Exitus letalis.

Der Obduktionsbefund (Dr. CHIARI) lautet:

Breite Narbe nach Aufklappung der hinteren Schädelgrube mit operativem Defekt der Squama occipitalis. Die Dura mit dem Narbengewebe verwachsen, ebenso die Oberfläche des Kleinhirns und auf der linken Seite ein kleiner Prolaps der Zerebellarhemisphäre. Im Sinus sagittalis superior flüssiges Blut. Die Hirnwindungen etwas abgeplattet, die Dura mater an den Kleinhirnhemisphären im Operationsbereich adhärent. Auf einem Frontalschnitt durch die Mitte der Großhirnhemisphären zeigt sich, daß die Ventrikel erweitert sind. An der Oberfläche des Kleinhirns findet sich, im Bereich der Lingula, des Lobulus centralis und auf das Culmen sich erstreckend, ein Tumor von gelblicher Farbe und derber Konsistenz, der auf die beiden Lobuli quadrangulares übergreift und in dessen Bereich die Dura mater adhärent ist. Das Gehirn wird zur Konservierung in Formol eingelegt.

Die Sektion der übrigen Leiche ergibt bis auf ganz frische rote Verdichtungsherde im linken Lungenoberlappen keine pathologischen Veränderungen.

Nach erfolgter Formolfixation wird das Gehirn durch einen medianen Sagittalschnitt in zwei Hälften zerlegt. Dabei zeigt sich, daß der im linken Kleinhirnwurm befindliche Tumor, von der Dura ausgehend, zwischen Lobulus centralis und Culmen sich gegen den Wurm vorwölbt, auf das Velum medullare anterius drückt und von oben und medial her bis an die Brachia conjunctiva reicht. Auf der linken Seite erstreckt sich der Geschwulstknoten, der sich scharf abgrenzt, etwas weiter als auf der rechten. Die Größe der Geschwulst ist die einer Walnuß. Die dorsalen Anteile des Tumors sind frisch durchblutet und an seinem hinteren Ende befindet sich eine haselnußgroße, mit gallertigem, leicht grau gefärbtem Inhalt gefüllte Zyste. Histologisch erweist sich der Tumor als Endothelioma psammosum. (Abb. 15.)

Kurz zusammengefaßt: Beginn mit Kopfschmerzen und Verschlechterung des Sehvermögens. Zwangshaltung des Kopfes nach rechts, Rumpfdrehung nach rechts, spontanes Abweichen der Arme nach links, Adiadochokinese, Bradyteleokinese, zerebellares Imitationsphänomen links, Stauungspapille. Später Spontandrehung um die Längsachse nach rechts bis zur Totaldrehung. Später rhythmischer Schütteltremor des Kopfes, ausgesprochene Palilalie, schließlich Embryonalstellung.

Mit Rücksicht auf die Zwangshaltung des Kopfes, die starke Schmerzhaftigkeit wurde von vornherein ein Tumor in der hinteren Schädelgrube angenommen. Die eigenartige Kombination zwischen linksseitigen Extremitäten und rechtsseitigen Rumpferscheinungen im Sinne zerebellarer Läsion im Verein mit einer gewissen mimischen Unregsamkeit sprach für einen Prozeß in den vorderen Anteilen des Kleinhirns gegen das Mittelhirn zu, die Bremsstörungen, die beiderseitig ausgeprägt waren, ließen eine vorwiegende Störung des Bindearmsystems wenigstens wahrscheinlich erscheinen (vgl. hiezu jedoch die Ausführungen von SCHUSTER, nach welchen die Ansicht von HUNT und HOLMES, daß das Wackeln ein charakteristisches Zeichen des efferenten Dentatussystems ist, noch Schwierigkeiten entgegenstehen). Die Zwangshaltung des Kopfes verwies besonders nach den neueren Untersuchungen von STENVERS

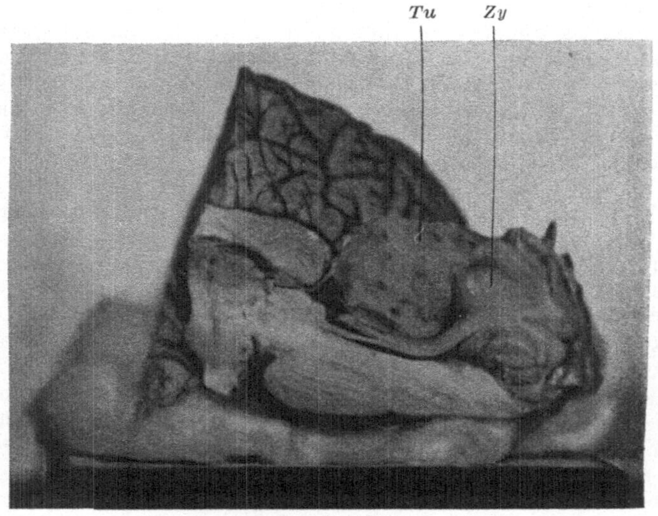

Abb. 15. Kleinhirntumor
Der hintere Anteil des Tumors *(Tu)* ist zystisch *(Zy)*
erweitert. Sagittalschnitt durch das Mittelhirn

wiederum auf einen raumverengenden Prozeß in der hinteren Schädelgrube, doch machte die starke Schmerzhaftigkeit es in diesem Falle wahrscheinlich, daß es sich um eine unmittelbare Wirkung auf die Dura handle; die Operation ergab allerdings kein sicheres Resultat. Im weiteren Verlaufe verstärkten sich die Hinweise auf die vermutete Lokalisation. Die Spontandrehung um die Längsachse nach rechts war wiederum als Zeichen einer schweren Kleinhirnschädigung, besonders rechts, aufzufassen. Das Kopfwackeln, die Iterationen, verwiesen auf das Mittelhirn, auf welches wir auch die ausgeprägte Embryonalhaltung in der letzten Zeit vor dem Tode bezogen. Die Obduktion bestätigte die diagnostischen Erwägungen vollkommen; der Fall ist also ein neuer, wertvoller Hinweis auf die Beziehung des Kleinhirns, und zwar besonders des Kleinhirnwurmes, zur Spontandrehung um die Längsachse. Die Verbindung mit an den Gehakt erinnernden Beinbewegungen ist beachtenswert. Daß die Drehung nach rechts erfolgte, hängt möglicherweise mit der Beharrung der Rechtstendenzen durch die andersartig bedingte Zwangshaltung des Kopfes zusammen. Allerdings wird man auch bei dieser nicht ausschließen können, daß die Rechtstendenzen bereits in ihr mit zum Ausdruck kommen. Warum nun die Spontandrehung um die Längsachse nur während einer begrenzten Zeitspanne in Erscheinung traten, ist eine offene Frage, die derzeit kaum zu lösen ist. Möglicherweise spielen Allgemeinfaktoren hinein, die wir noch nicht näher kennen.

Aber auch sonst kommt es bei Kleinhirnläsion zu Steigerungen automatischer Bewegungen. Besonders eindringlich hat GOLDSTEIN (1) hierauf verwiesen. Hieher gehören kleine Unruhebewegungen der Finger, auf die GOLDSTEIN bereits in der Bearbeitung des OPPENHEIMschen Lehrbuches verweist. Wir haben derartiges wiederholt bei autoptisch verifizierten Kleinhirnfällen gesehen. GOLDSTEIN (1) beschreibt komplizierte automatische Abläufe, welche stets in einer bestimmten Stellung zur Ruhe kommen. Er bezieht sie sicherlich mit Recht auf eine Enthemmung subzerebellarer Mechanismen. Wie wir, wiederum im Einklang mit GOLDSTEIN (1), hervorheben müssen, kommt es in einzelnen Fällen zu ganz extremen Verstärkungen der Haltungs- und Stellreflexe. Wir teilen zunächst einen hiehergehörigen operierten Fall mit, der auch doppelseitige paradoxe Abweichreaktion zeigt. Bei der Operation ergab sich eine Meningitis serosa circumscripta über dem Kleinhirn, nach deren Eröffnung die Symptome schwanden und der Visus sich weitgehend besserte.

Wir haben den Fall bereits früher kurz mitgeteilt (12, 13).

Fall 7. A. K., 19 Jahre alt, in die psychiatrische Klinik der Universität Wien aufgenommen am 15. X. 1925. Familienanamnese belanglos. Pat. war ein nervöses Kind, hatte mehrfach Schädeltraumen, darunter eines im elften Lebensjahre, war bewußtlos und durch Wochen hindurch in einem Schlafzustande. Mai 1925 im Anschluß an einen fieberhaften Abortus plötzliche Erblindung; bei der Augenspiegeluntersuchung der Klinik DIMMER fand sich beiderseits sekundäre Optikusatrophie; der Zustand besserte sich nach einer Typhusvakzinebehandlung. Seit Mitte September heftige Kopfschmerzen im rechten Hinterhaupt. In der letzten Zeit Zittern. Zeitweise Brechreiz. Intern beiderseits fibröse Apizitis. Ausgesprochene Klopfempfindlichkeit der rechten Scheitel- und Hinterhauptgegend. Motorische Hirnnerven frei. Kein Nystagmus. Sprache frei. Anästhesie im Bereiche des Trigeminus, welche sich jedoch als funktionell herausstellt und auf Faradisation verschwindet. Neuritische Optikusatrophie. Vestibularis, Kochlearis o. B. Geruch, Geschmack o. B. Konjunktivalreflex r. und l. +. Kornealreflex normal. Nasenkitzelreflex r. fehlend. Gang intakt. Kein Schwanken bei Augen-Fuß-Schluß. Die vorgestreckten Arme zeigen in den Fingergelenken kleine athetoide Bewegungen. Bewegungen besonders gegen das Ende zu sakkadiert. Keine Adiadochokinese. Reflexe normal. B.D.R. r.=l. +. An den unteren Extremitäten keine Bewegungsstörungen. Nur rechts Adiadochokinese angedeutet. Sehnenreflexe sehr lebhaft, keine Kloni. Rechts Babinski, Oppenheim, Rossolimo +; Babinski links +. Sensibilität völlig intakt. Wassermann im Blut und Liquor negativ. Normale Zell- und Eiweiß-

befunde im Liquor. Röntgenaufnahme des Schädels: Steigerung des endokraniellen Druckes. Die Pat. hat in der Klinik zeitweise Schwindelattacken,
in denen sich die Gegenstände nach links zu drehen scheinen. Während
der Schwindelattacken spontaner Nystagmus nach links. Stellungen des
linken Beines werden rechts nur dann in übertriebener Beugung imitiert,
wenn sie durch Beugung im Hüft- und Kniegelenk erreicht werden, aber
nicht, wenn sie durch Streckung aus stärkerer Beugestellung heraus erreicht
werden sollen. Bei passiver Einstellung wird, gleichgültig, ob sie aus (gegenüber dem ruhenden Bein) stärkerer Beugung oder Streckung vorgenommen
wird, eine Stellung als gleich empfunden, welche dem Überschießen des
rechten Beines durch übermäßige Beugung entspricht.

Stellungen des rechten Beines werden links auf Streckstellungen heraus
beträchtlich überschossen. Doch erfolgt aus der Beugestellung heraus eine
übermäßige Streckung. Bei passiver Einstellung wird, gleichgültig, ob dieses
aus der Beugung oder aus der Streckung erfolgt, das linke Bein dann gleichhoch mit dem rechten angegeben, wenn das linke Knie jene Stellung
eingenommen hat, die es nach übermäßiger Beugung aus Streckstellung
einnimmt.

Seit 2. II. fällt die Pat. im Sitzen und im Stehen nach rechts
bei nach hinten gebeugtem Kopfe. Die vorgestreckten Hände zeigen kleine
Unruhebewegungen. Beim Aufstehen aus der Horizontalen kommt es zu
ausgesprochener Rechtsneigung des Rumpfes. Rechte Hand zeigt Steigetendenz; Kopfdrehung nach rechts bewirkt bei vorgestreckten Armen starke
Neigung des Rumpfes nach rechts. Starke Steigung des rechten Armes
bei paradoxer Abweichung der Arme nach links. Kopfdrehung nach links
bewirkt Steigen des linken Armes bei Drehtendenz nach rechts. Die paradoxe
Reaktion geht ruckweise vonstatten. Bei vorgestreckten Armen bewirkt
Hüftbeugung rechte Hebung des gleichseitigen Armes im Schultergelenk,
Streckung im Hüftgelenk, Streckung des Armes. Ebenso bewirkt Kniebeugung und Kniestreckung Dorsalflexion und Plantarflexion im Fuß-
gelenk, ja manchmal sogar eine schwache Plantar- und Dorsalflexion der
Zehen. Bei unterstützten Armen bewirkt Auswärtsdrehung des Fußes
Supination, Einwärtsdrehung Pronation der Hand. Kopfdrehung nach
rechts bewirkt Supination. Kopfdrehung nach links Pronation der rechten
Hand. Kopfbeugung nach hinten und vorn bewirkt Steigen resp. Sinken
des Armes r. > l.

Besonderen Wert legen wir auf die folgende klinische Beobachtung:

Fall 8. M. W. erkrankte, 39jährig, Weihnachten 1921 mit Kopfschmerzen
und Vergeßlichkeit. Sie konnte nur schwer arbeiten, spürte Fäden, ver-
kannte ihren Mann, den sie für einen Einbrecher hielt. Bei der Untersuchung
erweist sie sich auch dem Polizeiarzt gegenüber als desorientiert und kann
nicht rechnen. Die Familienanamnese ist belanglos. Bei der Aufnahme
in die Klinik 24. II. 1922 ist sie benommen, örtlich und zeitlich desorientiert,
schwer fixierbar, weint, spricht von schweren Leiden, Operationen durch
eine Geburt 1911, gibt zu, Bilder, Vögel u. dgl. halluziniert zu haben. Aus
dem körperlichen Befund ist hervorzuheben: Wassermann im Serum
negativ, röntgenologisch geringe Steigerung des endokraniellen Druckes.
Bulbi druckempfindlich. Fundus normal. Vestibularis normal. Hirnnerven
im übrigen o. B. Fallen nach rechts hinten, Gang breitspurig, ausgesprochene
Asynergie cérébelleuse. An beiden Armen Bradyteleokinese und Adiadochokinese
geringen Grades. Reflexe normal, doch fehlen bei schlaffen Bauchdecken
die rechten Bauchdeckenreflexe, während die linken schwach auslösbar

sind. In der darauffolgenden Beobachtungszeit konfabuliert die Pat. auf
Anregung, ist desorientiert, rechnet schlecht, ist zeitweise sogar delirant,
ist läppisch, euphorisch, allmählich tritt jedoch eine Klärung ein, und am
22. III. ist die Pat. vollkommen klar, geordnet und orientiert. Sie macht
jetzt folgende Angaben: Im November habe sie Grippe gehabt, im Anschluß an diese trat eine Gangstörung auf, später schien es ihr, als führe
sie in einem Aufzug hinauf, Männer packten sie, und im Spital sah sie Vögel
und Mäuse auf der Bettdecke. Auf einem Schwein ritt eine Frau, es kamen
Hunde, sie glaubte, es sei im Jahre 2022, während eines Krieges. Wien war
zerschossen. Sie stieg mit ihrem Mann ins Grab, das jedoch nicht verschüttet
wurde; sie kam herauf und wurde verbrannt. Sie sah sich verkohlt, lebte
aber doch fort. Ein anderes Mal schien ihr, daß sie einer Dame einen Kamm
gestohlen, ihn zerstückelt und dann wieder gegessen hätte. Ihr Mann sollte den
Schaden ersetzen. Sie glaubte sich im Spital ihres Schwagers. Die neurologischen Symptome bildeten sich unter Schwankungen zurück, doch blieb
stets eine zerebellare Unsicherheit beim Stehen und beim Gehen, besonders
beim Wenden, nachweisbar. Im Oktober 1922 wurde die Pat., die mittlerweile
zu Hause ihre häusliche Tätigkeit versehen hatte, zwecks genauerer Beobachtung neuerdings in die Klinik aufgenommen. Der Befund war zwar quantitativ verringert, aber qualitativ ungeändert. Die Pat. wurde in der Zwischen-
zeit immer wieder untersucht und wurde seit Herbst 1924 auch wiederholt
in bezug auf Haltungs- und Stellreflexe untersucht. Die Erscheinungen
sind während der bis zum Abschlusse dieser Arbeit fortgesetzten Kontroll-
untersuchungen in den Grundzügen unverändert geblieben, zeigten jedoch
geringe Schwankungen der Intensität. Vom 14. bis 31. X. 1925 war die
Pat. zwecks neuerer Beobachtung in der Klinik. Wir legen diese Protokolle
der Darstellung zugrunde.

Die Pat. ist psychisch empfindsam, leicht erregt, nicht sehr aufmerksam,
hat jedoch ihre Wirtschaft sorgfältig geführt. Sie klagt gelegentlich über
Kopfschmerzen und Schwindel. Die Pat. macht im allgemeinen einen schläf-
rigen Eindruck, besonders bei Augenschluß ist sie wie benommen und
taumelig.

An den inneren Organen kein pathologischer Befund. Neurologisch:
Motorische Hirnnerven o. B. Trigeminus, Okzipitalis sind beiderseits druckempfindlich. Fundus, Visus o. B. Nystagmus horizontalis beim Blick nach
beiden Seiten[1]. Vestibularis o. B. Kochlearis o. B. Die Sprache ist etwas
langsam und zerzogen. Korneal- und Konjunktival-, Pupillen- und Rachen-
reflexe o. B.

Die Pat. taumelt sowohl bei offenen als auch bei geschlossenen Augen,
beim Stehen und Gehen außerordentlich, wobei der Zug nach hinten überwiegt. Der Gang ist asynergisch, ebenso das Aufrichten aus liegender Lage
und das Rückwärtsbeugen des Rumpfes im Stehen. Sämtliche Bewegungen
sind kraftlos, ohne eigentliche Parese. An den vorgestreckten Händen tritt
ein lebhaftes Spiel der Finger auf, die Finger machen ziemlich rasche, kleine
Bewegungen, meistens in seitlicher Richtung, gelegentlich kommt es jedoch
auch zu Beugungen in den Grundgelenken. Diese Bewegungen sind sowohl
bei Augenschluß als auch, wenn auch viel schwächer, bei offenen Augen
anzutreffen. An den Bewegungen der oberen Extremitäten ist Zögern vor
dem Ziel und Adiadochokinese auffallend. Die vorgestreckten Hände zeigen
eine Andeutung einer Pronationstendenz. An den unteren Extremitäten

---

[1] In den früheren Jahren war auch nach der Untersuchung der Otologen
kein Nystagmus vorhanden gewesen.

sind gröbere Bewegungsstörungen nicht nachweisbar. Keine auffallende Hypotonie im Gesamtkörperbereich. Sämtliche Reflexe, auch die Bauchdeckenreflexe, sind normal. Blase, Mastdarm o. B., die Sensibilitätsprüfung wird durch die Unaufmerksamkeit der Pat., welche sich bei Augenschluß verschärft und in ein tranceartiges Dämmern übergeht, unmöglich gemacht. Die Schmerzempfindlichkeit ist jedenfalls erhalten. Die Pat. zeigt, besonders bei ausgiebigeren Bewegungen, in den Gelenken starke Schmerzempfindlichkeit. Passive Beinbewegungen werden gelegentlich sogar mit Adduktorenspasmen beantwortet. Auch die Knochen als solche sind schmerzempfindlich.

Die Prüfung der Hals- und Stellreflexe erfolgte bei der Pat. sowohl bei offenen als auch bei geschlossenen Augen, sowohl im Liegen als auch im Sitzen und Stehen. Auch wenn die Prüfung bei offenen Augen erfolgt, gerät die Pat. beim Eintreten der induzierten Bewegungen in einen merkwürdigen Zustand der Geistesabwesenheit und Verlorenheit. Bei Augenschluß tritt dieser Zustand sofort ein. Die Pat. ist in diesem Zustande keineswegs suggestibel und wiederholte Hypnoseversuche sind fehlgeschlagen. Aus dem Trancezustande schreckt die Pat. mit Seufzen auf. Häufig kommt es während des Tonuszustandes zu schmatzenden Bewegungen der Lippen; schon während der Ruhelage bemerkt man leichte Strampelbewegungen der Pat., diese verstärken sich zu recht ausgiebigen rhythmischen, gangähnlichen Bewegungen tonischen Charakters, wenn lebhaftere induzierte Bewegungen eintreten. Beachtenswerterweise treten alle diese Bewegungen nicht hervor, wenn die Pat. steht oder sitzt, sondern nur, wenn die Pat. liegt. Berührung der rechten Fußsohle bewirkt einen tonischen Fluchtreflex, der nach dem Aufhören des Reizes rhythmisch wiederholt wird: Auch am linken Bein verstärken sich die Bewegungserscheinungen. Am rechten Bein erzielt man häufig ein Überspringen auf die andere Seite.

Wie erwähnt, kommt es beim Vorstrecken der Arme zu einem athetoseähnlichen Fingerspiel, das sich bei Augenschluß verstärkt. Bei Augenschluß sinken beide Arme auch etwas nach abwärts, was die Beurteilung unseres Grundversuches in bezug auf die Steigetendenz unmöglich macht.

Bei der Pat. ist der Halsreflex (Stellreflex vom Kopf auf den Körper) in ganz ausgesprochenem Maße nachweisbar. Bei Seitwärtsdrehung des Kopfes erfolgt ein unaufhaltsames Nachdrehen des Rumpfes, so daß schließlich eine Drehung des Rumpfes bis zum Winkel von 180⁰ resultiert (Abb. 16). Der Halsstellreflex ist sowohl bei Kopfdrehung nach rechts als auch bei Kopfdrehung nach links in ausgesprochener Weise vorhanden. Von sonstigen Reaktionen ist zu beachten: Vornebeugen des Rumpfes und Absinken der vorgestreckten Arme, bei Kopfbeugung nach vorne, die entgegengesetzte Reaktion bei Kopfbeugung nach hinten. Neigung des Kopfes auf die Schulter bewirkt Absinken des Armes und Neigung des Rumpfes auf die Seite der Kopfneigung, worauf der andere Arm steigt, gleichzeitig Tendenz zur Streckung des Rumpfes.

Beim Blick nach seitwärts folgt der Kopf mit großer Gewalt nach; hieran schließt sich der Körperdrehreflex. Die Pat. kann das Mitgehen des Kopfes beim Seitwärtsblick nicht unterdrücken. Sitzt die Pat., so kann es zu einem Fallen in der Richtung des Blickes kommen. Der Blick nach oben und unten bewirkt entsprechendes Mitgehen des Kopfes.

Drehung des Rumpfes in den Schultern (Hebung einer Schulter) bewirkt Fortleiten der Drehtendenz zum Becken und zu den Beinen. Hebung einer Hüfte bewirkt entsprechende Drehung auch der Schultergegend. Der Kopf folgt erst spät nach. Umgekehrt werden durch die Haltung der Extremitäten Augen und Kopf beeinflußt. So bewirkt passive Supination, daß die Augen in der Richtung zur supinierten Hand abweichen; verstärkt sich durch längere Einwirkung des Lagereizes der Reflex, so kommt es zu einer Kopfbewegung und Körperdrehung in der gleichen Richtung. Ebenso wirkt die Auswärtsrotation des Beines (Abb. 17). Aufgeben der Lage macht nicht immer sogleich rückgängig; die Reaktionen setzen hier wie auch sonst nach einer gewissen Latenzzeit ein, die Schwankungen unterliegen und erfolgen nicht kontinuierlich gleichmäßig, sondern stufen- und absatzweise. Einwärtsdrehung und Pronation sind weniger wirksam. Große Gelenke sind im allgemeinen wirksamer als kleine, doch kann man unter Umständen durch Hebung und Senkung der großen Zehe entsprechende Augen- und Kopfbewegungen bewirken. Verhindert man die Augenbewegungen, indem man die Pat. fixieren läßt, so treten die Kopfbewegungen deutlich hervor. Adduktion und Abduktion in Schulter- und Hüftgelenk sind relativ wenig wirksam.

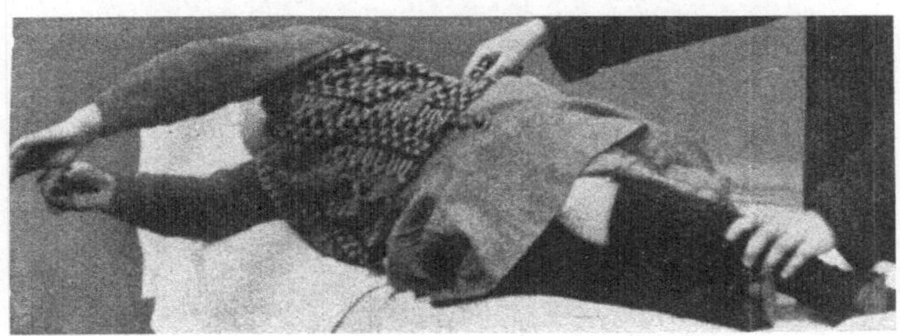

Abb. 16. Pat. M. W. Zerebellare Läsion
Auf Seitwärtsdrehung des Kopfes erfolgt die Drehung des ganzen Körpers so heftig, daß die Patientin in Gefahr ist, vom Bette zu fallen. Beugung des rechten Beines

Läßt man zwei entgegengesetzt gerichtete Lagereize einwirken, indem man beide Beine nach außen rotieren läßt, so kommt es zu schmerzhaften Spannungen und zu einem Aufrichten oder Nachhintenbiegen des Rumpfes durch Beugung oder Streckung im Hüftgelenk. Auch diese Reaktion hat eine gewisse Latenzzeit.

Beugt man die große Zehe aufwärts, so erfolgt, auch ohne daß Schmerzen vorhanden wären, eine Beugung im Hüft- und Kniegelenk, wobei gleichzeitig jener eigentümliche Seelenzustand eintritt, von dem bereits berichtet wurde.

Das Aufsetzen der Pat. im Bett erfolgt grundsätzlich unter Rollung des Gesamtkörpers, wobei die letzte Blickrichtung oder die letzte Kopfstellung maßgebend dafür ist, nach welcher Richtung die Rollung erfolgt.

Wenn ein optischer Reiz im seitlichen Gesichtsfelde der Pat. erscheint, so wendet sie zwangsmäßig die Augen hin, dreht dann den Kopf und den Rumpf und fällt auch gelegentlich in der gleichen Richtung. Die vorgestreckten Arme weichen dabei in der Richtung des Reizes ab. Wird ihr befohlen, einen vor ihr befindlichen Gegenstand zu fixieren, so wirken Bewegungen im seitlichen Gesichtsfelde, wenn auch schwächer, in der gleichen Weise. Manchmal weichen nur die vorgestreckten Arme in der Richtung des seitlichen Reizes ab. Die Bewegung im seitlichen Gesichtsfelde kann durch einen starken Lichtreiz ersetzt werden. Die Abweichung der Arme zum Lichtreiz hin kennzeichnet sich so, daß der zeigende Arm immer stärker in der Richtung des Lichtreizes abweicht.

Genau die gleiche Wirkung haben Schallreize. Sie bewirken je nach dem Punkte, von welchem aus der Schallreiz einwirkt (seitlich vorne oder seitlich hinten), bald lediglich Neigung des Rumpfes zum Schallreiz hin und Abweichen der Arme, bald stärker ausgesprochene Rumpfdrehung (Abb. 18). Ebenso wirken Strich- und Kitzelreize, welche in einer Gesichtshälfte angebracht werden (Abb. 19). Es erfolgen Abweichen der Arme und

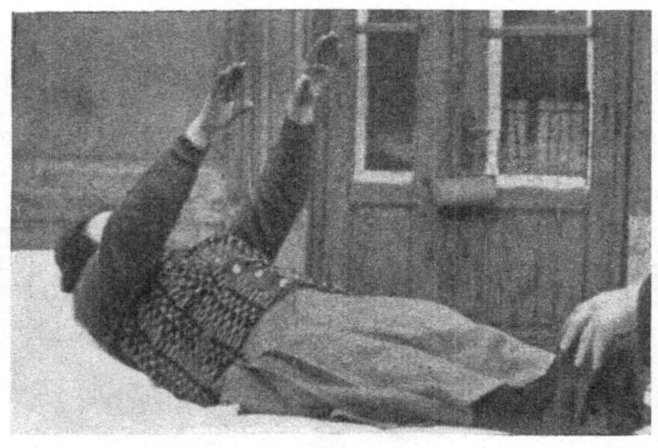

a

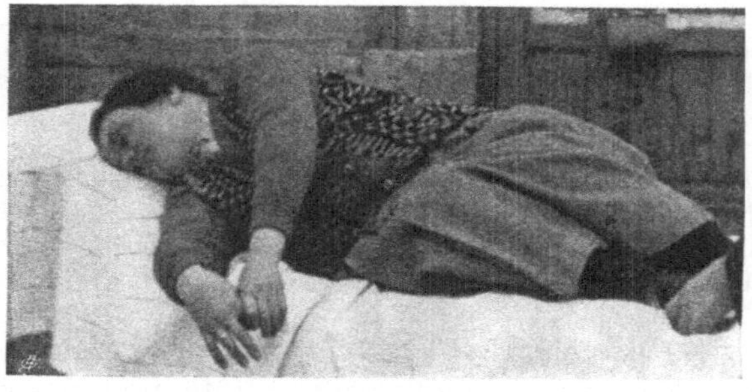

b

Abb. 17. Pat. M. W. **Z e r e b e l l a r e L ä s i o n**
a Ausgangsstellung. *b* Auf Auswärtsrotation des rechten Beines
erfolgt Drehung des Kopfes und Rumpfes

Neigung des Rumpfes nach der gleichen Seite. Läßt man die taktilen, optischen und akustischen Eindrücke von beiden Seiten her gleichzeitig und in gleicher Intensität einwirken, so beugt sich die Pat. nach hinten. Besonders ausgesprochen ist dieses Verhalten nach akustischer Einwirkung. Gelegentlich erfolgt auch, besonders im Stehen, eine Bewegung nach vorne.

Die Pat. kann sowohl zu optischen Anschauungsbildern als auch zu optischen Vorstellungen veranlaßt werden. Durch optische Vorstellungen im seitlichen Gesichtsfeld erfolgen die gleichen Reaktionen wie bei optischen Eindrücken. Je nachdem man die Pat. zum Vorstellen in den verschiedenen Teilen des Gesichtsfeldes veranlaßt, erhält man seitliches Fallen, Kopfdrehungen nach vorne, Beugen des Rumpfes, Nachhintenbeugen des Rumpfes und des Kopfes. Meist sind Augenbewegungen führend, doch treten gelegentlich die Erscheinungen auch ohne vorangegangene Augenbewegungen auf. Druck auf die rechte Handfläche bewirkt tonische Zurückziehung des rechten Armes und eine tonische Beugung im Knie- und Fußgelenk des rechten Beines. Gleichzeitig beginnt die Pat. den Kopf auf die gleiche Seite zu drehen, worauf

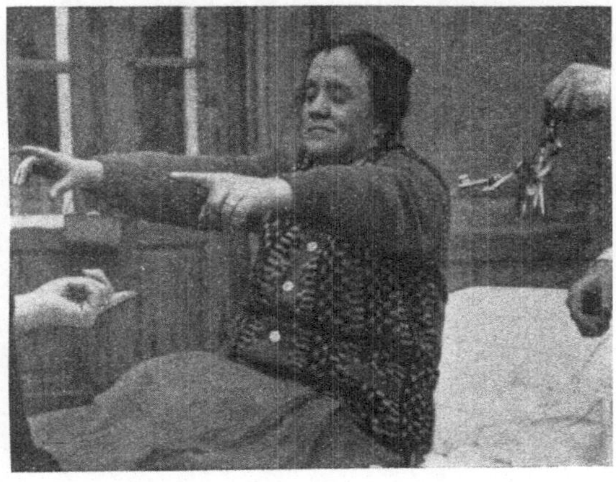

a

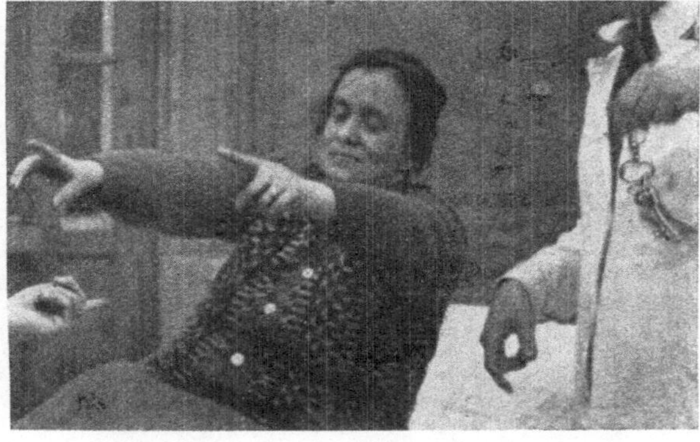

b

Abb. 18. Pat. M. W. Zerebellare Läsion
a Die Patientin zeigt mit ihrer linken Hand auf den vorgehaltenen Finger des Untersuchers. *b* Auf akustischen Reiz (Schlüsselklirren) weicht die Pat. zur Seite des Reizes ab und zeigt nach außen vorbei

dann die bekannten Erscheinungen folgen. Im rechten Bein kommt es dann zu einer ziemlich lange dauernden Streckung im Knie- und Hüftgelenk. Die analoge Reaktion tritt auch beim Druck auf die linke Handfläche auf. Im Stehen und Liegen ist die Erscheinung im wesentlichen gleich, nur daß es im Stehen zu gangähnlichem Auf- und Abheben der Füße kommt. Alle diese Erscheinungen sind mit einer stärkeren Bewußtseinstrübung verbunden.

Während des Eintretens der Drehtendenz wird ein vertikal gestellter Stab häufig mit dem oberen Ende verlagert gesehen und war wechselnd bald in der Richtung der Abweichung, bald entgegengesetzt der Richtung der Abweichung, ohne daß es möglich war, eine bestimmte Gesetzmäßigkeit

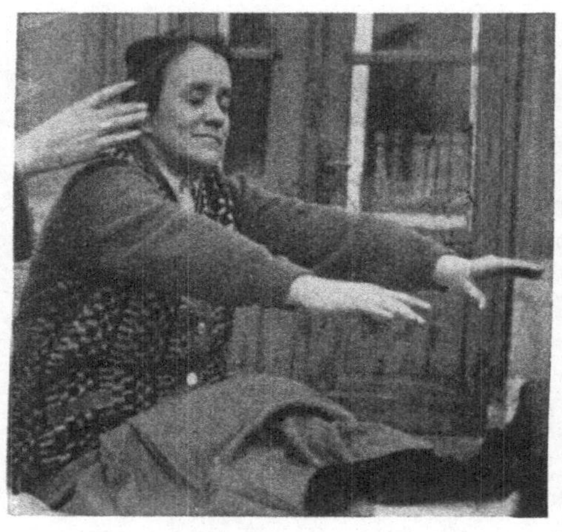

a

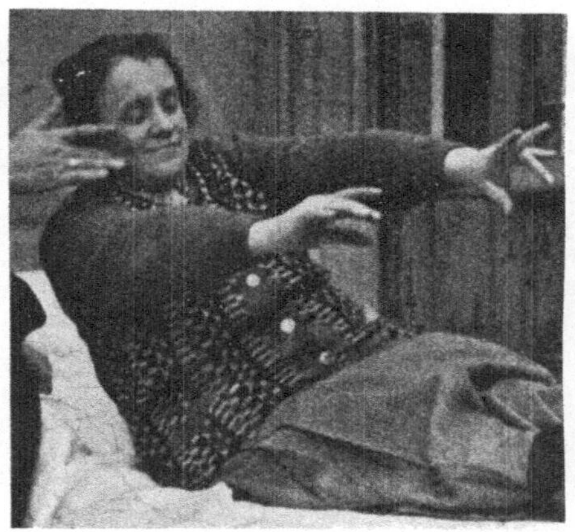

b

Abb. 19. Pat. M. W. Zerebellare Läsion
a Ausgangsstellung: Die kleinen Bewegungen in der rechten Hand sichtbar. *b* Nach Bestreichen der Wange sinkt die Patientin zur gestrichenen Körperseite. Verstärkte Fingerbewegungen

festzustellen. Auch wenn man die Drehung des Rumpfes verhindert, sind die Abweichungen wechselnd.

Nach dem ganzen Verlaufe muß eine Kleinhirnaffektion angenommen werden. Für eine solche sprechen die dauernd vorhandenen asynergischen

Erscheinungen. Ebenso sind Adiadochokinese und Bradyteleokinese Symptome, welche auf eine organische Läsion des Kleinhirns verweisen. Während der ersteren Attacke dachten wir an einen Hirntumor; auch die Psychose, welche einesteils an ein Delirium, andernteils an einen Korsakoff erinnerte, war geeignet, diese Vermutung zu unterstützen; doch hat der Verlauf dieser Vermutung nicht recht gegeben. Man muß wohl an eine enzephalitische Erkrankung mit besonderer Beteiligung des Kleinhirns denken; für die Läsion eines anderen Hirnteiles fehlen Anhaltspunkte. Die Angabe der Pat., daß der Erkrankung eine Grippe vorausgegeangen sei, gewinnt so eine besondere Bedeutung. Die kleinen Schwankungen, welche das Krankheitsbild seit dem Abklingen der akuten Erscheinungen zeigt, stehen nach Ansicht der Pat. mit Erkältungen im Zusammenhang. Wir können dies weder bestätigen noch ablehnen, müssen aber betonen, daß ja auch sonst Schwankungen bei organischen Erkrankungen bekannt sind, auch wenn der Prozeß als solcher im wesentlichen stabil ist. Doch wissen wir ja nichts Bindendes hierüber bei unserer Pat. Der erst im letzten Jahre hinzugekommene Nystagmus spricht vielleicht für gelegentliche Nachschübe des Prozesses. Wenn wir auch über den organischen Kern der Erkrankung niemals im unklaren waren, so hatten wir doch, als wir 1924 begannen, uns eingehend mit der Pat. zu beschäftigen, den Eindruck, daß ihre Empfindungsstörungen vielleicht hysterischer Art sein könnten; wir sind von dieser Ansicht abgekommen, da wir meinen, daß es der mit der Steigerung der Stellreflexe verbundene Gesamtzustand bedingt, daß die Pat., besonders bei Augenschluß, nicht fähig ist, ihre Aufmerksamkeit zu konzentrieren, und fassen auch ihre mangelnden Angaben über Empfindungswahrnehmungen als Folge der organischen Abänderung der Haltungs- und Stellreflexe auf. Daß die Pat. nicht suggestibel und nicht hypnotisabel ist, haben wir erwähnt.

Diese Erörterung geht über die kasuistische Fragestellung hinaus. Man hat ja GOLDSTEIN und RIESE (2) vorgeworfen, es handle sich bei den von ihnen beschriebenen Erscheinungen lediglich um willkürliche, dem Funktionellen im Sinne der Hysterie zugehörige Erscheinungen. Nun sind wir selbst zwar der Ansicht, daß die Methodik von GOLDSTEIN und RIESE (2) Irrtumsmöglichkeiten in sich schließe, doch beweist das pathologische Material eindeutig die Richtigkeit ihrer Aufstellungen. Gewiß haben wir in den Haltungs- und Stellreflexen und den induzierten Tonusveränderungen Erscheinungen vor uns, welche willkürlichen besonders eng verwandt zu sein scheinen. Der Halsstellreflex erscheint unmittelbar in die willkürlichen Bewegungen hineinzumünden, gleichwohl fügt die Willkürbewegung etwas Neues hinzu. Der Stellreflex ist nur Unterbau der Willkürbewegung. Vielleicht wird das Gebiet des sogenannt Funktionell-Hysterischen von den Stellreflexen her eine Aufklärung erfahren. Gleichwohl haben die hier beschriebenen Erscheinungen nichts zu tun mit jenen Motiven und Motivverschlingungen, welche der Hysterie eigentümlich sind und welche sich unter Umständen des körperlichen Mechanismus der Haltungs- und Stellreflexe bedienen könnten.

In diesem Falle ist also durch die zerebellare Läsion eine ungemeine Steigerung aller induzierten Bewegungen im Sinne von GOLDSTEIN in Erscheinung getreten. Bemerkenswert ist auch, daß Stellreflexe vom Kopf auf den Körper so deutlich ausgeprägt sind; aber darüber hinausgehend sind Stellreflexe im Sinne der optischen Stellreflexe, der akustischen Stellreflexe, der taktilen Stellreflexe, extrem gesteigert. Bald handelt es sich lediglich um Körperneigungen, bald um Körperdrehungen. Es handelt sich um Wirkungen, welche auch auf Augen und Extremitäten wirken. Auch hier sind wir durchaus im Einklang mit den Beobachtungen von GOLDSTEIN. Hier sei noch besonders auf jene Untersuchung GOLDSTEINS verwiesen, in welcher er nachweist, daß die Stellung der Augen durch die Haltung des übrigen Körpers, besonders der Extremitäten, beeinflußt werde. Er teilt auch mit, daß bei Kleinhirnfällen eine Kopfbewegung mehr oder minder zwangsweise eine gleichgerichtete Bewegung der Augen auslöse. Durch Stellung zweier Glieder in entgegengesetzter Richtung konnten nystagmusartige Bewegungen hervorgerufen werden (7). Als neu fügen wir hinzu, daß Vorstellungen die gleiche Wirkung haben können wie Wahrnehmungen.

Wichtig erscheint auch, daß die Pat. ausgesprochene Strampelbewegungen zeigt, die spontan auftreten.

GOLDSTEIN beobachtete bei seinen Fällen auch bedeutsame Abweichungen in der optischen Lokalisation, und zwar scheinen die Objekte nach der Seite der Störung schiefgestellt. Bei linksseitiger Zerebellarstörung erscheint bei Fixation mit dem linken Auge eine senkrechte Linie nach links geneigt. Auch in unserem Falle waren Beeinflussungen der Wahrnehmung von Vertikalen nachweisbar, was uns in der Annahme bestärkt, daß in der Tat die Annahme GOLDSTEINS zutrifft, die optischen Wahrnehmungen seien weitgehend vom induzierten Tonus abhängig. Doch werden wir auf dieses Problem erst später eingehen. FISCHER und PÖTZL fanden nach der Resektion einer Kleinhirnhemisphäre beim Menschen eine Verstärkung und relativ lange Nachdauer der labyrinthären Gegenrollung und eine auffallend starke Ablenkung der gesehenen Vertikalen mit dem oberen Ende nach rechts, die sich jedoch rasch rückbildete, während die Abänderung der Gegenrollung noch bestehen blieb. Die Autoren nehmen eine Beziehung zwischen den beiden Phänomenen an. Es handelt sich um eine Problematik, die die Fragen des induzierten Tonus, unabhängig von der Kleinhirnproblematik, betrifft.

Fassen wir diese bisherigen Erörterungen zusammen, so ergibt sich:
1. Kleinhirnläsion fördert die spontane Abweichreaktion (Divergenzreaktion). 2. Kleinhirnläsion fördert die Tendenz der Arme zum Abweichen nach oben. 3. Die Pronationstendenz. 4. Die Tonusveränderung kann nach Kleinhirnläsion in verschiedenen Ebenen verschieden sein. 5. Kleinhirnläsion bewirkt, daß Reaktionen, welche gegen die Schwere gerichtet sind, nicht hervortreten. 6. Kleinhirnläsion bewirkt Abänderung der Tonusverteilung, Anisotonie; an den unteren Extremitäten überwiegt der Beugetonus. 7. Wahrscheinlich kann es durch Kleinhirnläsion zum Tonusverlust kommen. 8. Der durch das Kleinhirn vermittelte Tonus bewirkt Änderungen im Körperschema. 9. Kleinhirnläsion bewirkt eine Verstärkung der Stellreflexe. Wir fügen ergänzend hinzu, daß Lagebeharrung bei Kleinhirnläsion niemals schwindet. Ob Kleinhirnläsion nicht die Lagebeharrung steigert, können wir derzeit noch nicht sagen.

Die Reaktionen sind herdgleichseitig; ob und inwieweit Lokalisationen innerhalb des Kleinhirns darüber hinaus möglich sind, können wir nach unseren bisherigen Ergebnissen nicht beurteilen. Hier sei der Untersuchung O. Rossis gedacht. Rossi zeigt, daß bei Kleinhirnläsionen primitive Asymmetrien der Haltung auftreten (Symptom der „Asimmetrie primitive di posizione") und erläutert die Tatsache durch eine Reihe von Abbildungen. Eine derselben stammt von einem linksseitigen Kleinhirnbruchwinkeltumor und fügt sich völlig den oben gegebenen Ausführungen an. Man sieht an der Abbildung gut die Pronations- und Steigetendenz. Rossi verkennt jedoch die Beziehungen dieses Phänomens zu den Bárányschen Symptomen und zur Anisotonie überhaupt sowie zu den von Goldstein beschriebenen Phänomenen. Doch hat er das Phänomen als solches richtig gesehen und es besonders an der Hand und am Fuß ausgezeichnet studiert, seine Arbeit verweist auf die Aufgabe, die Anisotonie in allen Teilen des Körpers eingehend zu studieren.

Rothfeld beschreibt atypische tonische Halsreflexe bei zwei kindlichen Kleinhirntumoren (2 und 3 Jahre alt). In dem einen Falle traten bei jeder Wendung des Kopfes Streckung und Abduktion auf. An den oberen Extremitäten erfolgte zuweilen an Stelle der Streckung eine Beugung im Gesichtsarm. Im zweiten Falle traten zwar zunächst nur mehr Reaktionen ein, späterhin bewirkte jedoch Kopfdrehung nach rechts Streckung und Abduktion beider unteren Extremitäten. Offenbar handelte es sich um Verstärkungen des Auswärtstonus der unteren Extremitäten, ein Phänomen, das uns von unserer Beobachtung her geläufig ist. Die abnorme Strecktendenz bezieht Rothfeld auf einen begleitenden Spasmus, eine Annahme, in der wir ihm um so eher folgen, als nach unserer Untersuchung Kleinhirnläsion den Beugetonus verstärkt.

Wir haben uns nunmehr der Frage zuzuwenden, inwieweit die hier mitgeteilten Ergebnisse zu dem in Beziehung stehen, was uns sonst über die Kleinhirnfunktion geläufig ist. GOLDSTEIN scheint geneigt, ähnlich wie ANDRÉ THOMAS und DURUPT, von der Anisosthenie (Anisotonie) und von den Tonusveränderungen die gesamte Kleinhirnsymptomatologie abzuleiten. Wir haben bereits früher zum Ausdruck gebracht, daß wir an der selbständigen Existenz der Hypermetrie festhalten. Ebenso erscheinen Bradyteleokinese und Intentionstremor Äußerungen einer Kleinhirnfunktionsstörung zu sein, welche besonderer Art ist (HOLMES). Offenbar handelt es sich um Störungen einer Bremsfunktion. Das kommt auch in dem Fehlen oder verspäteten Einsetzen des Rückstoßes zum Ausdruck (STEWART und HOLMES). Wenn Beziehungen zu ungenügenden oder verstärkten Tonusregulationen vorhanden sind, so sind sie jedenfalls nur indirekter Art. Ebenso wie die Hypermetrie kann auch die BABINSKIsche Asynergie cérébelleuse nicht ohne weiteres mit den hier mitgeteilten Befunden in Zusammenhang gebracht werden. Betrachten wir als Hauptsymptom der Asynergie, daß die Beine vorwärtseilen, während der Rumpf zurückbleibt, so könnte man versucht sein, auch hier eine ungenügende Funktion bestimmter Muskelgruppen anzunehmen. Aber es ist schwer, ja unmöglich, diese Vorstellung festzuhalten; man wird zweckmäßiger den Vorgang so beschreiben, daß eine Bewegungszusammenfügung, die sonst erfolgt, hier durchbrochen ist. Mag sein, daß es früher oder später möglich sein wird, hier eine genauere Definition einzuführen. Eine ähnliche Erwägung gilt für die Tatsache, daß der Kleinhirnkranke beim Nachhintenbeugen nicht die notwendige Beugung im Kniegelenk vornimmt. Hier könnte man kaum sagen, daß die Beugetendenz als solche eine Abänderung erfahren hat, sondern es ist lediglich die Beugung bei einer bestimmten Anforderung nicht in Erscheinung getreten. Ein solches Verhalten kennzeichnen wir jedoch besser mit dem Ausdruck „Asynergie." Wir kennen an den Extremitäten keine analogen Erscheinungen, wiewohl gelegentlich auch von einer Asynergie der Extremitäten gesprochen wird. Es bleibt selbst in bezug auf diese Erscheinungen fraglich, ob es zweckmäßig sei, den Ausdruck „Inkoordination" zu gebrauchen, da mit diesem Ausdruck doch die Vorstellung verbunden ist, daß ein Ordnungsfaktor weggefallen sei; gerade das scheint aber keineswegs bewiesen. Bei der Tabes kann man wohl mit größerem Rechte von Inkoordination sprechen, denn dort ist ja durch den Ausfall sensibler Qualitäten in der Tat ein Faktor gegeben, welcher die Ordnung der Bewegungselemente stört. Aber selbst bei der Tabes ist das nur einer der Faktoren, und man würde die Bewegungsstörung der Tabiker nicht verstehen, wenn man sie lediglich unter dem Gesichtswinkel des Ausfalles von Sinneseindrücken betrachten würde. Wir halten jedenfalls die BABINsĸɪsche Bezeichnung „Asynergie" für weitaus zweckmäßiger und würden eine Identität der Asynergie mit den bisher schon beschriebenen Mechanismen nicht annehmen, wenn auch eine gewisse Verwandtschaft zum Hyperflexionsphänomen und zur Anisotonie nicht in Abrede gestellt werden kann. Der eine von uns hatte dementsprechend das Hyperflexionsphänomen ursprünglich als Teilstück der zerebellaren Asynergie aufgefaßt, doch scheint uns die jetzt gegebene Begriffsbestimmung schärfer zu sein. Jedenfalls ist es nach dem heutigen Stande des Wissens unzulässig, das Kleinhirn lediglich als Koordinationsorgan zu betrachten, es sei denn, man bezeichne jede Bewegung als inkoordiniert, die ihren Zweck nicht erfüllt. Das Nachhintenfallen Kleinhirnkranker ist, sofern es nicht mit den BÁRÁNYschen Mechanismen in Zusammenhang steht, der Ausdruck eines Zuges, welcher auf den Rumpf ausgeübt wird, der aber nicht gleichzeitig auch auf die Beine sich erstreckt. Auch hier kann man vermuten, daß Beziehungen zur Anisotonie bestehen, wird sich aber gleichzeitig sagen müssen, daß, insofern doch etwas Besonderes vorliegt, als diese Anisotonie willkürlich schlechter ausgleichbar ist als die der Extremitäten und auch bei offenen Augen nicht ohne weiteres kompensierbar ist.

MAGNUS hat, entgegen den Befunden anderer Autoren, die Möglichkeit, durch Kleinhirnläsion Hypotonie zu setzen, für das Tierexperiment in Abrede gestellt, aber bereits die von uns oben erwähnte mangelnde Gegenwirkung gegen die Schwere kann wohl kaum anders denn als Hypotonie bezeichnet werden. Wir halten auf Grund der klinischen Erfahrung daran fest, daß Kleinhirnläsion Hypotonie setzen könne, was bei halbseitigen Läsionen besonders deutlich wird. Diese Hypotonie äußert sich vor allem dahin, daß die Gegenspannung gegenüber der passiven Bewegung sich nicht so prompt einstellt; außerdem ist auch die Antwort auf den Schwerereiz eine ungenügende und schließlich ist die Antwort auf sonst den Tonus steigernde Eindrücke gleichfalls vermindert.

Nach HOLMES zeigt bei Kleinhirnverletzungen der Reflex auf der homolateralen Seite einen raschen Abfall. Wie man diesen Befund der Hypotonie mit der Steigerung von Haltungs- und Stellreflexen vereinen kann, ist ein Problem, das einer genaueren Durchforschung bedarf; man könnte zwar an Verschiedenheiten der Lokalisation denken, muß aber anderseits berücksichtigen, daß ja die verschiedenen Tonusregulierungen nicht ohne weiteres der gleichen Stufe angehören. Es scheint, daß gerade die primitiven Tonusregulierungen bei Kleinhirnläsion besonders stark leiden.

BÁRÁNY hat auf den Ausfall vestibulärer Zeige- und Fallreaktionen nach Kleinhirnläsion verwiesen. Trotz der Schwierigkeit der theoretischen Erklärung kann an der klinischen Erfahrung der Herabsetzung, ja des

Fehlens vestibulärer Zeige- und Abweichreaktionen im Bereiche des Rumpfes und der Extremitäten bei einzelnen Fällen von Kleinhirnläsion nicht gezweifelt werden. Auch BRUNNER, ein scharfer Gegner der BÁRÁNYschen Anschauungen, gibt das zu. Die Vereinigung dieser Befunde mit dem Befunde der Enthemmung dieses und des zweifellos nahe verwandten Haltungs- und Stellreflexessystems ist unseres Erachtens auf einwandfreie Weise nicht möglich. (Vgl. dazu den Bericht des einen von uns in Düsseldorf, erweitert mitgeteilt in den Jahrbüchern für Neurologie und Psychiatrie [2,3].)

Hier ist noch eines weiteren Phänomens zu gedenken, dessen wir gleichfalls schon kurz gedacht haben, nämlich des Tonusverlustes. Man sieht bei einer Reihe Kleinhirnkranker, daß die vorgestreckte Extremität bei Augenschluß zu sinken beginnt. Es ist gewiß im Einzelfalle nicht leicht, diese Sinktendenz als Tonusverlust von einem Muskelzug nach unten abzugrenzen; auch das Phänomen besonderer Muskelermüdung muß hier in Betracht gezogen werden, aber offenbar gibt es doch ein Phänomen, das ZINGERLE als latente Parese bezeichnet und das offenbar mit vom Auge vermittelten Tonuseinflüssen im Zusammenhang stehen dürfte. Wir sind jedoch nicht sicher, ob das Phänomen auch bei reinen Kleinhirnläsionen auftreten könne. Der beweisendste Fall unserer Beobachtungen in bezug auf Tonusverlust war mit Wahrscheinlichkeit auf die Umgebung des Aquädukts zu beziehen. Immerhin erscheint uns die Existenz des Tonusverlustes auch bei Kleinhirnkranken wahrscheinlich. KNAPP berichtet von einem autoptisch verifizierten Kleinhirntumor mit attackenweisem schlaffen Zusammenstürzen. Wir verweisen auf die ergänzenden Bemerkungen über den Tonusverlust, die wir im nächsten Abschnitt bringen.

HANSEN und REICH haben allerdings nur an einer Beobachtung gezeigt, daß bei Kleinhirnerkrankung die Eigenreflexe abgeändert sind. Die Refraktärphase nach Einzelreizung ist verlängert, die Entspannung verzögert. Man wird sich die Frage vorzulegen haben, ob derartige Befunde, wenn sie sich an größerem Material bestätigen ließen, nicht einen Zugang eröffnen könnten zu den Problemen der Adiadochokinese. An dem Phänomen der Adiadochokinese scheint uns nach wie vor wesentlich zu sein, daß im Laufe der häufigen Wiederholung die Größe der Exkursion abnimmt. Dieses Grundphänomen mag durch die Hypermetrie, durch das Überwiegen der Pronatoren (vgl. hiezu E. POLLAK), durch Schwierigkeiten in der Entspannung modifiziert werden, das Wesentliche ist doch die Abnahme der Innervation, welche sich lediglich bei Wiederholung der gleichen kurzdauernden Bewegung und nicht bei einer fortdauernden Innervation und Kraftleistung äußert. Es handelt sich nach der Auffassung von GREGOR und SCHILDER um eine besondere Art zentraler Myasthenie, eine Auffassung, der LOTMAR allerdings mit Entschiedenheit widerspricht. Wie dem auch sei, die Beziehungen zwischen Adiadochokinese und den hier beschriebenen Störungen können keine engen sein, sie können keinesfalls mehr als indirekte sein. Andernteils ergeben sich Beziehungen zwischen dieser Auffassung der Adiadochokinese und der Frage der zerebellaren Parese (MANN, PINELES). Eine solche im eigentlichen Sinne gibt es nicht, es scheint sich nur um eine mangelhafte Ausnützung der Kraft unter dem Einfluß der hier beschriebenen Störungen zu handeln.

Die Probleme der Lokalisation innerhalb des Kleinhirns stehen nicht zur Diskussion. GOLDSTEIN meint, daß die Kleinhirnstörung stets halbseitig einsetze; jedenfalls haben wir in Übereinstimmung mit GOLDSTEIN, seit wir darauf achten, Vorbeizeigen in einzelnen Gelenken nicht gesehen, wir sind derzeit auch nicht imstande, die Störungen zu einzelnen Kleinhirnsystemen in genaue Beziehung zu setzen. Am sichersten erscheint noch, daß der Kleinhirnwurm seine Hauptbeziehungen zum Rumpfe, die Kleinhirnhemisphären zu den Extremitäten haben. Eine Beziehung des Bindearmsystems zu den Bremsphänomenen ist zumindest wahrscheinlich. Der praktische Wert der hier mitgeteilten neuen Befunde bezieht sich weniger auf eine Lokalisation im Kleinhirn als auf die Diagnostik der Kleinhirnstörung als solcher und die Erkennung der geschädigten Seite des Kleinhirns.

b) Über Tonusverlust

Daß das Zerebellum mit der Aufrechterhaltung des Tonus zu tun hat, und daß es bei Kleinhirnläsion zu einem Tonusverlust kommen kann, wurde oben erwähnt. ZINGERLE spricht von latenter Parese, die bei Augenschluß manifest werde, doch muß man wohl die Parese im engeren Sinne von dem Tonusverlust trennen. Der Tonusverlust dieser Art steht stärker unter dem tonisierenden Einfluß optischer Eindrücke. Nun ist die Zugehörigkeit des optisch gelenkten Tonusverlustes zur Kleinhirnläsion nicht ohne weiteres gesichert; hier ist nur noch zu erwähnen, daß in dem oben eingehend dargestellten Falle 8 (M. W.) die Patientin nach dem Ablauf gewisser Bewegungsfolgen schlaff nach hinten sinkt. Zweifellos ist ein Tonusverlust von der Umgebung des Aquaeductus Sylvii aus zu erzielen. Wir haben in Gemeinschaft mit BERLINER einen Fall beschrieben, in welchem es bei Augenschluß zu einem Sinken des Körpers nach rechts unter Schlaffwerden kam, gleichzeitig sinken die Hände schlaff nach abwärts. Deckte man die Hände lediglich ab, ohne die Augen schließen zu lassen, so kam es nicht zum Tonusverlust. Die Ähnlichkeit mit dem Schlafe wurde dadurch verstärkt, daß die Patientin während des Augenschlusses anscheinend auch in ihrem Bewußtsein eine leichte Trübung erfährt. Jedenfalls brachte sie auch nach kurzdauerndem Augenschluß die Augen nur mehr sehr schwer auf; wie ein Schlafender, der aus tiefem Schlafe geweckt wird. Vom Augenschluß glitt die Patientin auch häufig zu Zuständen eines tiefen Schlafes der Bewußtlosigkeit über, in welchem sie umfiel und schlaff dalag. Besonders im Liegen drehte sich ihr Kopf nach rechts, während heftige Schwindelerscheinungen auftraten. Die organische Natur des Leidens wurde durch einen Nystagmus zentraler Natur bewiesen, der selbst wieder auf die Umgebung des Aquädukts hinweist. Ähnliche Attacken traten häufig auch spontan in Erscheinung. Solcher Tonusverlust muß zum Tonusverlust während des Einschlafens in Beziehung gesetzt werden; ferner ist an den Tonusverlust der Narkolepsie zu erinnern. REDLICH hat gezeigt, daß beim Narkoleptischen es auch durch affektive Momente, besonders durch Lachen, zu einem Tonusverlust kommt. Sicherlich sind die klinischen Formen des Tonusverlustes hiemit nicht erschöpft, wir selbst haben Ähnliches bei Enzephalitikern beobachtet. Hier knickte der Patient allmählich immer mehr in den Beinen ein, und zwar besonders im Stehen, während beim Gehen die Störung weniger hervortrat. Um eine Parese im gewöhnlichen Sinne konnte es sich schon deshalb nicht handeln, weil der Patient, wenn er die Störung beachtete, sie recht weitgehend unterdrücken konnte. In einem anderen Falle von Enzephalitis sahen wir die vorgestreckten Arme erst dann absinken, wenn die Augen geschlossen wurden; wurden sie lediglich abgedeckt, so trat das Absinken nicht ein. In anderen Fällen ist das Absinken der vorgestreckten Arme freilich auf ungenügende Kraft zurückzuführen. Der Augenschluß ändert daran nichts, vielmehr sinkt der Arm so und so ab. Derartiges kann man beim Basedowiker beobachten. Nun scheint es im allgemeinen so zu sein, daß dort, wo der Augenschluß wirksam ist, der Tonusverlust auch auf das Körperschema einwirkt; der sinkende Arm, passiv gleichhoch eingestellt dem Normalen, wird als höher empfunden. Im Falle des Kraftverlustes bemerkt man nichts Entsprechendes, doch sei hier vermerkt, daß wir in einem Falle von Myasthenie gesehen haben, daß der absinkende myasthenische linke Arm bei passiver Gleichstellung mit dem rechten gleichfalls als höherstehend empfunden wurde. Hier werden noch eingehende klinische Studien notwendig sein. Klinisch ist in bezug auf den Tonusverlust noch hinzuzufügen, daß offenbar vom Vestibularisapparat aus gleichfalls Tonusverlust zustande kommen kann, wobei offenbar nicht nur der periphere, sondern auch der zentrale Vestibularisapparat auslösend wirken kann; wir verweisen zum Beispiel auf die Untersuchungen von TRAUTMANN, der vom Hinstürzen mit Bewußtlosigkeit bei Vestibularisaffektion berichtet.

Inwieweit wirklicher Tonusverlust etwa bei Parietalläsion zustande kommt, ist noch nicht spruchreif.

c) Chorea

Förster hat mit Recht die Störungen der zerebellaren Funktion in das Zentrum der Erörterungen über die Chorea minor gestellt. Wir haben dementsprechend zu erwarten, daß wir eine Reihe der hier beschriebenen Phänomene bei der Chorea minor antreffen. In der Tat sind Hyperflexionsphänomene und Pronationsphänomene bei der Chorea minor besonders in der Rückbildung, wo choreatische Bewegungen sie nicht mehr verdecken, deutlich. Ebenso haben wir einarmige, paradoxe Reaktionen gesehen. Die Kopfdrehreaktionen sind meistens außerordentlich lebhaft, bei halbseitiger Chorea sehr häufig lediglich zur Seite der choreatischen Störung. Das Problem der Chorea mollis hat zu dem Problem des Tonusverlustes mancherlei Beziehungen. Eine sichere Beeinflussung der Zuckungen haben wir derzeit nicht erzielt. In bezug auf die chronische Chorea liegen die Verhältnisse sehr ähnlich. Über einen Fall, bei welchem ein sehr ausgesprochener Labyrinthreflex nachweisbar war, sei etwas eingehender berichtet.

Fall 9. F. J., 48. Jahre. Familienanamnese o. B. Pat. merkte seit zirka 2½ Jahren langsam zunehmende starke Zuckungen im ganzen Körper. Seit einem halben Jahre wurde die Sprache mühsamer. Pat. wurde vergeßlich, taumelte beim Gehen, fiel häufig. Somatisch: Keine Augenmuskelparese. Pupillen reagieren prompt. Korneal- und Konjunktivalreflexe r.=l. +, im Bereiche der Gesichtsmuskulatur ständige Unruhe. Pat. preßt den Mund zusammen, wulstet die Lippen, bläst die Backen auf. Hie und da krampfartiges Zusammenkneifen der Lidmuskulatur. Ebenso sind im Bereiche der Lunge stets Unruhebewegungen nachweisbar. Sprache verwaschen, leicht näselnd, undeutlich, sonst im Bereiche der Hirnnerven keine Störung. Insbesondere ist der Vestibularisapparat bei der üblichen Prüfung intakt. Die motorische Kraft und Beweglichkeit der o. E. intakt. Reflexe r.=l. +. Streckt die Pat. bei geschlossenen Augen die Hände vor, so tritt im Sitzen und Stehen Steigetendenz der rechten Hand auf (die im Liegen fehlt; siehe später). Die Daumen werden abduziert, der linke Arm geht nach innen und in leichte Pronationstendenz über. Auch die rechte Hand geht nach innen, der Kopf wird meist der rechten Schulter zugeneigt. Diese Steigetendenz des rechten Armes drückt sich auch so aus, daß die Pat., wenn sie aufgefordert wird, die Hände gleichhoch zu stellen, den rechten Arm stets höherstellt. Stellt man die Arme passiv gleichhoch ein, so wird der linke Arm als höherstehend erlebt.

Kopfdrehung bei vorgestreckten Armen nach rechts bewirkt im Sitzen ein deutliches Heben des rechten Armes und starke Drehtendenz des Rumpfes, bei der der rechte Arm aber nicht mitgeht. Kopfwendung nach links ergibt eine leichte Steigetendenz des linken Armes bei normaler Drehreaktion. Lagebeharrungsversuche beiderseits positiv. Eine Hüftbeugung rechts bewirkt (bei der liegenden Pat.) Steigen des vorgestreckten rechten Armes, während die Hüftbeugung links wirkungslos bleibt. Im Liegen fehlt die Steigetendenz des rechten Armes vollständig. Das Einwärtsgehen der Hände beim Vorstrecken der Arme und bei geschlossenen Augen erweist sich durch eine leichte Beugung der Arme im Ellbogengelenk bedingt. Beim Versteifen der Ellbogengelenke kommt es zu einem Divergieren der Hände. Leichte

Adiadochokinese rechts, kein Vorbeizeigen. Mäßig rasche choreatische Zuckungen in beiden Armen. Leichte Flexion combinée. Neigung des Kopfes nach links. B.D.R. r.=l. +. Im Bereiche der u. E. motorische Kraft und Beweglichkeit intakt. Keine Störung des Tonus. P.S.R. und A.S.R. r.=l. +.

Babinski negativ, Romberg negativ. Keine Ataxie beim K.H.V., doch kommt es häufig durch Zwischenimpulse bei der Ausführung irgendeiner Bewegung zum vorübergehenden Abweichen von der Zielbewegung. Beim aufrechten Stehen choreatische Bewegungen im ganzen Körper, die sich in unregelmäßiger Weise abwickeln. Auch beim Gehen verstärken sich diese Unruhebewegungen. Nach einer Typhusvakzinekur tritt eine wesentliche Besserung des Zustandes der Pat. auf. Die choreatischen Unruhe-bewegungen sind geringer geworden, doch sind die Kopfneigung nach rechts sowie die Steigetendenz des rechten Armes im Stehen und Sitzen ebenso wie die Einwärtsbewegung der Hände sehr deutlich ausgeprägt; die Steige-tendenz des rechten Armes fehlt auch jetzt konstant, wenn die Pat. liegt.

Offenbar handelt es sich um eine chronische Chorea. Von den Sym-ptomen sind hier bemerkenswert:

1. Die Einwärtsbewegung des vorgestreckten Armes, die aber auf einer Beugung im Ellbogengelenk beruht. Wir werden später sehen, daß es sich um ein striopallidär-nigräres Syndrom handelt. Die Ein-wärtsbewegung geht nach Versteifung im Ellbogengelenk in die normale Divergenzreaktion über.

2. Die Steigetendenz des rechten Armes ist einwandfrei als Labyrinth-reflex der Lage nachgewiesen. Sie schwindet im Liegen vollständig, vorausgesetzt, daß die Patientin lange Zeit liegt, denn die aufrechte Stellung hat eine sehr erhebliche Nachwirkung. Die Beziehung zu der Unterlage ist nicht ausschlaggebend, denn das Steigen des rechten Armes tritt auch ein, wenn man die Patientin gegen die Wand gelehnt stehen läßt oder wenn sie sitzend den Rücken gegen die Rückenlehne anpreßt. Bemerkenswert ist, daß dieser Arm auf Kopfdrehung nach rechts mit einer bedeutenden Steigung reagiert, während er nicht entsprechend seitlich abweicht. Offenbar addiert sich die labyrinthär vermittelte Steigetendenz zu der durch die Kopfdrehung (also als Halsreflex) vermittelten. In dieser Hinsicht ist es auch beachtenswert, daß der rechte Arm auch auf Lageveränderungen des rechten Beines stark reagiert.

Man könnte einwenden, daß Labyrinthreflexe symmetrisch seien, daß hier aber eine einseitige Steigetendenz vorliege. Man wird zu ent-gegnen haben, daß der offenbar stets vorhandene Labyrinthreflex durch einseitige Läsion (des Kleinhirns) erst zur Geltung komme. Überdies ist nach MAGNUS der Einfluß der Labyrinthe auf die Halsmuskulatur ein einseitiger und auch BRUNNER hat einseitige Kontraktur des Sterno-kleidomastoideus nach Labyrintherkrankung beschrieben. Auch bei

Hemiplegie sind nach Pette tonische Labyrinthreflexe lediglich auf der gelähmten Seite nachweisbar. Pette konnte in seinen Fällen ein Maximum und ein Minimum der Spannung finden, je nach dem Winkel, welchen der Kopf mit der Horizontalen einschloß[1]).

d) Delirium tremens

Auch beim Delirium tremens liegt nach allem, was wir wissen, eine Läsion des Zerebellums und zerebellarer Systeme vor. Wir erinnern an die Häufigkeit der Asynergie cérébelleuse bei derartigen Kranken. Bárány und Rothfeld fanden einen Ausfall von vestibulären Extremitätenreaktionen, abnorme Nachreaktionen, eine Herabsetzung der Drehempfindung und beziehen diese Erscheinungen auf die Rinde des Kleinhirns.

Wir selbst (4) und Zingerle (5) haben auf Steigerungen der Abweich- und Drehreaktionen sowie der induzierten Bewegungen überhaupt im Delirium tremens verwiesen. Es zeigt sich, daß Patienten unmittelbar vor dem Ausbruch eines Deliriums normale Reaktionen zeigen können. Im Delirium sind die Abweich- und Höhenreaktionen lebhaft gesteigert. Nach dem Abklingen des Deliriums (1, 4) sind diese Steigerungen nicht nur verschwunden, sondern man findet sogar recht häufig ein Fehlen der Reaktionen, ein Verlauf, der insofern bemerkenswert ist, als wir bei frischer Enzephalititis gleichfalls eine Steigerung der Drehtendenzen nachweisen konnten, während beim postenzephalitischen Parkinsonismus — wie später noch eingehend zu erörtern sein wird — die Haltungs- und Stellreaktionen häufig herabgesetzt sind und fehlen. Zingerle hat gezeigt, daß in einem Falle, in welchem die Automatoseerscheinungen in seinem Sinne lebhaft waren, durch die ablaufenden Bewegungen und Reize eine Menge von komplexen Sinnestäuschungen und Traumerlebnissen ausgelöst wurde. Zingerle hat später noch eine weitere Beobachtung ausführlich mitgeteilt. Wurden in diesem Falle Zingerles durch Drücken Kniebewegungen ausgelöst, so erlebte der Patient Verfolgungen, eine große Schlange beißt ihn im Urwald in die Füße, er flieht und klettert auf einen Baum u. dgl. m. In diesem Falle traten auch spontane Gehbewegungen, Körperdrehungen, Versteifungen auf, wenn er sich selbst überlassen blieb.

Wir selbst haben in einem Falle mit sehr lebhaften, bis zur Spontandrehung gesteigerten Drehreflexen gleichfalls eine deutliche Einwirkung auf die Halluzinationen beobachtet.

---

[1]) Bárány und Vass treten dafür ein, daß Nystagmus und Schwindelanfälle als Labyrinthhaltungsreflexe auftreten können. Doch betrachten de Kleyn und Versteegh diese Attacken als Halsstellreflexe. Bárány denkt außer an Labyrinthhaltungsreflexe auch an Labyrinthreizung.

Fall 10. Die delirante L. Sch. zeigt beim Gang einen deutlichen Zug nach hinten. Während des protrahierten Deliriums werden wiederholt epileptische Anfälle beobachtet. In derjenigen Phase der Erkrankung, die für uns in Frage kommt, zeigt Pat. im Liegen eine ausgesprochene Rechtsdrehung, die anfallartig einsetzt. Diese Rechtsdrehtendenz des Gesamtkörpers im Liegen wird durch Kopfdrehung nach rechts begünstigt, gelegentlich sogar durch eine Kopfdrehung nach links; während der Körperdrehung nach rechts halluziniert die Pat. lebhaft: „Eine Stadt, Pferde, ich bin hinuntergefallen" oder: „Die zwei Pferde fallen in die Gruben hinein." Induktionen von einer Extremität auf die andere finden nicht statt. Im Liegen bewirkt die Kopfdrehung nach rechts eine Drehabweichreaktion nach links, bei Streckung des Rumpfes und normalen Steigereaktionen. Dabei sagt die Pat.: „Das Stockerl dreht sich." Eine Spontandrehreaktion nach rechts im Sitzen ist nur angedeutet. Die vorgestreckten Arme zeigen eine starke Tendenz zur Divergenz. Ist der Kopf nach rechts gedreht, so halluziniert die Pat. nach der rechten Seite. „Da ist ein Hunderl." „Ich schaue immer mit dem rechten Auge." Als der Kopf nach links gewendet wird, sagt sie: „Es geht wieder mit mir nach und dort hinauf ist es gesprungen." Als ihr der Kopf rückwärtsgebeugt wird, sieht sie zwei Türme, außerdem eine Frau mit einer weißen Schürze, einen Mann und einen Hund. Von sonstigen Kleinhirnsymptomen ist nur eine Bradyteleokinese nachweisbar. Mit dem Abklingen des Deliriums verschwindet auch die Atypie der Haltungs- und Stellreflexe.

Die Beobachtung ist einesteils deswegen bemerkenswert, weil ein neuer Beleg für Steigerungen der Drehreaktionen während des Deliriums gegeben ist, und anderseits zeigt es sich, daß die Bewegungserlebnisse zum Teil in die Bilder eingehen. Freilich kann auch hier nicht mit Sicherheit gesagt werden, ob der Lagereiz und die durch ihn bedingten Tonusveränderungen für Lokalisation und Art der Halluzination maßgebend sein, oder ob die Bewegung als solche in die Halluzinationen verarbeitet werde. Der kinästhetische Eindruck wäre dann maßgebend und nicht die Tonusveränderung. Besonders beachtenswert erscheint in diesem Zusammenhange die Angabe der Pat., daß sie Türme sehe, als ihr der Kopf rückwärts gebeugt wird.

Zingerles und unsere Befunde finden zum Teil ihre Erklärung darin, daß der psychische Zustand des Menschen, bei dem der induzierte Tonus lebhaft wird, die traumhafte Auffassung des Deliranten leicht herbeiführt. In diesem werden dann alle Bewegungserlebnisse in jener Art und Weise verarbeitet, welche uns von den Träumen her geläufig sind. Ob darüber hinaus noch durch Tonusabänderungen Abänderungen des Wahrnehmungs- und Halluzinationsmaterials erfolgen, geht weder aus den Befunden Zingerles noch aus unseren eigenen mit Sicherheit hervor. Wenn im Sinne von Goldstein (8) Verlagerungen der Mittellinie bei Kleinhirnerkrankung stattfinden können, die von der Auffassung des eigenen Bewegungszustandes unabhängig sind, so müßten freilich auch ohne Auffassung des eigenen Bewegungszustandes Verlagerungen der Halluzinationen stattfinden können. Daß derartige

Dinge möglich sind, zeigt die Beobachtung von KAUDERS an einem Parietookzipitalfall. Bei diesem Falle traten mit der Kopfwendung und mit den darauffolgenden Drehimpulsen auch Vervielfältigungen der halluzinierten Objekte auf; gleichzeitig bewegten sich diese Objekte. Es ist zumindest wahrscheinlich, daß diese Vervielfältigungen auf Bewegungsimpulse zurückzuführen sind, welche dem Patienten nicht zum Bewußtsein kommen, respektive auf Tonusänderungen von der Art des induzierten Tonus. Man wird auch die interessanten Metamorphopsien, welche in diesem Falle vorhanden waren, auf ähnliche Momente zurückzuführen in der Lage sein, besonders wenn man die Befunde GOLDSTEINs an Kleinhirnkranken berücksichtigt. Hier ist noch älterer Befunde des einen von uns zu gedenken, welche sich darauf beziehen, daß Vestibulariserregung nicht nur die Bewegtheit der Halluzinationen steigere, sondern auch die Halluzinationen vervielfältige. Auch hier ist offenbar die Abänderung des Bewegungsimpulses maßgebend, von denen ja die Erscheinungen an den Augen nur einen Teil darstellen. Es mag hier daran erinnert werden, daß in diesen Beobachtungen bei einem Belladonnadelir gleichfalls ähnliche Wirkungen der Vestibulariserregung auf den Halluzinationsvorgang nachgewiesen werden konnten (4). Bemerkenswert ist es, daß während der Vervielfältigung auch gewisse metamorphoptische Erscheinungen beobachtet werden konnten. Freilich handelt es sich hier nicht um die Wirkung des induzierten Tonus im engeren Sinne, sondern um vestibuläre Tonusveränderungen, welche allerdings zu den hier beschriebenen Erscheinungen eine enge Verwandtschaft haben. Hier sei auch auf die Arbeiten und Befunde von ALLERS und WEIZSAECKER verwiesen. Vestibulariswirkungen sind ja vielfach Wirkungen auf den Muskeltonus. Freilich sind der Vestibularistonus und der Tonus der induzierten Bewegungen nicht völlig identisch, doch stellt sich im Lichte der Befunde von GOLDSTEIN, E. POLLAK und der hier vertretenen Betrachtungsweise der Vestibularis als ein etwas stärker spezialisiertes Rezeptionsorgan dar, während die übrigen Partien des Körpers doch ähnliche Beziehungen zum Tonus haben. Wie die Steigerung der Haltungs- und Stellreflexe im Delirium tremens zustande kommt, ist ein schwer zu beantwortendes Problem. Man könnte an die Wirkung einer Kleinhirnschädigung denken, welche ja beim Delirium tremens zumindest wahrscheinlich ist, doch könnte es sich ebensogut um Reizung und darauffolgende Lähmung der primären Zentren der Stellreflexe handeln. Im Gebiete des Hirnstammes und der Medulla oblongata sind histologische Veränderungen bei Delirium nachgewiesen. Für die Annahme der unmittelbaren Wirkung spricht es, daß nach dem Delirium tremens Haltungs- und Stellreflexe meist herabgesetzt sind, ja sogar nicht allzu selten fehlen; doch ist das Problem sicherlich nicht spruchreif.

e) Tabes dorsalis

Die Bewegungsstörungen des ataktischen Tabikers haben immer wieder die Aufmerksamkeit der Neurologen erregt. Der Zusammenhang mit den Ausfällen und Störungen im Bereiche der Empfindung drängte sich immer stärker auf, so daß die sensibel-sensorische Theorie der Ataxie immer stärker an Boden gewann: der Ausfall, respektive die Abänderung der Empfindungen verursache die Abänderung der Bewegungen. In jüngster Zeit erfuhr diese Theorie durch STEIN und WEIZSAECKER insofern eine Erweiterung, als diese Autoren darauf hinweisen, daß nicht lediglich die Erhöhung der Schwellen, die Verminderung der Empfindlichkeit für die ataktische Bewegungsstörung maßgebend sein kann. Sie betrachten als maßgebend für das Zustandekommen der Ataxie den Faktor der Schwellenlabilität; über deren Wesen mag der folgende Passus aus einem Referat von WEIZSAECKER orientieren: „Bei Tabes, Rückenmarkskompressionen, multipler Sklerose und anderen fand STEIN, daß trotz normaler Drucksinnschwellen bei der Prüfung mit Reizhaaren (a posteriori, also bei normaler Wattebauschempfindung) die Schwelle bei wiederholter Erregung derselben Stelle mit Schwellenreizen zu steigen beginnt, so daß schon nach einigen Dutzend Reizen die Erregbarkeit jener Gegend auf den fünfzigsten Teil und noch mehr sinkt. Wartet man eine halbe Stunde, so kehrt der ursprüngliche Zustand wieder zurück. Dieses als Schwellenlabilität bezeichnete Phänomen fand er auch bei Schmerzreizen, aber auch bei wiederholter Prüfung auf Bewegungswahrnehmungen und auf das Erkennen auf die Haut geschriebener Zahlen, Striche, Richtungen usw. Hier zeigt sich, daß die Konstanz der Reizschwelle beim Gesunden das Ergebnis einer besonderen spinalen Funktion sein muß. Ist sie gestört, so stellt sich gewissermaßen eine übermäßig lange Refraktärphase ein und mit weiterer Beanspruchung steigt die Schwelle immer höher bis zu einem Grenzzustande relativer Unempfindlichkeit. STEIN spricht auch die Vermutung aus, daß die langsamen Spontanbewegungen der Tabiker mit solchem Funktionswandel im Bereiche der Sensibilität in Zusammenhang stehen könnten." Nach WEIZSAECKER sind die Störungen der Schwellenlabilität nur bei zentralen Störungen anzutreffen und sind auf eine Verletzung der Hinterstränge zu beziehen. Während bei einfacher Abnahme der Sinnespunkte und schwellenmäßiger Erregbarkeitsverminderung bis zur Hypästhesie und Anästhesie die Leistungen verhältnismäßig gut bleiben, sind sie bei der Schwellenlabilität vergleichbar den Leistungen einer vollzähligen Truppe, die völlig zuchtlos geworden ist. WEIZSAECKER selbst geht allerdings über diese Formulierungen mit seinem Begriffe der Allotaxie hinaus. Er hat gezeigt, daß beim Zeigen der Tabiker Fehler in einer bestimmten Richtung überwiegen, außerdem macht er auf Steigetendenzen in bestimmter Richtung aufmerksam.

Hier setzen nun unsere eigenen Untersuchungen ein (10). Zunächst fanden wir die Angabe WEIZSAECKERS über Steigetendenzen in bestimmter Richtung bestätigt. Der vorgestreckte Arm des Tabikers steigt etwa kontinuierlich aufwärts oder er weicht ebenso kontinuierlich nach der Seite ab. In anderen Fällen geht die eine oder die andere Hand in Pronationsstellung. Nicht selten findet man Spreizbewegungen des kleinen Fingers. Die Lage des Kopfes im Raume war hiebei in einem Falle nicht ohne Belang. Die Pronation trat nur bei aufrechter Haltung, nicht aber im Liegen hervor. LEVINGER und EICKHOFF haben gleichfalls entsprechende Beobachtungen gemacht. Sie finden, daß zwar derartige Veränderungen mit Störungen der Sensibilität gekoppelt sind, doch waren bestimmte Beziehungen zwischen der Form der Sensibilitätsstörungen und der Stellungsänderung der Arme nicht nachweisbar. In einigen Fällen trat trotz grober sensibler Störungen eine Stellungsänderung der Arme nicht ein.

Wir werden im Gegensatz zu STEIN demnach eine direkte Beziehung der Stellungsänderungen der tabischen Extremitäten zur Abänderung der Sensibilität nicht annehmen können. Wofern es sich überhaupt um Abänderungen afferenter Mechanismen beim Zustandekommen der Lageänderung der Tabiker handelt, wird man das, was als Störung der bewußten Empfindung erscheint, nur als einen Teilausdruck der Störungen der afferenten Mechanismen ansehen. Freilich ist es durchaus nicht sicher, daß es die Störung afferenter Mechanismen allein ist, welche zu den hier betrachteten Störungen führt, vielmehr muß damit gerechnet werden, daß das Kleinhirn als solches bei der Tabes nicht intakt zu sein pflegt und daß eine Kleinhirnläsion an diesen Störungen beteiligt sein könnte. Allerdings halten sich nach SCHAFFER die Kleinhirnveränderungen bei Tabes in mäßigen Grenzen. Ebenso muß die Möglichkeit einer unmittelbaren Beeinflussung der von der Medulla oblongata bis zum Mittelhirn ziehenden Zentren der Haltungs- und Stellreflexe berücksichtigt werden. Daß eine solche relativ leicht möglich ist, zeigt der Fall 3. K., den wir oben mitteilten, bei welchem eine solche Abänderung als Fernwirkung einer Rückenmarkoperation auftrat, welche in der Gegend der untersten Hals- und oberen Brustsegmente vorgenommen wurde. Alle diese Fragen sind nicht spruchreif; sie müssen in der gleichen Weise aufgeworfen werden in bezug auf eine Reihe von andersartigen Bewegungserscheinungen, welche bei der Tabes dorsalis anzutreffen sind. Wir finden — und LEVINGER und EICKHOFF bestätigen das — bei einer großen Reihe schwerer Tabesfälle ausgesprochene Abänderungen beim Grundversuch. Bei Kopfwendung nach rechts kommt es z. B. mit oder ohne Vorschlag im positiven Sinne zu einer paradoxen Abweichreaktion in der entgegengesetzten Richtung. Dabei muß das Abweichen nicht gleichmäßig in beiden Armen sein. In einzelnen Fällen ist diese Abweichreaktion nur bei Kopfdrehung nach der einen Seite paradox, bei Kopfdrehung nach der anderen Seite jedoch normal. In anderen Fällen trifft man jedoch die paradoxe Abweichreaktion bei Kopfdrehung nach beiden Seiten. Die Ungleichheit in der Bewegung der Arme ebenso wie die direkte Beobachtung der Rumpfdrehung zeigt, daß Arme und Schultergelenke selbständig von Reaktionen betroffen sind. Da die Bewegungen nach beiden Seiten hin paradox sein können, muß es sich wenigstens in diesen Fällen um komplizierte Umschaltungen handeln, die unserem Verständnis derzeit noch entrückt sind. In anderen Fällen, wo die paradoxe Reaktion nur einseitig auftritt, mag Übererregbarkeit dort vorhanden sein, wohin die paradoxe Reaktion geht. Die Übererregbarkeit kann entweder eine Übererregbarkeit durch Reizung oder eine Übererregbarkeit durch Wegfall von Hemmungen sein; möglicherweise mag in einzelnen Fällen auch die Schwächung des Gegenzentrums eine relative Übererregbarkeit bedingen. Wir sind uns bewußt, daß diese Bemerkungen nur die theoretischen Möglichkeiten umschreiben, ohne daß für die eine oder die andere Möglichkeit Beweise erbracht werden könnten. Ob der häufig beobachtete Vorschlag in der normalen Richtung für die Erkennung der Erregbarkeitsverhältnisse in den Zentren von Bedeutung ist, müssen weitere Untersuchungen lehren. Die paradoxen Abweichreaktionen haben wir sehr häufig auch dann gefunden, wenn die Sensibilitätsstörungen außerordentlich geringfügig waren, ja gelegentlich sogar bei vollkommen fehlenden Sensibilitätsstörungen an den oberen Extremitäten. Man wird wieder betonen müssen, daß die Abänderungen der bewußten Sensibilität allein keineswegs zur Erklärung dieser Störungen ausreichen können. LEVINGER und EICKHOFF beschreiben auch Beeinflussungen der oberen Extremitäten durch Stellungsänderungen der unteren u. dgl. m.; gleichfalls ein Hinweis darauf, wie schwer die Tabes das Gefüge der Haltungs- und Stellreflexe abändern kann.

In einem wahrscheinlich als zervikale Tabes anzusprechenden Falle war nur im Liegen ein besonders heftiges Nachaußenschleudern des linken Armes nachweisbar, ein Phänomen, das offenbar als Labyrinthreflex aufzufassen ist[1]).

In diesem Falle handelte es sich um einen Fall mit pseudoathetotischen Bewegungen; auch diese sind im Lichte der hier vorgetragenen Befunde zu betrachten. Offenbar genügt auch zu deren Erklärung nicht die Annahme, daß sensible Kontrollen ausgefallen seien, vielmehr erhebt sich die Frage, ob es sich nicht auch hier um Enthemmungen von Haltungs-

---

[1]) In vereinzelten Fällen tritt das Pronationsphänomen im Liegen deutlicher hervor als im Sitzen und umgekehrt.

und Stellreflexen handle[1]). Man wird zunächst an die kleinen Unruhebewegungen zerebellar Erkrankter erinnert, Unruhebewegungen, welche, wie erwähnt, RADEMAKER als unbeherrschte Bewegungen beschrieben hat. Hiezu kommt, daß wir deren Beeinflussungen durch Kopfstellung wiederholt beobachtet haben. Außerdem ist es wohl nicht angängig, sie abzutrennen von den Lageänderungen, über die wir im vorangehenden berichtet haben. Ob freilich die bisherigen Erwägungen ausreichend sind, möchten wir um so eher dahingestellt sein lassen, als STENGEL und SCHILDER (noch nicht veröffentlicht) in einem Falle mit besonders schweren athetotischen Erscheinungen an den unteren Extremitäten symmetrisch Erweichungsherde im Pallidum gefunden haben. Jedenfalls ist die Frage offen, ob nicht noch irgendetwas hinzukommen müsse, damit schwerere athetotische Störungen bei der Tabes in Erscheinung treten. Wir haben bereits in einer unserer früheren Mitteilungen auf die Beziehung dieser Phänomene zur echten Athetose verwiesen, der wir uns im nächsten Absatz zuwenden. Vorher noch einige Beobachtungen:

Fall 11. L. H., 55 J. Bruder an progressiver Paralyse gestorben. Frau hat einmal abortiert. 1898 luetische Infektion. Mehrfache Behandlungen. Seite 1914 Verschlechterung des Ganges. 1916 lanzinierende Schmerzen. Seit sechs Jahren Blasenbeschwerden. Verschlechterung des Sehvermögens. Abnahme der Potenz. Seit sechs Jahren Magenbeschwerden. Vor fünf Jahren vorübergehendes Doppeltsehen. Somatisch: Pupillen bds. entrundet r. >l., beide lichtstarr. Leichter Nystagmus horizontalis beim Blick nach l. und r. Vestibularis und Kochlearis l. schwer geschädigt. Bds. geringe Optikusatrophie, die Bulbi bleiben beim Seitwärtsblicken bds. etwas zurück. Hypotonie der oberen Extremitäten. Athetoide Bewegungen in den Fingern (langsame ungleichmäßige Beugungen und Streckungen der einzelnen Finger in den Grundgelenken). Diese Bewegungen kommen teilweise zum Bewußtsein und können bei Aufmerksamkeit unterdrückt werden. Rechts besteht außerdem noch eine spontane Steigetendenz, welche allmählich auch mit einer Supination der Hand einhergeht. Die vorgestreckten Arme weichen außerordentlich stark auseinander. Kopfdrehung nach rechts beim Sitzen, abnorm starkes Steigen des rechten Armes. Gelegentlich beginnt auch der linke Arm mitzusteigen. Die Supination der rechten Hand verstärkt sich. Gleichzeitig beginnt im allgemeinen eine paradoxe Abweichreaktion. Doch kommt es ausnahmsweise auch zu einer starken normalen Drehabweichreaktion, nur mit gelegentlichen Rucken zur entgegengesetzten Seite. Kopfdrehung nach links bewirkt ein Steigen des linken Armes und ein paradoxes Abweichen, welches rechts stärker ist als links. Hat die paradoxe Reaktion einen gewissen Grad erreicht, so wird die Supination verstärkt und die Hand im Handgelenk überstreckt. Der Pat. ist beim Finger-Nasen-Versuch ataktisch, rechts stärker als links. Die Sensibilität an den oberen Extremitäten zeigt schwere Störungen der sogenannten Lageempfindungen, schwere Störungen der

---

[1]) Die zusammenfassende Arbeit HERMANN EUPHEMIUS' über pseudoathetotische Bewegungen nimmt mit Recht an, daß automatisch gegebene Impulse neben dem Verlust an Empfindungen für die Entstehung der Störung bedeutsam sind.

Diskrimination. Rhythmische Nachempfindungen nach Berührungen werden zeitweise alloästhetisch projiziert. Störungen der Stereognose. Bizeps- und Trizepsreflex l.=r. +. Periostreflex bds. fehlend. Bauchdeckenreflexe l.=r. —. An den unteren Extremitäten schwere Hypotonie, schwere Ataxie. Patellar-, Achillessehnenreflex bds. —, schwere Störungen der Oberflächen- und Tiefensensibilität. Sitzt der Pat. mit freihängenden Beinen, so kommt es fortwährend zu kleinen Pendelbewegungen der Beine, beim Vorstrecken der Hände gehen beide Beine stärker in Streckstellung. Kopfdrehung nach rechts bewirkt stärkere Streckung im rechten Knie. Kopfwendung nach links bewirkt Streckung im linken Knie. Bestreichen der Fußsohle bewirkt einen extrem tonischen Fluchtreflex, das Bestreichen der Fußsohle ist extrem unangenehm. Schwere ataktische Gangstörung. Gelegentlich treten bei dem Pat., verbunden mit Schmerzattacken, myoklonische Zuckungen auf. Die myoklonischen Zuckungen, welche mit Schmerzen zusammenfallen, sind meist doppelseitig, während der Schmerz häufig einseitig ist.

Sitzt der Pat. frei mit gesenkten Armen, so kommt es bald zu einer Streckung des ganzen Körpers. Der Rumpf dreht sich bis zu einem Winkel von 45⁰ nach links. Dann tritt eine Bewegung nach rechts ein, welche von kleinen Schwankungen nach links unterbrochen wird und nicht über 20⁰ die Mittellinie überschreitet, während dieser Spontandrehung wird immer das jeweilige Kinnbein gestreckt, gleichzeitig weichen die Beine entgegengesetzt der Drehrichtung ab.

Die Beobachtung ist mitgeteilt, um zu zeigen, 1. daß sich bestimmte Stellungen und Bewegungen, wie die Supination des rechten Armes, immer wieder durchsetzen, ebenso das Steigen des rechten Armes; 2. um die paradoxe Reaktion der oberen Extremitäten zu zeigen; 3. um auf die Beeinflußbarkeit der Spontanbewegungen durch die Kopfhaltung hinzuweisen; 4. um zu zeigen, daß es auch im Bereiche des Rumpfes Allotaxien gibt, und 5. daß auch die Beine bei der Tabes dorsalis auf Kopfstellungen reagieren können (Streckung des Kinnbeines); 6. daß die Beine entgegengesetzt der Rumpfdrehung agieren können. Jedenfalls zeigen sich bei der Tabes dorsalis zum Teile zwar Steigerungen der Haltungs- und Stellreflexe (ZINGERLE) (2), aber im Vordergrunde stehen doch schwere Abänderungen, deren genauere Theorie noch aussteht. Wir könnten diese Beobachtungen beliebig vermehren. Sind stärkere athetoide Bewegungen vorhanden, so ist meist ein deutlicher Einfluß auf diese nachweisbar. Die oben erwähnte Beobachtung von STENGEL und SCHILDER zwingt uns zu erwägen, ob nicht eine tiefe Gemeinsamkeit zwischen den athetoiden Bewegungen der Tabiker und der Athetose überhaupt besteht. Die genaue Untersuchung Athetotischer wird so dringendes Erfordernis. Freilich hat man bisher viel zu wenig auf gerichtete Spontanbewegungen geachtet. Wir berichten zunächst über einen eigenartigen Fall einer multiplen Sklerose mit gerichteten Spontanbewegungen, welche durch Kopfstellung wesentlich beeinflußt werden.

Fall 12. A. M., 23 J. In der Klinik vom 19. VIII. 1925 bis 15.IX. 1925. Mit 15 Jahren pamstiges Gefühl in den Beinen und Erschwerung des Gehens. Die Erscheinungen gingen rasch vorbei. 14 Tage vor der Aufnahme pamstiges Gefühl in der rechten Hand. Später auch in beiden Füßen. Somatisch: Innere Organe o. B. Wassermann im Blut und Liquor normal. Liquorbefund auch sonst normal. Hirnnerven o. B., Sprache o. B. Bei vorgestreckten Armen steigt der rechte Arm und weicht beträchtlich nach außen ab. Er ist hiebei stark proniert. Der kleine Finger wird abduziert. Der Zeigefinger ist gebeugt. Der Daumen opponiert. Gleichzeitig langsame athetoide Bewegungen in den Händen. Die Finger der linken Hand zeigen gelegentlich auch kaum merkliche Bewegungen. Grobe motorische Kraft ist rechts stark herabgesetzt, besonders im Bereiche der Hand. Durch Ermüdung kommt es links zum Absinken der rechten Hand. Rechts Adiadochokinese. Sehnenreflex r.>l. Im Zeigeversuch Vorbeizeigen nach außen und oben. Grobe Störung der Lageempfindung, rechts besonders in den distalen Gelenken. Störungen der Berührungsempfindung an dem einen Finger der rechten Hand. Bauchdeckenreflex bds. +. Untere Extremitäten Patellar-, Achillessehnenreflex r. >l., rechts leicht klonisch. Babinski bds. +. Keine motorischen Störungen. Keine Störungen der Sensibilität. Grundversuch nach rechts normal, nach links allmählich sich verstärkende paradoxe Abweichreaktion mit Beugung im rechten Ellbogengelenk.

Am 23. VIII. zeigt der rechte Arm eine Steigetendenz und eine ausgesprochene Tendenz, nach einwärts zu gehen. Kopfwendung nach links schwächt die Einwärtsreaktion eher ab. Kopfwendung nach rechts verstärkt die Einwärtsbewegung des rechten Armes (paradox), während der linke Arm normal reagiert.

Am 24. VIII. ist die Sensibilitätsstörung geschwunden. Der Grundversuch ist normal l. >r. Nur mehr leichte Steigetendenz im rechten Arm. Keine Einwärtstendenz. Bei der Entlassung sind mit Ausnahme der schwächer gewordenen Reflexdifferenz an den unteren Extremitäten und des Babinski keine Symptome nachweisbar.

Hier handelt es sich um ein spontanes Abweichen eines Armes nach oben außen, verbunden mit athetotischen Erscheinungen im Handbereich und Sensibilitätsstörungen. Auch Kopfwendung nach links verstärkt die Obenaußenreaktion bei Beugung im Ellbogengelenk. Die Obenaußenreaktion des Armes wird nach einer Woche von einer Obeneinwärtsreaktion abgelöst, welche wiederum durch Kopfwendung paradox verstärkt wird. Man muß wohl den Bewegungstendenzen dieses Falles eine selbständige Bedeutung zuschreiben und wird sie zwischen die Bewegungen Kleinhirnkranker und Athetotischer stellen und der Sensibilitätsstörung eine begünstigende Wirkung zuschreiben.

In der nächsten Beobachtung handelt es sich um einen extremen Außenimpuls einer in der Sensibilität durch Läsion der Capsula interna oder zentraler Anteile des mittleren Stabkranzes auf das schwerste gestörten Extremität.

Fall 13. A. Z., 60 Jahre alt, stürzte am 23. November 1924 unter Krämpfen zusammen. In der Klinik zeigt er epileptische Anfälle mit Kopfwendung nach rechts und Zuckungen in der rechten oberen Extremität. Nachher folgt eine Kopfwendung nach links; Augen stehen im linken Außenwinkel bei fortdauernden leichten, rhythmisch-klonischen Zuckungen im rechten Deltoideus, Trapezius und Bizeps. Die rechte Hand macht Greifbewegungen nach links hin. Rhythmische klonische Zuckungen in den Streckern und Adduktoren der unteren Extremität und in den Bauchmuskeln beiderseits. Hemianopsie links. Die linke obere und untere Extremität fällt schlaff nach abwärts. Sehnenreflexe an der gelähmten linken Körperhälfte lebhaft gesteigert, Unempfindlichkeit gegenüber Nadelstichen links, kein Babinski, kein Oppenheim. Der benommene Pat. ist sehr ablehnend; wird der Kopf passiv nach links gedreht, so wird die rechte untere Extremität im Knie- und Hüftgelenk gebeugt. Der rechte Arm geht nach links, der Körper führt eine Drehbewegung nach links aus, der rechte Fuß wird über dem linken gekreuzt. Myodegeneratio cordis. Wassermann im Blute negativ. Am 10. XII. ist die Lähmung der linken Körperhälfte geringer geworden. Pat. ist auch jetzt besser untersuchbar, geordnet und zeigt auch jetzt schwerste Störungen der Lageempfindung. Die Hemianopsie besteht fort. Läßt man den Pat. beide Arme vorstrecken, so weicht der linke Arm ruckartig, ohne daß der Pat. hievon Kenntnis hat, nach außen ab, bis der Arm extrem abduziert ist; gleichzeitig hat der Arm eine gewisse Tendenz zum Sinken. Zufolge der Hemianopsie erfolgt dieses Abweichen auch bei offenen Augen, wenn der Pat. den Kopf nicht nach links wendet; die Kopfstellung ist auf das Abweichen des Armes nicht von Einfluß. Sie tritt auch bei Kopfwendung nach rechts zutage. Bis 15. II. ist die Parese und die Hemianopsie fast völlig geschwunden, doch ist die Abweichtendenz nach außen, wenn auch verringert, noch deutlich nachweisbar.

Offenbar handelt es sich um einen Herd zentralwärts vom hinteren Schenkel der inneren Kapsel, welcher die Außentendenz des linken Armes freimacht. Beachtenswert auch die Steigerung der Kopfdreh-Körperdrehreaktion, unmittelbar im Anschluß an epileptische Anfälle zur Seite der Parese hin. Auch eine Beugetendenz des Schädelbeines tritt bei Kopfdrehung zur paretischen Seite in Erscheinung.

f) Athetose und striäre Hyperkinesen

In der Mehrzahl der Fälle läßt sich ein wesentlicher Einfluß der Kopfstellung auf Athetose und striäre Hyperkinesen nicht nachweisen, doch gibt es zweifellos Fälle, in welchen ein solcher Einfluß gegeben ist. Wir teilen zunächst den Fall einer Thalamusläsion mit Athetose mit.

Fall 14. M. H., 56 Jahre alt. Seit mehreren Jahren zunehmende Gefühlsstörungen des linken Armes. Seit dieser Zeit auch Schmerzen im linken Arm und linken Bein. In der letzten Zeit Spontanbewegungen im linken Arm. Somatisch: Sämtliche Hirnnerven frei, keine Sensibilitätsstörungen im Trigeminusbereich. Leichte Parese der linken Extremitäten. Armreflexe links nicht auslösbar. Athetose des linken Armes. Bauchdeckenreflexe fehlen. Links fehlt der Patellarreflex. Achillessehnenreflex links schwächer als rechts. Kein Babinski. Schwere Sensibilitätsstörung im gesamten linken Körperbereich, mit Ausnahme des Gesichts, in sämtlichen Qualitäten Hypalgesie, bei Summationswirkungen Hyperalgesie. Arthritis deformans in sämtlichen Gelenken besonders der oberen Extremität links, rechts nur Veränderungen in den kleinen Handgelenken. Übrige Befunde völlig negativ. Die genauere Beschreibung der Athetose ist die folgende: Langsame tonische Bewegungen mit ziemlich großer Kraft, die Finger werden in den Grundgelenken flektiert, manchmal der vierte und fünfte Finger allein; die Hand wird im Handgelenk meist überstreckt. Der

Daumen wird abduziert und adduziert, Pronation und Supination gelegentlich mit Beugen im Ellbogengelenk kombiniert. Bei ausgiebiger Unterstützung des linken Armes nehmen die Spontanbewegungen sehr beträchtlich ab. Die Drehung des Kopfes nach rechts bewirkt Abweichen der Arme nach der gleichen Seite. Dabei wird die linke Hand kräftig proniert; meist wird auch das Ellbogengelenk stark gebeugt, Drehung des Kopfes nach links bewirkt Abweichen der Arme nach links, meist mit Beugen des Ellbogens und immer mit ausgesprochener Supination. Der linke Arm sinkt ständig ab (Parese).

Es handelt sich um einen typischen Fall mit Thalamusläsion. Das interessante Problem, ob die stärkere Betonung der Arthritis deformans links mit der Thalamusläsion in Beziehung steht, kann hier nicht diskutiert werden. Wesentlich ist in diesem Zusammenhang, daß die Kopfdrehung einen entschiedenen Einfluß auf die Pronation und Supination der Hand hat. Pronation und Supination spielen auch im athetotischen Bewegungsspiele dieser Patientin eine Rolle. Hier ist zunächst auf die wichtige Untersuchung von GOLDSTEIN und BÖRNSTEIN hinzuweisen. Sie beschreiben einen Fall, bei dem nach Schußverletzung der Carotis communis eine im wesentlichen motorische Aphasie, eine Hemiparese ohne eigentliche Pyramidenzeichen und mit eigenartigen Spasmen, auftraten. Der Spasmus fixiert die Hand in einer Stellung, welche dem Hinweisen auf einen Gegenstand entspricht. Die Spasmen sind leicht lösbar, doch tritt dann ein Bewegungsspiel auf, welches den Arm nach den verschiedensten Ausgangsstellungen immer wieder zur gleichen Endstellung der Zeigestellung führt, wobei der Weg zu dieser Zeigestellung ein verschiedener ist. Der Einfluß der Kopfstellung auf die Verteilung der Spasmen ist ein offenkundiger. Die Autoren betonen, daß in diesem Fall eine Beeinflussung der Kopfstellung durch die Gliederstellung und eine Beeinflussung der Armstreckung durch die Beinstellung nachweisbar war, beziehen diese Erscheinung auf die striäre Läsion und wenden sich gegen die Annahme von SIMONS, daß bei Hemiplegikern die Pyramidenbahnläsion das Inerscheinungtreten der Haltungs- und Stellreflexe bewirke. Sie fordern eine Mitläsion der striären Apparate, welche in der Tat schon darin zum Ausdruck kommt, daß SIMONS die entsprechenden Phänomene besonders bei solchen Fällen beobachtet hat, bei welchen Mitbewegungen stark hervortreten. Wir selbst verfügen über eine Beobachtung, in welcher, verbunden mit einer im wesentlichen motorischen Aphasie, eigenartige Spannungen vorhanden waren. Die Patientin ist außerstande, ihre Muskulatur zu entspannen; besonders ausgesprochen ist das auf der rechten Körperhälfte; entweder sie spannt extrem gegen oder sie macht aktiv die Bewegung, welche angedeutet wird. Die so erreichte Stellung wird dann durch Muskelspannung fixiert, so daß ein Phänomen zustande kommt, das mit der WESTPHALschen Kontraktion eine Ähnlichkeit hat. Bei Dorsalflexion des Flußes kommt es übrigens stets zu einer Beugung im Knie- und Hüftgelenk. Es bestehen sehr lebhafte kontralaterale, symmetrische Mitbewegungen von links nach rechts; von rechts nach links sind sie nur angedeutet, besonders bei lebhafter Kraftanstrengung. Außerdem bestehen ausgesprochene homolaterale Mitbewegungen rechts von der Hand auf das Bein und vom Bein auf den Arm. Diese Mitbewegungen stellen sich auch bei passiven Bewegungen ein, doch sind, wie erwähnt, die passiven Bewegungen nur scheinbar passiv. Aktive Bewegungen sind dementsprechend viel wirksamer.

Diese Mitbewegungen sind sogar im Schlafe stark ausgesprochen. Gangmitbewegungen rechts stärker als links. Kopfdrehreaktionen, ebenso Lagebeharrung beiderseits fehlend. Zeichen von Pyramidenbahnläsion fehlten.

Die Bewegungsstörung der Patientin ist im wesentlichen durch eine Unfähigkeit zur Entspannung gekennzeichnet und durch eine zwar zwangsmäßig erfolgende, im Typus überaus an Willkürbewegung erinnernde Tendenz zur Fixation, wenn eine neue Stellung erreicht wurde. Die Mitbewegungen der Patientin bei aktiver und passiver Einstellung eines Gliedes stehen offenbar mit diesem eigenartigen Spannungstypus in Verbindung. Sie sind also ein Mittelglied zwischen Mitbewegungen und induziertem Tonus. Wir haben allen Grund, eine Beziehung zu einer striären Läsion anzunehmen.

Es ist nicht klar, welche striären Läsionen die beschriebenen Erscheinungen machen. Wissen wir doch, daß die typischen Parkinson- und Parkinsonismusbilder (siehe später) häufig sogar solche Stell- und Haltungsfunktionen vermissen lassen, welche beim Gesunden nachweisbar sind. Hier liegen ungeklärte Probleme. Möglich, daß die hyperkinetischen Striären auch Steigerungen der Stell- und Haltungsreflexe zeigen. Allerdings fehlen bei unserer Patientin einesteils die Lagebeharrung, andernteils die Kopfdrehreaktion. (Vergleiche hiezu auch die Beobachtung von EYRICH.)

g) Hemiplegie

Es zeigt sich, daß bei jenen Störungen, welche man im allgemeinen auf eine Läsion der Pyramidenbahn zu beziehen pflegt, der Hemiplegie, die Lage-, Haltungs- und Stellreflexe deutlich hervortreten können. So konnte SIMONS zeigen, daß die Kopfhaltung den Tonus der Mitbewegungen bei Hemiplegikern weitestgehend beeinflußt. Schon früher hatte MINKOWSKY den Einfluß der Kopfbewegung beim Affen, dem die motorische Region und das Stirnhirn exstirpiert worden waren, auf das Zustandekommen und den Charakter der Mitbewegung studiert. SIMONS fand zum Beispiel, daß bei Patienten, die halbseitig gelähmt waren, beim Heben des Beines gegen einen Widerstand Adduktion des anderen Beines,

Streckung des Ellbogens und der Hand und Beugung der Finger als Mitbewegungen auftraten. Diese Mitbewegungen konnten durch Veränderung der Stellung des Kopfes weitgehend beeinflußt werden. So trat bei diesen Patienten in der hemiplegischen Extremität Strecktonus, Abduktion bei Kopfwendung zur gelähmten, Beugetonus und Adduktion bei Drehung des Kopfes zur gesunden Seite auf. Bei Ventralbeugung des Kopfes erfolgte in den meisten Fällen Zunahme des Strecktonus der Arme, bei Dorsalbeugung des Kopfes Zunahme des Beugetonus der Arme. Nur in einem kleinen Teile der Fälle trat, wie beim Tierversuch, Streckung der Arme bei Dorsalbeugung, Beugung der Arme bei Ventralbeugung des Kopfes auf. Bei Wenden des Kopfes gegen die Schulter trat auf der dem gebeugten Ohre zugewendeten Seite Streckung, auf der entgegengesetzten Seite Beugung auf. Die Wirkung der Kopfbewegung trat in den distalen Gelenken weniger stark als in den proximalen auf. Bewegte man den Kopf in ununterbrochenem Wechsel gegen passiven Widerstand, so kam es sogar bei manchen Kranken zu gleichförmigen, marionettenhaften Gliedbewegungen. Die Wirkung der Kopfbewegung hielt so lange an, als der Kopf in der veränderten Stellung blieb. Hiebei läßt sich der Beugetonus, der durch die veränderten Kopfbewegungen bei Patienten erreicht wird, kaum überwinden, während der Strecktonus leicht zu überwinden ist. Auch mit dem Saitengalvanometer läßt sich nachweisen, daß bei kräftiger Innervation der gesunden Seite und Beugung des Kopfes die mitbewegte gelähmte Seite tonisch in den Endstellungen verharrt. Der Einfluß der geänderten Kopfhaltungen kam aber nur als Veränderung der Mitbewegungen der gelähmten Seite bei aktiver Innervation der paretischen oder der gesunden Extremitäten zur Geltung. Er trat auch ferner meist nur bei jugendlichen Personen auf, besonders deutlich bei Kriegsverletzten, die ja das hauptsächlichste Material der Simonsschen Untersuchungen darstellten, während bei älteren Hemiplegikern diese Phänomene nicht mehr nachweisbar waren. Simons meint, daß die Intaktheit des übrigen Gehirns für deren Zustandekommen maßgebend sei. Diese Phänomene traten frühestens zehn Wochen nach der Lähmung auf[1]). Sie sind nach Simons hormonal beeinflußbar, da sie bei einer Patientin nur außerhalb der Menses auftraten, Da der Tonusgrad der Mitbewegung so lange anhielt, als die veränderte Kopfhaltung andauerte, und da das Zustandekommen dieser Reaktionen von der Lage des Gliedes im Raum und der Stellung des Kopfes im Raum unabhängig war, sind die Reflexe wohl als Halsreflexe anzusehen, eine Ansicht, die auch von Magnus geteilt wird. Auch Walshe, Cassierer, Forster und Maas konnten die Befunde Simons' bestätigen. Sie fanden

---

[1]) Doch hat Pette sie schon einige Stunden nach dem Insult auftreten gesehen.

solche Reflexe nur bei spastischen Hemiplegikern, und zwar immer, wenn Mitbewegungen der spastisch gelähmten Extremitäten durch starke tonische Willkürreaktion, zum Beispiel bei Faustschluß, ausgelöst wurden. Auch bei ihren Patienten traten diese Reaktionen nach Ermüdung stärker auf als bei frischen Patienten. Die Kopfstellung beeinflußt aber auch das Stehen und Gehen des Hemiplegikers, ein Resultat, das von SIMONS erhoben, von REICH und ROTHFELD bestätigt wird. Freilich meint SIMONS, daß bei Störungen des extrapyramidalen Systems die Wirkung der Halsreflexe stets vermißt werde, ein Resultat, das durch die Untersuchungen ZINGERLES bereits widerlegt worden ist. Auch wir konnten wohl die Wirkung der Kopfstellung beim Parkinson und Parkinsonismus nachweisen, müssen aber zugeben, daß bei diesen Erkrankungen der Grad dieser Phänomene häufig ein nur schwacher war und daß sie auch häufig fehlen. Allerdings gibt es — wie wir oben erwähnten — eine Reihe von extrapyramidalen Spasmen mit deutlichen Steigerungen der Haltungs- und Stellreflexe. Starke Vestibularisreizung durch Kaltspülung setzt den Tonus dieser Mitbewegungen herab und hebt die durch Kopfhaltung bewirkte Tonusänderung auf. Die Reaktionen traten auch im tonischen Stadium des epileptischen Anfalles auf. Gleichzeitig konnte SIMONS in diesem Zustand eine konjugierte, tonische, der Drehrichtung gleichsinnige Augenabweichung nachweisen. Er meint, daß seine Resultate die Anschauung MAGNUS' und RADEMAKERS bestätigen, wonach durch die Pyramidenbahn Impulse des medullären Streckerzentrums bis zu einem gewissen Grade paralysiert werden. Er meint auch, daß die Wahl der besten Haltung des hemiplegischen Gliedes bewußt oder unbewußt mit dem Begriff der Schaltung rechne, die, wie wir früher ausführten, nach der UEXKÜLLschen Regel verläuft, nach der Zentren gedehnter Muskeln für den Reiz anspruchsfähiger werden.

KROLL sieht in den Mitbewegungen überhaupt einen Indikator des Einflusses der Kopfstellung auf die Tonusverteilung. Er und WALSHE, der auch die Befunde SIMONS' bestätigt, geben auch an, daß das BABINSKISCHE Phänomen bei Wendung des Kopfes zur paretischen Seite abgeschwächt wird, während es bei Wendung zur gesunden Seite verstärkt wird. Das Verschwinden dieses Reflexes in Bauchlage wird durch labyrinthreflektorische Tonusveränderung erklärt. MAGNUS meint nun, daß SIMONS durch seine Beobachtungen beim Menschen zu ähnlichen Resultaten kam wie SOCIN, STORM VAN LEEUWEN und BERITOFF im Experiment. Diese Autoren haben an Tieren Versuche mit isolierten Muskeln vorgenommen und konnten zeigen, daß bei Änderung der Kopfstellung, auch wenn Tonusänderungen infolge der Hals- und Labyrinthreflexe nicht zustande kamen, je nach der Einwirkung von schaltenden Einflüssen doch die Zentren im Rückenmark in bestimmter Weise auf Beugung oder Streckung eingestellt waren. Ebenso verhält es sich bei den SIMONSschen Patienten. Erst bei Aktion auf der gesunden Seite stehen die Mitbewegungen unter dem Einfluß von Hals- und Labyrinthreflexen. Doch ist es wahrscheinlich, daß das Rückenmark schon bei Kopfänderung ohne aktive Innervation der gesunden Seite in den veränderten Tonus eingestellt ist. An die Stelle der aktiven Innervation kann auch die Reizung sensibler Extremitätennerven treten. BERITOFF konnte schließlich zeigen, daß auch die Erregung des Atemzentrums in dieser Richtung wirkt, und WALSHE nimmt an, daß die Mitbewegungen durch propriozeptive Reflexe von den willkürlich kontrahierten Muskeln ausgelöst werden.

Unsere Untersuchungen erstrecken sich auf 45 Patienten verschiedener Lebensalter, bei denen eine Körperhälfte gelähmt war. Leider stand uns das Material von Kriegsverletzten, an dem SIMONS seine Resultate erheben konnte, nicht zur Verfügung. Dies erklärt wohl, daß der Ausfall der Reaktionen bei unseren Patienten weit dürftiger war als bei denen SIMONS'. Zur Illustrierung seien zwei Fälle aus unserer Untersuchungsreihe ausgeführt:

Fall 15. A. K., 58 Jahre alt. Vor eineinhalb Jahren Schlaganfall. Lähmung der linken Körperseite, die sich allmählich besserte. Vor einem Jahre neuerlicher Schlaganfall, seither vollständige Lähmung der linken Körperseite. Lues negiert. Der objektive Befund ergibt im Bereiche der Hirnnerven: Prompt reagierende Pupillen. VII. im zweiten und dritten Aste links hochgradig paretisch, die Zunge weicht nach links ab. Uvula nach rechts verzogen. Der linke Arm wird im Ellbogengelenk gebeugt gehalten, die Hand halb proniert, die Finger sind zur Faust geballt. Mit Ausnahme geringer Bewegungen im Schultergelenk ist nur leichte Streckung der Finger möglich. Die Reflexe der l. o. E. beträchtlich gesteigert, der Grundgelenksreflex fehlt l. B.D.R. r. +, l. —. Beträchtliche spastische Parese der linken u. E. Steigerung der Reflexe der l. u. E. Babinski l. +. Beim Gehen zirkumduzierte der Pat. l. Keine Störung der Oberflächen- und Tiefensensibilität. Bei Faustschluß r. kommt es zu leichter Streckung des l. Beines im Hüft- und Kniegelenk und zu intensiverem Faustschluß der l. Hand. Bei Drehung des Kopfes zur gesunden Seite und gleichzeitigem Drücken eines Gegenstandes mit der gesunden Hand wird die l. Hand im Ellbogengelenk etwas stärker gebeugt und aus der Seitenlage auf dem Thorax nach rechts verschoben. Der linke Fuß wird dabei gestreckt und hat die Tendenz, über den rechten gekreuzt zu werden. Drehung des Kopfes zur kranken Seite bewirkt eine Andeutung von Streckung im Ellbogengelenk und Abduktion der gelähmten Extremität nach links, bis sie frei in der Luft hängt. Auch hiebei wird die l. u. E. gestreckt, ohne aber abduziert zu werden. Dorsalbeugung des Kopfes bewirkt eine geringe Beugung des gelähmten Armes im Ellbogengelenk, Ventralbeugung eine Streckung desselben. Ein Einfluß auf die u. E. läßt sich nicht nachweisen.

Fall 16. Der zweite Fall, R. F., betrifft einen 23jährigen Mann, bei dem es nach einer Enzephalitis zu einer Lähmung der linken Körperseite kam. Bei diesem Pat., der seit drei Jahren gelähmt ist, besteht eine geringe Parese des zweiten und dritten Fazialisastes links, sonst keine Störung der Hirnnerven. Die l. o. E. ist spastisch gelähmt, ohne daß es aber zu einer ausgesprochenen Beugekontraktur im Ellbogengelenk gekommen wäre. Nur die Finger werden ständig halb gebeugt gehalten. Außer geringen Beugebewegungen im Ellbogengelenk, geringen Streck- und Beugebewegungen der Finger sind keine Bewegungen der o. E. nachweisbar. In den u. E. besteht l. eine beträchtliche Herabsetzung der motorischen Kraft und geringe Einschränkung der Beweglichkeit. Die Reflexe der l. o. und u. E. sind beträchtlich gesteigert, Babinski l. +. Aktive Innervation der r. o. E., zum Beispiel bei kräftigem Faustschluß, bewirkt Streckung der l. u. und o. E. Bei längerer Innervation kommt es zu groben Zitter- und Wackelbewegungen im Bereiche der linken Seite, die beinahe den Charakter von Klonismen annehmen. Durch Drehung des Kopfes lassen sich diese Mitbewegungen insofern beeinflussen, als die Drehung des Kopfes zur gesunden Seite ein Verschieben der ganzen Extremität über den Rumpf hinweg zur rechten Seite bewirkt, während das gehobene linke Bein manchmal, namentlich nach wiederholter Ausführung des Versuches, an das rechte adduziert wird. Drehung des Kopfes zur kranken Seite bewirkt eine Abduktion des linken Beines und eine Verschiebung des linken klonisch zuckenden Armes nach links, weit vom Körper ab.

Bei vielen anderen Patienten war das Resultat der Untersuchungen ein noch geringeres. Nach Simons ist nur bei jenen Patienten der Einfluß der Kopfbewegung auf die Mitbewegungen deutlich, bei denen es zu einer schweren Zerstörung des Großhirns ohne schwere Mitbeteiligung der tieferen Hirnzentren kam.

Die Beobachtungen von Simons bestehen also zweifellos zu Recht. Es ist nur fraglich, ob diese Phänomene ohne weiteres auf die Läsion der Pyramidenbahn bezogen werden dürfen. Es ist zunächst auffällig, daß sie bei jenen Patienten vorherrschen, welche Mitbewegungen zeigen. Solche beziehen wir jedoch im allgemeinen auf eine Mitbeteiligung des Striatum. Die Ansicht von Goldstein und Börnstein, welche diese Phänomene auf Striatumläsionen bestimmter Art beziehen, ist nicht widerlegbar. Zumindest wird man die Beteiligung der Läsion des Subkortex neben der Pyramidenbahnläsion vermuten dürfen. Das Problem, welches dann die Folgen der reinen Pyramidenbahnläsion seien, ist ja überhaupt noch ungelöst. Rademaker ist sogar geneigt anzunehmen, daß die Pyramidenbahnläsion für die Tonusabänderungen der Hemiplegie keine wesentliche Bedeutung hat. Ohne der Ansicht Rademakers eine zwingende Beweiskraft zuzuschreiben (vgl. hiezu auch Gerstmann und Schilder), zögern wir doch, die Simonsschen Phänomene auf die Pyramidenbahnläsion allein zu beziehen, und nehmen eine Mitläsion des Striatum als bedeutsam an, ohne der Pyramidenbahnläsion als solcher die Bedeutung abzusprechen. Zu ganz ähnlichem Schluß ist Pette gekommen. Er fand in seinen sechs Obduktionsfällen die Stammganglien stets beteiligt und kommt zu dem Resultat, daß sowohl pyramidale als auch extrapyramidale Systeme in ihrer Funktion geschädigt sein müssen, damit die Halsreflexe sichtbar in Erscheinung treten. Wir halten freilich daran fest, daß extrapyramidale Läsion allein ähnliche

Erscheinungen machen kann. Wir verweisen ferner auch hier auf die positiven Befunde von GOLDSTEIN und RIESE und uns beim Normalen.

PETTE hat auch beachtenswerte Angaben über tonische Labyrinthreflexe bei Spastikern gemacht. Rigor und Spasmus müssen bestehen, damit der tonische Labyrinthreflex in starkem Maße zur Ausprägung komme. PETTE fand, daß sich das Maximum des Beugetonus mit dem Minimum des Strecktonus nicht genau decke. Das Maximum des Strecktonus liegt zwischen horizontaler Bauchlage und um 45° geneigter Schräglage des Kopfes über der Horizontalen. Das Maximum des Beugetonus findet sich zwischen der Schräglage — Kopf über der Horizontalen und der Aufrechterhaltung der Körperachse. Die Latenzzeit der Labyrinthreflexe beträgt 4 bis 15″ und ist höher als die der Halsstellreflexe[1]). (Einige weitere Angaben über Hemiplegien und Haltungs- und Stellreflexe findet man bei MARINESCO und RADOVICI, WILMERS, KROLL, BYCHOWSKI, WALSHE.)

Anhang

Nucleus-ruber-System und Decerebrate rigidity

Aus den früher gegebenen Ausführungen geht hervor, daß nach dem Wegfall des roten Kerneinflusses erst die decerebrate rigidity im Tierversuch auftritt (MAGNUS, RADEMAKER). In der Tat lassen die wenigen Fälle, in welchen beim Menschen ein der Enthirnungsstarre analoges Bild auftrat, eine Zerstörung in dieser Gegend vermuten (WILSON, HOLMES, WALSHE). In den Beobachtungen von EDINGER und FISCHER sowie von JAKOB lagen offenbar gleichfalls Zerstörungen und Schädigungen des roten Kernsystems vor. Die Intaktheit desselben im Falle von GAMPER bewirkte normale Tonusverteilung. Auch in einer Beobachtung von KLEIST liegt eine teilweise Enthirnungsstarre bei teilweiser Schädigung des roten Kernsystems vor. Entsprechend den tierexperimentellen Resultaten sind bei solchen Fällen Haltungsreflexe gut nachweisbar. RADEMAKER hat jüngst die gesamte Literatur über die Klinik der Schädigung des Nucleus ruber zusammengestellt. Auf Haltungs- und Stellreflexe sind diese Fälle nicht untersucht. Wir begnügen uns daher mit dem Hinweis auf RADEMAKERS Buch, das die Veränderungen des Tonus eingehend darstellt.

h) Bemerkung über Gangbewegungen und Zusatzreize

Bei unseren beiden ausführlich mitgeteilten Kleinhirnfällen (6 und 8) kommen im Liegen Strampelbewegungen der Beine zur Beobachtung, die

---

[1]) Beim Normalen sind Reaktionen auf die Stellung des Kopfes im Raume nicht leicht nachzuweisen. Doch fanden KLEINSCHMIDT und BALLIN im Neigungsstuhl beim Vorwärtsneigen Spannungszunahme der Beugemuskeln des Beines mittels des Elastometers vor (s. o.).

offenbar als Gangbewegungen aufzufassen sind. Wir verweisen auf die Beschreibung der Beobachtungen an Kindern. Die später noch eingehend darzustellenden Beobachtungen über Spontandrehungen um die Längsachse gehen gleichfalls mit Gangbewegungen einher. Wir kommen zwanglos zu der Auffassung, daß Gangbewegungen in die enthemmten Stellreflexe verwoben werden können. ZINGERLE hat unseres Wissens als erster beim Menschen auf diese Beziehung verwiesen und hat gleichzeitig auf die Auslösbarkeit solcher Gangbewegungen durch sensible oder sensorische Zusatzreize hingewiesen. Er zieht mit Recht als Beleg heran, daß nach BAUER Druck auf die Fußsohlen Kriechbewegungen beim Säugling auslöst. Auch wir haben bei dem Kleinhirnfall M. W. (8) Gangbewegungen als Folge eines Druckes auf die Handfläche auftreten gesehen. Die Wirksamkeit der Zusatzreize, sensibler Einflüsse, muß überhaupt noch eingehender studiert werden. Auch hier ist auf ZINGERLE zu verweisen, ebenso auf GOLDSTEIN; auch GAMPER berichtet Hiehergehöriges. Man wird daran erinnert, daß GERSTMANN und SCHILDER die Beeinflussung der Tics, auch der organisch bedingten, durch Berührungen im Anschluß an BRISSAUD, MEIGE und FENDEL gezeigt haben, und daß WARTENBERG Spannungen und athetotische Bewegungen durch sensiblen Reize beeinflußbar fand.

i) Parkinson und Parkinsonismus[1])

Die Frage nach der Lokalisation des Parkinson soll hier nicht eingehender erörtert werden. Wir sind der Ansicht jener, welche der Läsion des Striopallidums eine wesentliche Bedeutung zuschreiben. Zwischen Striatum und Pallidum differenzieren wir in diesem Zusammenhang nicht. Die Bedeutung der Läsion der Substantia nigra diskutieren wir gleichfalls nicht; daß sie belanglos sei, können wir nicht glauben, daß sie allein ausreichend sei, um den Symptomenkomplex hervorzurufen, bezweifeln wir. Wir werden im allgemeinen eine striopallidärnigräre Läsion in den uns interessierenden Fällen als wesentlich anzusehen haben. Daß bei den Parkinsonismusfällen mit stark hervortretenden Akinesen noch Unterbrechungen der Bahnen, die vom Kortex kommen, mitspielen, erscheint uns nach den Untersuchungen von L. HOHMANN wahrscheinlich.

Als wesentliche Symptome der Parkinson-Kranken erscheinen zunächst die Spannungen, der Rigor und die Haltungen. Eine Haltung werden wir zurückführen auf Spannungen, welche den Körper oder ein Glied desselben in eine bestimmte Stellung zurückzuführen trachten. Die

---

[1]) Im folgenden wird, wo nichts Gegenteiliges vermerkt ist, der Ausdruck Parkinson auch für den Parkinsonismus gebraucht, soweit in diesem Zusammenhange der Unterschied der beiden Erkrankungen nicht von Belang ist. Eine ausführliche Darstellung der Literatur findet sich bei F. H. LEWY, JAKOB und jüngst bei LOTMAR.

Haltungen der Parkinson-Kranken müssen daher auf gewisse Spannungsverteilungen bezogen werden. Man könnte zunächst sagen, daß Haltungs- und Stellreflexe den Körper ja auch immer wieder in gewisse Stellungen zurückzuführen trachten — Bequemlichkeitsreaktionen, Stellreflexe im engeren Sinne u. dgl. m. —, aber die Haltungen der Parkinsonisten haben mit den oben beschriebenen Haltungs- und Stellreflexen nicht ohne weiteres etwas zu tun. BROCK und WECHSLER fassen zwar die vornübergeneigte Haltung des Parkinson-Kranken als den Ausfall eines

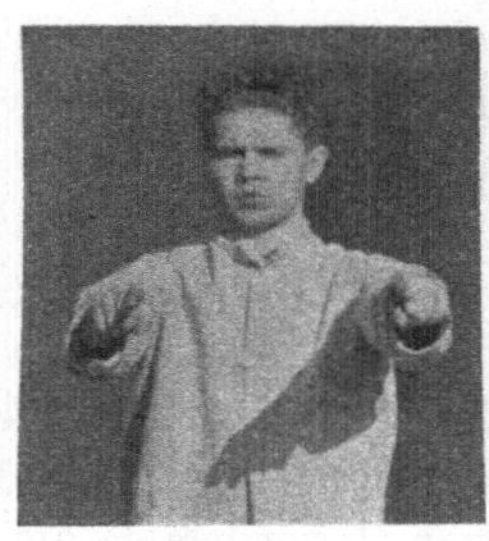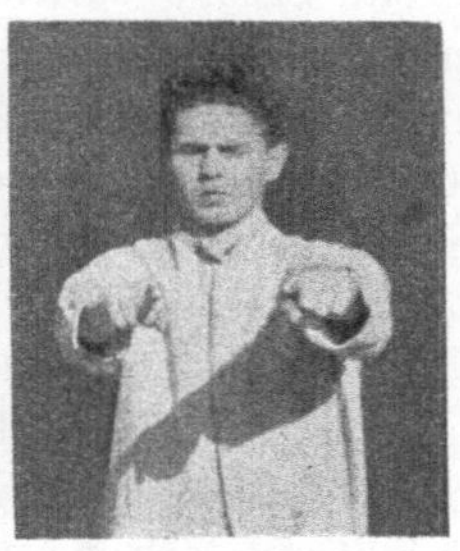

a   b

Abb. 20. Konvergenzreaktion bei Parkinsonismus
a Ausgangsstellung. b Nach kurzer Zeit ruhigen Haltens haben die Hände sich einander genähert, und zwar nur durch die Beugung im Ellbogengelenk

Stellreflexes auf. Wir haben keine genügenden Anhaltspunkte für eine derartige Annahme. Gewisse Haltungen setzen sich beim Parkinson-Kranken zwangsmäßig durch. Er wird in einer Reihe von Fällen nach hinten gezogen, so daß er entweder fällt oder gezwungen ist, einen Schritt nach hinten zu tun. (Vgl. hiezu Mitteilung VII der Studien über Bewegungsstörungen.) Ähnlich ist wohl der Zug aufzufassen, welcher den Kopf nach vorne unten zieht und den Rumpf beugt. Ein besonders instruktives Beispiel dieser Art haben wir früher analysiert: Läßt man einen Parkinson-Kranken beide Arme bei geschlossenen Augen horizontal vorstrecken, so nähern sich die Hände einander (Abb. 20); es läßt sich meist leicht zeigen, daß diese „Konvergenzreaktion" darauf beruht, daß eine Beugung im Ellbogengelenk eintritt (14). Bei wenig ausgesprochenen Fällen tritt die Beugung im Ellbogengelenk nur dann auf, wenn beide Arme vorgestreckt werden, aber nicht, wenn nur ein Arm vorgestreckt wird. Versteift man den Arm im Ellbogengelenk, so tritt eine typische Divergenzreaktion (spontane symmetrische Abweichreaktion von FISCHER und WODAK) zutage. Das Konvergenzphänomen ist also gegenüber diesem „Haltungsreflex" völlig selbständig. Es gehört einer anderen Ordnung zu. Wir werden also den Schluß ziehen, daß ein Teil der Haltungen des Parkinson-Kranken zweifellos nichts mit dem Haltungs- und Stellreflex zu tun hat. Es sind nicht etwa

Haltungen, welche dem Ausfall bekannter Haltungs- und Stellreflexe entsprechen, sondern sie gehören einer durchaus anderen Ordnung zu, und wir sind geneigt zu vermuten, daß die Haltungen der Parkinsonisten — hieher rechnen wir die leichte Beugung in den Kniegelenken — überhaupt nichts mit den uns hier interessierenden Phänomenen von MAGNUS und DE KLEYN zu tun haben.

Der Tonus der decerebrate rigidity ist nach den bekannten Untersuchungen von MAGNUS und DE KLEYN von der Kopfstellung abhängig. Es hat aber bereits SIMONS darauf verwiesen, daß der Rigor der Parkinson-Kranken im Gegensatz zu dem Spasmus der Pyramidenbahnläsion durch Änderung der Kopfstellung nicht beeinflußt wird. Offenbar sind nicht nur die Haltungen, sondern auch die Tonusänderungen außerhalb des Bereiches der MAGNUS-DE KLEYNschen Mechanismen. Man könnte ja allerdings sagen, daß gerade der Ausfall von Haltungs- und Stellreflexen in Frage stehe und nicht das Erkennbarwerden oder die Verstärkung von Haltungs- und Stellreflexen. Nun zeigt sich in der Tat beim Grundversuch häufig ein Fehlen der Höhen- und Drehreaktionen. Ein Prozentsatz läßt sich schwer angeben, besonders da die Drehreaktion wegen der mechanischen Fixierung des Schultergürtels am Nacken durch die Rigores oft schwer zu beurteilen ist, doch ist die Zahl der ausgeprägten Parkinson-Fälle mit normalem Grundversuch wahrscheinlich kaum höher als ein Drittel. Jedenfalls ist Herabsetzung oder Fehlen des Grundversuches ein charakteristischer Befund beim Parkinson. Die Störung kann dabei ein- oder doppelseitig sein. Aber von den Störungen des Grundversuches führt kein Weg zum Hypertonus, zum Rigor des Parkinson-Kranken. Diese Erscheinungen stehen beziehungslos nebeneinander. Man könnte die Bedeutung des Befundes der Herabsetzung und des Fehlens der Reaktionen im Grundversuch beim Parkinson damit abschwächen, daß man auf das gelegentliche Fehlen der Reaktionen beim Grundversuch des Normalen hinweist. Hier ist aber auf das bedeutsame Faktum hinzuweisen, daß der Lagebeharrungsversuch, der beim Normalen, wie erwähnt, stets positiv ist, beim Parkinson-Kranken in einem recht großen Prozentsatz der Fälle einseitig oder doppelseitig fehlt (6). Wir schätzen, daß etwa 60% der ausgeprägten Fälle einseitiges oder doppelseitiges Fehlen der Lagebeharrung zeigen. Doch fehlt die Lagebeharrung auch bei einer Reihe wenig ausgesprochener Fälle. Gewiß wird die oben ausgesprochene Beweisführung, daß die Lagebeharrung als Haltungsphänomen aufzufassen sei, durch die Befunde beim Parkinson erheblich gestützt. Aber auch das Fehlen der Lagebeharrung erklärt gleichwohl nicht die Muskelspannung und die Haltungen des Parkinson. Doch sind die Ausfälle auf diesem Gebiete noch keineswegs erschöpft. Der Gesunde steht — wie wir gefunden haben — von schwankender Unterlage (Eisenmatratze) unter Viertel- oder Halbdrehung des Rumpfes auf (es sei denn, es handle sich um einen sehr geübten Turner), der Parkinson-Kranke versucht sehr häufig, völlig gerade aufzustehen, und kommt aus eben diesem Grunde häufig nicht zum Ziele. Gelegentlich, wenn auch sichtlich unter einer gewissen Gefährdung, steht er in der Tat völlig gerade auf. Es ist beachtenswert, daß sich die Ausfälle der Parkinson-Kranken auf bestimmte Gruppen des induzierten Tonus beziehen. Niemals sahen wir bisher ein Fehlen der Divergenzreaktion (wenn die Ellbogengelenke versteift waren) und der Pronationstendenz.

Es wäre auch einseitig, auf jene Fälle nicht zu verweisen, welche trotz des ausgeprägten Bildes des Parkinsonismus keine Störungen der Haltungs- und Stellreflexe zeigen. Schließlich hat ZINGERLE (1, 2, 3) Parkinson-Fälle mit ausgeprägter Steigerung der induzierten Bewegungen gesehen, auch wir haben gelegentlich das gleiche beobachtet. Auch das beweist, daß zwischen der Spannung, dem Rigor und dem Ausfall der Reaktionen in dem oben gekennzeichneten Grade keine unmittelbaren Beziehungen bestehen, auch nicht in dem Sinne, daß sie beide an das gleiche Substrat gebunden wären.

Bedeutsamer ist die Frage der Beziehung der gekennzeichneten Ausfälle zur Akinese. Neben den Spannungen erscheint als ein wesentliches Symptom des Parkinson die Akinese. ZINGERLE und KLEIST haben zuerst auf sie aufmerksam gemacht. Es besteht wohl derzeit kein Zweifel, daß sie nicht lediglich durch Bewegungsbehinderung durch den Rigor zu erklären ist, sondern eine selbständige Bedeutung hat. C. und O. VOGT sprechen von einem Ausfall von primären und sekundären Automatismen, ähnlich O. FOERSTER. Es ist WILSON ohne weiteres zuzugeben, daß es sich nicht um einen Ausfall schlechthin handle, sondern daß lediglich Funktionsabänderungen vorliegen. Immerhin ist zu berücksichtigen, daß der Ausdruck Automatismus eine Fülle von Stufen umfaßt (vgl. hiezu GERSTMANN und SCHILDER, Mitt. VIII) und daß irgendeine der vielfach gestaffelten Einstellbewegungen bald rein körperlicher, bald instinktiver, bald fast willkürlicher Art beim Parkinson stets schwer geschädigt ist[1]). Welche Beziehungen haben die Einstellbewegungen, die Automatismen zu den Haltungs- und Stellreflexen?

Daß ungenügende Automatismen und Einstellbewegungen, also Akinese, mit ungenügenden und fehlenden Haltungs- und Stellreflexen häufig gekoppelt sind, geht aus den oben gegebenen Feststellungen deutlich hervor. Doch findet sich, wie bereits gleichfalls angedeutet wurde, keineswegs ein konstanter Parallelismus; man sieht gelegentlich Akinetische mit stark ausgeprägten Haltungs- und Stellreflexen und einem stark ausgeprägten Lagebeharrungsversuch. Die Zusammen-

---

[1]) Im übrigen verweisen wir auf die vollständige Zusammenstellung LOTMARS. Theoretisch der Aufsatz des einen von uns (Sch. 7).

hänge können also keineswegs direkte sein. Auch ist die weitgehende Einschränkung der Antriebe beim Postenzephalitiker keineswegs nur ein Mangel an Stellreflexen; im ganzen sind die Stellreflexe und erst recht die Haltungsreflexe wohl Mechanismen primitiverer Ordnung als die primären und sekundären Automatismen, welche beim Parkinson geschädigt sind. Immerhin wäre es unseres Erachtens falsch zu übersehen, daß Antriebe offenbar auch mit den Stellreflexen verknüpft sein dürften; wir dürfen uns durch die Bezeichnung „Reflex“, wie wir bereits früher andeuteten, nicht verleiten lassen, die Beziehungen der Stellreflexe zu den psychischen Phänomenen des Antriebes in Abrede zu stellen. Aber offenbar handelt es sich bei den Antrieben der Stellreflexe um besonders primitive Erlebnisformen. Wir würden also meinen, daß es keine direkten Beziehungen zwischen der Akinese und den Haltungs- und Stellreflexen gebe, wohl aber indirekte. Wenn ZINGERLE berichtet, daß er eine extrapyramidale Akinese mit gesteigerten Stellreflexen gekoppelt gefunden habe, so entspricht das durchaus unseren oben berichteten Erfahrungen. Doch bleibt anderseits die Tatsache bestehen, daß der Parkinson einesteils Akinese und andernteils Ausfälle im Gebiete der Haltungs- und Stellreflexe zeigt, außerdem bleiben Erfahrungen, wie die unseres Falles von Spontandrehung um die Längsachse, bemerkenswert (5). Hier folgte auf die Phase der Spontandrehung um die Längsachse mit vermutlicher Steigerung der Haltungs- und Stellreflexe eine Akinese mit gleichzeitiger Herabsetzung der Haltungs- und Stellreflexe; hiezu kommt, daß wir in einem Fall akuter deliranter Encephalitis epidemica Steigerung der Haltungs- und Stellreflexe gesehen haben, welche mit dem Abklingen der hyperkinetischen Erscheinungen zurückgingen. Etwas Analoges haben wir vom Delirium tremens berichtet. Ja es kommt sogar nach dem Abklingen des Deliriums gelegentlich zu einem negativen Grundversuch, nachdem während des Deliriums eine starke Steigerung der Haltungs- und Stellreflexe nachweisbar gewesen war (4). Schließlich muß in diesem Zusammenhang erwähnt werden, daß in der Hypnose Haltungs- und Stellreflexe herabgesetzt zu sein pflegen, was auch den Erfahrungen von LEVINGER entspricht. Es scheint also die Abschaltung der Impulse, wie wir sie in der hypnotischen Akinese vor uns haben, mit einer Herabsetzung von Haltungs- und Stellreflexen einherzugehen. Nicht, daß wir behaupten wollen, die hypnotische Akinese sei ein Verlust von Haltungs- und Stellreflexen, sondern wir meinen, es bestünden doch indirekte Beziehungen zwischen der Antriebsabschaltung in der Hypnose und den Haltungs- und Stellreflexen, Beziehungen, welche ja auch durch die Tierversuche von SPIEGEL und GOLDBLOOM nahegelegt werden. Wenn diese Autoren auf das Hervortreten primitiver Haltungsreflexe verweisen, die in der Hypnose der Tiere hervortreten, so besagt das, daß die Hypnose der Tiere gegenüber der schlaffen Hypnose des Menschen Unterschiede aufweist. Doch kann vielleicht vermutet werden, daß jene Menschen, die in der Hypnose Starre zeigen (ohne Suggestion), die Starre auf Grund enthemmter Haltungsreflexe produzieren. Offenbar besagen aber diese Tierversuche, daß in der Hypnose der Tiere auch Impulse abgeschaltet werden, welche zu den Zentren der Stellreflexe, dem roten Kern usw. ziehen.

Es war schon deshalb nötig, die Tierversuche von Spiegel und Goldbloom anzuführen, weil wir dem Einwand zu begegnen haben, die Haltungs- und Stellreflexe bei normalen Erwachsenen erwiesen sich schon dadurch als Kunstprodukt, daß sie hypnotisch beeinflußbar wären. Ein solcher Einwand verrät eine Auffassung vom Seelischen, die wir nicht teilen können; sie setzt, von einer willkürlichen Auffassung der Erscheinungen im Tierversuch ausgehend, die beim Tiere beobachteten Erscheinungen als seelenlos an. Wenn Zingerle (1, 2, 3) bei Neuropathien Enthemmungen von Haltungs- und Stellreflexen in weitgehendem Ausmaße gesehen hat, so wird man zwar mit ihm hoffen können, auf diesem Wege in das somatische Verständnis der Neurosen tiefer einzudringen, doch wird man nicht der Ansicht sein, daß hiedurch die psychologische Erfassung der gleichen Phänomene überflüssig werde. In diesem Zusammenhang möchten wir nur kurz darauf hinweisen, daß wir bei Basedowikern ganz auffallende Verstärkungen der Reaktion beim Grundversuch und beim Lagebeharrungsversuch gesehen haben, gelegentlich sogar, durch starke Divergenzreaktionen bedingt, eine Andeutung einer paradoxen Reaktion des Schädelarmes. Wir nehmen also, um zu dem Ausgangspunkt zurückzukehren, indirekte Beziehungen zwischen der Akinese der Parkinson-Kranken und dem Ausfall von Haltungs- und Stellreflexen an und beantworten damit eine Frage, die wir uns selbst in einer unserer ersten Mitteilungen über diesen Gegenstand gestellt haben.

Mit diesen Erörterungen haben wir gleichzeitig unsere Meinung bezüglich der striopallidären Hyperkinesen dargestellt; es mag zunächst erwähnt werden, daß wir bei den zudringlichen jugendlichen Enzephalitikern ohne sonstige neurologische Symptome bisher immer deutliche Reaktionen beim Grundversuch gesehen haben. Hier ist daran zu erinnern, daß die Mitbewegungen Hemiplegischer nach Simons auf Kopfhaltungen deutlich reagieren und daß, wie wir oben erwähnten, auch die athetotischen Glieder von Kopfhaltungen wesentlich beeinflußt werden. Freilich ist der Zusammenhang der Mitbewegungen und der Athetose zu den Haltungs- und Stellungsreflexen bereits ein weitaus engerer als mit den übrigen hyperkinetischen Phänomenen. Man wird überhaupt zu der allgemeinen Auffassung geführt, daß das System der Haltungs- und Stellreflexe außerordentlich weitverzweigte Beziehungen habe, welche bald enger, bald weiter zu denken sind. Wir vertreten also die

Meinung, daß die extrapyramidalen Syndrome nicht auf Enthemmung oder Verlust der Haltungs- und Stellreflexe zurückgeführt werden können. Immerhin gibt es Verwandtschaftsbeziehungen, welche bei gewissen hyperkinetischen Syndromen besonders eng werden.

Ein sehr wesentlicher Punkt blieb unerörtert. Wir haben gezeigt, daß der Tonus der Haltungs- und Stellreflexe, der induzierte Tonus im Sinne GOLD-STEINS, zu schwerwiegenden Abänderungen in bezug auf das Wissen vom eigenen Körper führt. Es erschien uns nun wesentlich, die Frage aufzuwerfen, inwieweit der Tonus der Paralysis agitans die gleiche Wirkung habe. Wir haben unter diesem Gesichtswinkel die Konvergenzreaktion der Postenzephalitiker untersucht und haben niemals gefunden, daß eine Differenz zwischen der wahren und der vermeinten Körperstellung bestehe. Wir haben auch bei Parkinsonisten mit Neigung zur Beugung in den Knie- und Hüftgelenken den Imitationsversuch geprüft und haben hiebei niemals Abweichungen von der Norm gefunden, sowohl bei aktiver als auch bei passiver Einstellung. Besonders auffallend war uns das in einem Falle mit extremer Tendenz zur Beugung im Knie- und Hüft-gelenk; gleichwohl war beim passiven Imitationsversuch eine durchaus richtige Schätzung der Lage vorhanden. Auch hier sehen wir einen wesentlichen Unterschied zwischen dem Tonus des Parkinson und dem induzierten Tonus.

Der Parkinson ist bisher die einzige Erkrankung, bei welcher wir Fehlen der Lagebeharrung gefunden haben. Bei Ataxien ist es verblüffend, daß, wenn die Störungen nicht allergröbster Art sind, die Lagebeharrung noch erkennbar ist. Hiemit stimmen Untersuchungen von v. FREY und MESNIL überein, welche bei schweren Störungen der Hautsensi-bilität noch gut erhaltene Schätzung des zurückgelegten Weges sahen. Bei Erkrankungen des Zwischen- und Mittelhirns lokalisierter Art haben wir bei teilweiser extrapyramidaler Symptomatologie gleichfalls das Fehlen der Lagebeharrung gefunden.

Fall 17. K. M., 35 J., Köchin. 1918 Grippe mit Benommenheit, heftigen Kopfschmerzen, Schwindel und hohem Fieber. Nachher tritt Schlaf-sucht auf. Pat. gibt an, auch jetzt noch den ganzen Tag schlafen zu können. Doppelbilder hatte sie damals keine. Damals wurde das Sehvermögen des linken Auges schwächer. Seit 1923 hat Pat. heftige Kopfschmerzen. Auch das Sehvermögen des rechten Auges wurde schwächer. Der rechte Arm begann schwächer zu werden, das rechte Bein ermüdete beim Gehen rasch, wurde pamstig und schlief ihr ein. Sie habe auch „Anfälle", bei denen ein Kribbeln am ganzen Körper auftrete. Gleichzeitig heftiger Schwindel. Sie müsse sich deshalb niedersetzen. Die Anfälle traten zweimal im Tag auf, häufig Übelkeitén und Erbrechen. Lues negiert.

Status somaticus: Diffuse Klopfempfindlichkeit des Schädels, be-sonders im Bereiche des linken Scheitelbeines, Pupillen r. =l. reagieren prompt auf L. und A. Keine Augenmuskellähmungen, kein Nystagmus.

Kornealreflex rechts herabgesetzt, starrer Gesichtsausdruck, leichte Parese des rechten Mundfazialis. Chvostek l. +. V. im motorischen und sensiblen Anteil intakt, die Zunge weicht etwas nach rechts ab, Gaumensegel symmetrisch innerviert. Keine Störung der Geruchs- und Geschmacksempfindung. Das Sehvermögen rechts normal, links Visus 6/60. Zentrales Skotom. Papillen vielleicht eine Spur blässer als normal. Die Beweglichkeit im rechten Handgelenk und in den Fingergelenken rechts etwas eingeschränkt. Die motorische Kraft bei allen Bewegungen der r. o. E. herabgesetzt. Steigerung des Tonus der r. o. E. Die Reflexe r. > l. Keine Ataxie beim F.N.V. Kein Intentionstremor. B.D.R., die oberen auslösbar, die unteren nur schwer auslösbar. Keine Asynergie cérébelleuse, keine Flexion combinée. Die motorische Kraft der r. u. E. etwas herabgesetzt, die Beweglichkeit frei. P.S.R., A.S.R. r. > l. Keine Ataxie beim K.H.V., kein Überschießen beim Imitationsphänomen, Babinski —. Hypalgesie der ganzen r. Körperhälfte. W.R. im Blute —. Ohrenbefund o. B. Röntgenbefund ergibt eine leichte Steigerung des endokraniellen Druckes. Pat. geht, nachdem die Kopfschmerzen zurückgegangen sind, wieder nach Hause, sucht aber im Oktober 1925 neuerlich die Klinik auf, da sich ihr Zustand wieder verschlechtert hat. Jetzt ist die Druckempfindlichkeit des Schädels noch deutlicher geworden, die Fazialisparese hat sich verstärkt. Chvostek l. +. Trousseau ist jedoch negativ. Auch die Parese der r. o. E. ist stärker geworden. Auch die motorische Kraft der r. u. E. ist etwas herabgesetzt, hingegen läßt sich keine Differenz der P.S.R. und A.S.R. feststellen. Auch der Babinski ist beiderseits negativ. Auch die Sensibilitätsstörung ist nicht mehr feststellbar. Die Kopfdrehung ergibt normale Haltungsreflexe. Der L.B.V. ist r. fast fehlend, l. schwach +. Es zeigt sich, daß im Bereiche der r. o. E. weniger eine Parese besteht als eine Innervationsabänderung. Der Kraftanstieg ist allmählich, die volle Kraft wird erst nach einiger Zeit erreicht. Es sind Störungen der Dosierung der Innervation, die erst auf wiederholten Antrieb verstärkt wird. Die r. Hand zeigt ausgesprochene Tendenz zur Katalepsie. Mitbewegungen auch rechts erhalten. Die Geruchs- und Geschmacksprüfung ergibt eine starke Herabsetzung links. Pat. bekommt häufig plötzlich Herzbeschwerden mit Arhythmien. Sie macht eine Hg-Kur durch, nach der sie sich wohler fühlt. Im Dezember 1925 sucht sie, da die Kopfschmerzen in der linken Schädelseite unerträglich waren, wieder die Klinik auf. Sie ist jetzt etwas benommen, befolgt Aufträge nur zögernd, erst auf wiederholte Aufforderung. Es wird nun eine beiderseitige Stauungspapille von 4 und 5 Dioptrien festgestellt. Das Gesichtsfeld zeigt eine homonyme Hemianopsie mit zentralem Skotom. Der Vestibularisbefund ist jedoch normal. Der L.B.V. ist rechts fehlend, links angedeutet. Der linke Bulbus deutlich druckempfindlich. Pat. erbricht auch öfters. Sie wird nun auf die Klinik EISELSBERG gebracht, wo eine handtellergroße Knochenplatte aus dem linken Scheitelbein ausgebrochen wird. Es zeigt sich ein sehr starker Hirndruck. Die Dura wird gespalten und an der Basis des Gehirns ein Tumor getastet, der aber nicht entfernt werden kann. Bei ihrer Rücktransferierung zeigt Pat. einen starken Prolaps des Gehirns. Sie ist aphasisch, versucht zu sprechen, ist aber motorisch aphasisch, zeigt reichliche Paraphasien litteraler und verbaler Art und zeigt auch sonst die Zeichen einer sensorischen Aphasie. Sprachverständnis zunächst schwer gestört, bessert sich jedoch rasch, so daß das Bild der motorischen Aphasie in der Rückbildung stark hervortritt.

Die Hemianopsie im Verein mit der rechtsseitigen eigenartigen, zweifellos extrapyramidalen Parese läßt die Diagnose eines das

Pulvinar und die angrenzenden Partien betreffenden Tumors als wahrscheinlich erscheinen. Die linksseitige Geruchsstörung ist als Druckwirkung des linkshirnigen Tumors aufzufassen, der basal lokalisiert zu denken ist. Die linksseitige Geschmacksstörung an den vorderen Anteilen der Zunge ist als homolaterale Fernwirkung nicht unverständlich. Wir nahmen also einen distal vom Thalamus gelegenen, ziemlich basalen linksseitigen Tumor an. Bei der Operation wurde dieser anatomische Befund palpatorisch im groben bestätigt. Es ist bemerkenswert, daß in diesem Mittel-Zwischenhirn-Fall die Lagebeharrung allerschwerste Veränderungen zeigt.

Nur in einem einzigen Falle hat uns der Lagebeharrungsversuch irregeleitet; es handelte sich um eine Bulbärparalyse, bei welcher mäßige Atrophie und träge elektrische Reaktion der Zungenmuskulatur auf einen medullären Prozeß hinwiesen, während das übrige klinische Bild auf Myasthenie verdächtig war. Der Lagebeharrungsversuch schien jedoch negativ zu sein, was wir im Sinn einer zentralen Erkrankung werteten. Die histologische Untersuchung des Gehirns (durch Dozent Dr. Pollak) hat jedoch diese Annahme nicht bestätigt. Die histologische Untersuchung der Muskulatur ist noch nicht abgeschlossen. Vielleicht, daß wir bei dem ungeduldigen Patienten bei der Untersuchung des Lagebeharrungsversuches die Ermüdung zu wenig in Rechnung gestellt haben. Im Anschluß hieran möchten wir einen interessanten Befund mitteilen, den wir bei einem sicheren Myastheniefall erhoben haben. Diese Patientin hatte myasthenische Erscheinungen am linken Arm, der, kaum erhoben, sehr rasch absank. Wurde nun der Patientin bei geschlossenen Augen linker und rechter Arm passiv gleichhoch gestellt, so wurde der myasthenische Arm als höherstehend empfunden. Offenbar wird das Absinken einer myasthenischen Extremität vom Individuum geringer eingeschätzt, als der Wirklichkeit entspricht. Jedenfalls weist ein derartiges Vorkommnis darauf hin, daß auch von der Peripherie aus Abänderungen in den Tonuseinstellungen hervorgerufen werden können, welche das Körperschema verändern.

Zum Schlusse dieses Absatzes sei noch eine eigenartige Störung des Aufstehens berichtet, welche wir mit Verlusten von Stellfunktionen in Beziehung setzen möchten.

Fall 18. Z. M. Im Jahre 1924 hatte Pat. beim Gehen das Gefühl der Unsicherheit; die Schritte wurden kürzer, mehrmals geriet sie direkt ins Laufen, alle Bewegungen verlangsamten sich, sie konnte nur mehr sehr langsam schreiben, endlich auch nur mehr sehr langsam und monoton sprechen. Sie fühlte, wie sie am ganzen Körper allmählich steif wurde. Keine fieberhafte Erkrankung. Starrer Gesichtsausdruck. Kein Salbengesicht. Kein Speichelfluß. Pupillen reagieren prompt auf L. und A. Keine Augenmuskellähmung. Kein Nystagmus. Keine Doppelbilder. V. im motorischen und sensiblen Anteil intakt. VII. symmetrisch innerviert. Zunge wird gerade vorgestreckt. Gaumensegel gleichmäßig gehoben. Manchmal leichte klonische Zuckungen im rechten Mundwinkel. Alle Befehle werden nur sehr langsam und auf wiederholte Aufforderung ausgeführt. Die motorische Kraft und Beweglichkeit beider o. E. intakt. Die rechte o. E. wird im Ellbogengelenk etwas gebeugt gehalten. Halbe Pronationsstellung der rechten Hand. Abbeugen der Finger. Die rechte Hand pendelt beim Gehen nicht mit, während der linke Arm, der meist schlaff herabhängt, nur geringe Mitbewegungen im Sinn eines Hin- und Herwackelns macht. Kein Intentionstremor. Keine Ataxie beim F.N.V. L.B.V. bds. deutlich +.

Bei vorgestreckten Händen und Drehung des Kopfes nach links steigt der linke Arm deutlich an. Kopfdrehung nach rechts bleibt wirkungslos. Die verschwundene Steigetendenz des linken Armes kann sogar durch Kopfdrehung nach rechts wieder verstärkt werden. B.D.R. r.=l. +. Körper etwas nach vorne gebeugt. Mot. Kraft und Beweglichkeit beider u. E. intakt. P.S.R. r.=l. lebhaft. A.S.R. r.=l. lebhaft. Babinski, Oppenheim —. K.H.V. ohne Ataxie. Keine Störung der Oberflächen- und Tiefensensibilität. Der Gang der Pat. ist kurzschrittig, trippelnd. Die Beine werden dabei in leichter Abduktion gehalten. Beim Fuß-Lidschluß zeigt Pat. zuerst starkes Schwanken, trachtet sich an die Pflegepersonen anzuhalten; doch kann man sie durch Zureden dazu bringen, ganz ohne Schwanken da zu stehen. Sie macht auch dann keine ängstlichen Balancebewegungen mehr. Es ist nur ein ganz leichtes Schwanken, keine Pulsions- oder Kipptendenz nachweisbar. Sogar trotz starken Druckes auf das Sternum oder auf die Wirbelsäule vermag Pat. das Gleichgewicht zu halten. Auch beim Rückwärtsgehen ist keine Retropulsion nachweisbar. Soll die Pat. aus liegender Stellung im Bett aufstehen, so gelingt es ihr zwar, unter Zuhilfenahme der Hände unter Flexion combinée sich aufzusetzen. Doch beginnt dann ein groteskes Hin- und Herschieben in der Hüfte, sie rutscht nur unter Zuhilfenahme der Hände vor oder rückwärts; gelegentlich hebt sie die Beine im Hüftgelenk. Zu einer Rumpfhebung gelangt sie nicht und bleibt hilflos sitzen. Gelegentlich beugt sie noch sitzend ein Knie und schiebt das gebeugte Bein unter die Hüfte, fast in Gefahr, das Bein zu brechen. Hilft man ihr in die Kniebeugestellung, so bleibt sie wiederum in dieser Stellung, ohne sich ganz aufrichten zu können. Ist zufällig ein Bein gebeugt, so setzt Pat. ihren Versuch des Aufrichtens mit einem kniegebeugten Bein fort. Gibt man ihr den Auftrag, aus dem Bette zu steigen, so dreht sie nicht etwa den Rumpf, sondern sie schiebt sich auf dem Bette seitwärts, bis sie zur Bettstange kommt, und bleibt dort hilflos. Ebenso ist es ihr unmöglich, sich aus der Hockstellung aufzurichten. Legt man Pat. flach auf den Fußboden, so setzt sie sich kerzengerade mit Zuhilfenahme der Hände auf, dreht sich dann sitzend um 90°, gelangt dann durch Kniebeugung mittels Zuhilfenahme der Hände auf alle vier und bleibt in dieser Stellung, aus der sie nicht loskommt. Dabei ist es beachtenswert, daß Pat. keine Spur von Apraxie der unteren Extremitäten zeigt, auch keinerlei Krafteinbuße. Beim Gehen, das — wie erwähnt — puppenhaft trippelnd erfolgt, Wenden und Umdrehen nur mit der größten Mühe. Auch das Aufstehen aus sitzender Stellung ist schwierig, sie wetzt hin und her und bringt das Aufstehen nicht fertig.

Dieser Fall — er steht klinisch der Paralysis agitans nahe — erscheint bemerkenswert; es ist eine schwere Störung des Aufstehens vorhanden, wobei besonders beachtenswert ist, daß das Seitwärtsdrehen des Rumpfes von der Patientin im Rahmen des Aufstehens nicht benützt werden kann. Jedenfalls liegt hier ein Verlust an Stellfunktionen vor. Es ist der extreme Ausdruck jener Störung, von welcher wir im Vorangehenden gesprochen haben und welche darin besteht, daß der Parkinson-Kranke in Situationen, in welchen der Gesunde auf primitive Stellfunktionen zurückzugreifen genötigt ist — Aufstehen von schwankender Unterlage —, diese primitive Stellfunktion nicht mehr zur Verfügung hat. Es ist beachtenswert, daß der sehr geübte Turner, von schwankender Unterlage aufstehend, diese offenbar nicht gebraucht, weil er sie nicht nötig hat, während der Parkinson-Kranke und besonders unsere Patientin sie zwar nötig hätten, sie aber verloren haben.

j) Die Hirnrindenbeziehungen der Haltungs- und Stellreflexe

Nach MAGNUS benützen höhere Tiere — Katzen, Hunde, Affen — auch ihre Augen zur Orientierung ihres Kopfes im Raum. Nach Labyrinthexstirpation lernen sie bald, durch Fixieren mit den Augen ihren Kopf in Normalstellung zu bringen. Legt man den Tieren eine Kopfkappe um, so verschwindet die Stellfähigkeit. Die optischen Stellreflexe sind an die Hirnrinde gebunden. Auf die Resultate METZGERS wurde bereits verwiesen. Im übrigen ist es das Verdienst GOLDSTEINS, immer wieder gezeigt zu haben, daß die Enthemmung der Stellreflexe zu einer Verstärkung der Zuwendung zur Außenwelt führt. Wir erinnern an die ausführlich wiedergegebene Beobachtung einer Kleinhirnläsion. GOLDSTEIN hat immer wieder betont, daß Stirnhirnfälle die gleichen Erscheinungen zeigen wie die Kleinhirnfälle. In unserem Stirnhirnmaterial haben wir allerdings bisher ausgeprägte Erscheinungen wie bei Kleinhirnfällen nicht angetroffen. Immerhin muß bei den bekannten Beziehungen des Stirnhirns zum Kleinhirn diese Möglichkeit im Auge behalten werden. Wir erinnern daran, daß SPIEGEL und HOTTA erst jüngst wieder gezeigt haben, daß durch Läsion des Stirnhirns und des Temporalhirns Hypertonien zustande kommen, welche sie mittels der Methode des Eingipsens und der Provokation von Spannungen durch Narkose nachgewiesen haben[1]). Es ist zu vermuten, daß die Tonusabänderungen, welche bei Läsion des Stirnhirns und des Temporalhirns bzw. bei Schädigungen der frontopontinen und temporopontinen Bahn zustande kommen, gleichfalls Tonusarten sind, welche auf das Körperschema einwirken. Freilich ist die Frage aufzuwerfen, ob nicht darüber hinaus von anderen Stellen des Großhirns Einflüsse auf die primären Zentren der Haltungs- und Stellreflexe ausgehen. Wir glauben, daß in der Parietookzipitalregion in der Tat solche Zentren gelegen sind.

---

[1]) Vgl. die Mitteilung von HERMANN und WODAK über Stirnhirnmechanismen beim Menschen.

Fassen wir die Fragestellung noch einmal kurz zusammen, so ergeben sich folgende Fragen: 1. Von welchen Partien der Großhirnrinde aus können Haltungs- und Stellreflexe beeinflußt werden? 2. Wie wirken Abänderungen der Haltungs- und Stellreflexe bzw. des induzierten Tonus auf den Wahrnehmungsvorgang ein? 3. Wie wirkt der Wahrnehmungsvorgang auf die Haltungs- und Stellreflexe ein?

Bevor wir den Versuch machen, diese Fragen zu beantworten, sei über ein Parietookzipitalsyndrom berichtet, über das wir selbst (5), zum Teil in Gemeinschaft mit GERSTMANN, KAUDERS und ZINGERLE (4), berichtet haben. Wir haben von dem optisch-motorischen Syndrom der Drehung um die Körperlängsachse gesprochen. Wir gehen von der Darstellung des obduzierten Falles aus, den wir mit GERSTMANN gemeinsam beobachtet haben.

Plötzlicher Beginn unter dem Bild einer atypischen sensorischen Aphasie, Störungen des Sprachverständnisses stehen im Vordergrunde. Paraphasien treten zurück. Schwere optische Störungen, die jedoch nicht genau untersucht werden können. Wahrscheinlich hochgradige Einengung des Gesichtsfeldes. Schwere apraktische Störungen vom Typus der ideokinetischen Apraxie, wobei die Apraxie rechts beträchtlich stärker ausgesprochen ist. Zu der Apraxie gesellen sich am rechten Arm akinetische Symptome. Mäßige Hemiparese rechts, anscheinend mit leichter Sensibilitätsstörung. Hochgradige Steigerung der MAGNUS-DE KLEYNschen Haltungs- und Stellreflexe. Sogenannter Drehreflex nach beiden Seiten hin besonders ausgesprochen. Gegenseitige Beeinflussung der Glieder durch Lageänderungen.

Nachdem diese Erscheinungen mit geringen Schwankungen durch etwa vier Wochen bestanden haben, entwickelt sich nach einem Schlaganfall eine Deviation conjugée nach rechts, zunächst mit einer spontanen Drehtendenz, die aber nicht sehr weit gedeiht. Gleichzeitig halluziniert der Patient nach rechts. Lage des Kopfes im Raum ohne Einfluß. Linksseitige Hemiparese und Hypästhesie. Schluckbeschwerden.

Im Lauf einer Woche entwickelt sich aus der Drehtendenz nach rechts eine ausgesprochene Spontandrehung des Gesamtkörpers nach der rechten Seite hin. Diese bleibt bis zum Tode des Patienten etwa vier Wochen hindurch bestehen. Führend sind die Augen, die im rechten Augenwinkel stehen. Der Kopf folgt nach, dann Arme, Rumpf und Beine. Der Patient halluziniert nach der Seite hin, nach welcher die Drehung erfolgt. Die Drehung erinnert in ihrem Typus an ein willkürliches Sichdrehen und ist von der Lage des Kopfes im Raum unabhängig. Ausnahmsweise erfolgt bei im rechten Augenwinkel stehenden Augen eine Gesamtdrehung des Körpers um die eigene Achse nach links. Bei der Obduktion fanden sich beiderseits ausgedehnte Herde im Parietookzipitalgebiet, doch war rechts auch die vordere Zentralwindung, besonders die zweite Stirnwindung, in ausgedehntem Maße, besonders im mittleren Anteil, betroffen. Da wir selbst noch über zwei weitere hiehergehörige Fälle verfügen und wir auch mit GERSTMANN noch über eine weitere hiehergehörige Beobachtung berichten konnten, so nehmen wir eine Beziehung spontaner Drehbewegungen zum Parietookzipitalhirn als gesichert an. In unserer ersten Beobachtung, einem operierten Tumor des Gyrus supramarginalis, wies das klinische Bild auf eine Schädigung des Gyrus angularis hin. Wir ließen es damals unentschieden, ob es die Läsion des Gyrus angularis sei, welche die Störungen bewirke, oder ob es eine Läsion des Feldes 19 von BRODMANN sei, welche zur Spontandrehung um die Längsachse in Beziehung zu setzen sei. Die Spontandrehung um die Längsachse steht nämlich in relativ engen Beziehungen zur Déviation conjugée, wie bereits GRASSET hervorgehoben hat. Nun hat FOERSTER auf Grund von Reizversuchen am Menschenhirn eine Beziehung des Gyrus angularis zur Déviation conjugée in Abrede gestellt und gezeigt, daß vom Felde 19 von BRODMANN aus Deviation conjugée ausgelöst werden kann. Bevor diese Frage bereinigt ist, werden wir bezüglich der Spontandrehung um die Längsachse zwischen dem Gyrus angularis und dem Felde 19 von BRODMANN keine endgültige Entscheidung treffen können. Jedenfalls ist auf die Angabe PÖTZLS zu verweisen, daß vom Gyrus angularis aus epileptische Anfälle ausgelöst werden, in denen zuerst die Augen und der Kopf nach der Gegenseite deviieren. Dann stellen sich die Arme nach der Gegenseite ein, der Arm ist dabei nur im Ellbogen rechtwinklig gebeugt. Nachher folgt das Bein, die Knie werden bei gebeugten Extremitäten nach der Gegenseite hin gerichtet, schließlich hat es den ganzen Körper maximal nach der Gegenseite zu gedreht; in vielen Fällen oder zumindest im Anfang bleiben alle diese Phasen des Krampfes tonisch.

Nun ist die Bindung an die Déviation conjugée keine absolute. In unserem ersten Falle ging die Drehbewegung gelegentlich von einer Überkreuzung der Beine aus; nicht immer war mit der Kopfdrehung auch eine Seitwärtswendung der Augen verbunden. In dem Falle von GERSTMANN und uns trat gelegentlich Drehung nach links auf, während Kopf und Augen nach rechts deviierten. In dem Falle von KAUDERS war allerdings die Beziehung zwischen Déviation conjugée zur Körperdrehung eine strenge. Im allgemeinen erfolgt das Drehen in der Form eines kleinschrittigen Gehens, und man wird daran erinnert, daß nach der Analyse von MAGNUS die Rollbewegungen der Kaninchen nach einseitiger Labyrinthexstirpation auf entsprechend abgeänderte Gehbewegungen zurückzuführen sind.

In einigen Fällen scheint also eine gewisse Beziehung zum epileptischen Anfalle gegeben zu sein; in dem Falle von KAUDERS traten die Kopfbewegungen geradezu als JACKSON-epileptische Anfälle auf;

in einem unserer Fälle (5, Fall 2) traten zuerst die Drehbewegungen um die Längsachse und später epileptische Anfälle mit Déviation conjugée nach der gleichen Richtung auf. Man könnte also annehmen, daß in bestimmten Fällen die Erregung der Déviation conjugée eben einfach weiterschreite und auf den Körper übergreife. Gegen diese Annahme spricht jedoch, daß die Déviation conjugée ungleich häufiger ist als die Drehbewegung um die Längsachse. Auch entspricht der Gehcharakter der typischen Fälle nicht dem Verhalten des typischen epileptischen Anfalles. Der Faktor der übergreifenden Reizung kann um so weniger allein ausschlaggebend sein, als, wie erwähnt, die Déviation conjugée keine durchaus gesetzmäßige Beziehung zu der Spontandrehung um die Längsachse aufweist. Wir nehmen also an, daß auch eine Enthemmung der primären Apparate der Stellreflexe von Belang sei. Eine hochgradige Steigerung der Haltungs- und Stellreflexe konnte in dem Falle von GERSTMANN und uns schon lange vor dem Eintreten der Spontandrehung nachgewiesen werden. Noch eine weitere Erwägung hat hinzuzukommen. Schon in unserer ersten Beobachtung schien ein halluzinatorisches Starren nach einer Richtung die Drehbewegungen um die Längsachse einzuleiten. Es mag in solchen Fällen eine optische Erregung, sei diese nun Wahrnehmung oder Halluzination, die Seitenwendung der Augen und des Kopfes und damit die Drehung um die Längsachse einleiten. Die Annahme liegt auch in dem Falle von KAUDERS nahe, in welchem die Koppelung zwischen den halluzinatorischen Erscheinungen und den Drehungen um die Längsachse eine besonders enge ist. Man könnte meinen, daß die optische Erregung im seitlichen Gesichtsfelde den Anstoß zu der ganzen Entwicklung geben könne. Es könnte sich um einen Reiz aus der optischen Sphäre handeln. Die Dreherscheinungen sind in dem Falle von KAUDERS offenbar etwas verschieden von der starreren Déviation conjugée. Es wird vielleicht möglich sein, die starren tonischen Erscheinungen von den irgendwie freieren Verarbeitungen im Sinne des Gehens und des Drehens zu unterscheiden. Doch sind wir bezüglich aller dieser Dinge noch am Anfang. Möglicherweise handelt es sich nur um Unterschiede des Grades. Aber vielleicht sind daneben doch noch tieferliegende Unterschiede vorhanden. Wenn man im epileptischen Anfall Déviation conjugée zur krampfenden Seite sieht, so ist diese Déviation conjugée durch Reiz und Krampf viel starrer als jene Déviation conjugée, welche bei Fällen zu beobachten ist, die mit einer Hemiplegie verbunden sind. Hier weichen zwar Kopf und Augen ab, aber dieses Abweichen kann, besonders im Kopfbereich, doch gelegentlich überwunden werden. Man wird auch solche Drehungen, die einen mehr epileptiformen Charakter haben, abzutrennen versuchen von jenen, in welchen die Tonusveränderung mehr als Zug und als Tendenz wirkt. In dem von ZINGERLE berichteten Falle doppelseitiger Scheitellappenläsion (4) stehen die Dreherscheinungen und auch die Automatoseerscheinungen den epileptischen Anfällen in mancher Beziehung besonders nahe. Wir müssen es natürlich dahingestellt sein lassen, ob das mit der stärker parietalen Lokalisation dieses Falles im Zusammenhang steht. Es wird uns das nicht als wahrscheinlich erscheinen; offenbar handelt es sich doch um Unterschiede in der Intensität und im zeitlichen Ablauf der Tonuserregungen. Die geringe Beziehung des ZINGERLEschen Falles zu optischen Erscheinungen möchten wir allerdings mit einer lokalisatorischen Differenz zu erklären versuchen. Wir kommen also zu dem Resultat, daß die spontane Drehung um die Längsachse in Beziehung zu setzen ist zu einer Enthemmung der Stellreflexe, zu welcher noch Reizerscheinungen hinzutreten, welche zum Teil aus dem optischen Bereich erfließen. Das Verhältnis von Reiz und Enthemmung mag in jedem einzelnen Falle verschieden sein, auch mag es Unterschiede in der Qualität der Reize geben. Neben der spontanen Drehung um die Längsachse finden wir jedoch auch zweifellose Steigerungen des induzierten Tonus beträchtlichen Grades bei parietookzipital Erkrankten. Wir verweisen auf die Beobachtung von GERSTMANN und uns sowie auf die jüngste Mitteilung ZINGERLES, welcher in vier Fällen sicherer oder wenigstens sehr wahrscheinlicher Läsionen beider oder eines Scheitellappens starke Enthemmungen der Stellreflexe nachweisen konnte. Hier mag angeführt werden, daß wir in Fällen von Hemiplegien mit ausgesprochenen Sensibilitätsstörungen und mit Hemianopsie bei sensorischen Aphasien, bei welchen die Erscheinungen für eine Mitbeteiligung des Scheitellappens sprechen, so gut wie regelmäßig nachweisen konnten, daß die Drehabweichreaktionen, besonders die Tendenz zur Rumpfdrehung zu der dem Hirnherd entgegengesetzten Seite, gesteigert sind. Wir halten es demnach für sicher, daß Läsion des Parietookzipitalhirnes mit einer Enthemmung des induzierten Tonus einhergeht.

Auf welchem Wege die Parietookzipitalläsion diese Erscheinungen macht, kann derzeit nicht entschieden werden. Neben dem Temporallappen wird von einzelnen Autoren der Parietallappen und die laterale Fläche des Okzipitalhirns als Ursprungsstätte des TÜRCKschen Bündels angesehen. HENSCHEN hat die in Betracht kommende Literatur zusammengestellt. Nach PÖTZL macht das subangulare Gebiet die gleichen Erscheinungen wie die Kleinhirnläsion. Durch das TÜRCKsche Bündel könnte über das pontine Gebiet die Kleinhirnfunktion abgeändert werden, welche ja für Haltungs- und Stellreflexe so bedeutsam ist. BERNIS und SPIEGEL neigen zu der Ansicht, daß die hier beschriebenen Erscheinungen auf eine Läsion des TÜRCKschen Bündels zu beziehen seien. Mit Rücksicht auf die doch immerhin nicht ganz losen Beziehungen der Déviation conjugée zu der Spontandrehung um die Längsachse wird man diese Vermutung nicht als sehr wahrscheinlich ansehen können,

besonders wenn man noch hinzunimmt, daß in dem Falle von ZINGERLE
die doppelseitigen Parietalherde nur die oberen Anteile der Angulariswindungen betreffen, ein Gebiet, das nach übereinstimmender Meinung
nicht als Ursprungsstätte des TÜRCKschen Bündels in Betracht kommt.
Auf der anderen Seite wäre zu erwägen, ob nicht die Läsion des Parietookzipitalfeldes Verbindungen zum Nucleus ruber zerstören könne. Doch
weist MONAKOW die DEJERINEsche Anschauung zurück, daß ein Rindenherd im Scheitellappen eine Degeneration des roten Kerns bewirke.
Er sieht die Hauptrepräsentationsstelle des roten Kerns in der Rinde
der Präfrontalregion und des Operkulums. Die unentschiedene Frage,
ob vom Gyrus angularis oder vom Felde 19 Verbindungen zum roten
Kern bestehen, ist gerade für das uns hier interessierende Problem von
äußerster Wichtigkeit. Schließlich ist noch die Frage zu stellen, ob
nicht kortikopetale und kortikofugale Fasern aus dem hinteren Thalamusstiel von Bedeutung sein könnten.

Darüber hinausgehend ist das Problem aufzuwerfen, ob es sich nicht
neben der Unterbrechung von Leitungsbahnen um eine Abänderung von
Zentren im eigentlichen Sinne handeln könne, und hier taucht ein neues
wesentliches Problem auf, die Beziehung der hier beschriebenen Erscheinungen zur Apraxie. In zweien unserer Fälle waren ausgeprägte apraktische Erscheinungen nachweisbar. Man kann das zunächst darauf beziehen,
daß die uns interessierende Läsion der Apraxieregion benachbart sei, denn
wir wissen, daß Läsion des Gyrus supramarginalis, nach PÖTZL des Interparietalstreifens, Apraxie setzt[1]). Aber von dieser lediglich topischen Fragestellung aus kann man zu der tieferen vordringen, ob nicht die Nachbarschaftsbeziehung einer Region, welche auf Haltungs- und Stellreflexe
einen so bedeutsamen Einfluß hat, zu Gegenden, welche zur Praxie
in engster Beziehung stehen, auf eine Funktion verweise, welche die
Haltungs- und Stellreflexe der Handlung dienstbar mache. Man wird
sich freilich diese Beziehungen sehr kompliziert denken müssen, denn,
wie bereits erwähnt, kann sich Akinese mit einer Steigerung der Haltungs-
und Stellreflexe verbinden, wie ZINGERLE betont und wir selbst auch
in dem mit GERSTMANN gemeinsam beobachteten Falle sehen konnten.
Anderseits schwanden in unserer ersten hiehergehörigen Beobachtung
die Haltungs- und Stellreflexe gleichzeitig mit dem Auftreten akinetischer
Erscheinungen. In diesem ersten Falle waren in die Apraxie auch
Rotationsbewegungen im Handgelenk eingebaut, welche wie die Übertragung des Drehprinzips auf die Hand aussahen; wir wissen ja besonders
durch die Untersuchungen von GOLDSTEIN, daß es charakteristisch ist,
daß sich der induzierte Tonus an jedem Glied in gleicher Richtung auszu-

---

[1]) Vgl. hiezu auch die Arbeiten von PÖTZL und HERMANN über das
Parietalhirn, zusammengefaßt in deren Agraphiebuch.

wirken trachtet; LIEPMANN hat immer wieder darauf verwiesen, daß
in der Apraxie vorhandene optische Erlebnisse für die Handlung nicht
verwertet werden können. GOLDSTEIN hat, zum Teile mit GELB, auf
die schweren Störungen der Praxie aufmerksam gemacht, welche bei
Seelenblindheit zutage treten, eine Beobachtung, welche der eine von
uns (SCHILDER) bestätigen kann. Das Optische, das für die Stellreflexe von
einer so wesentlichen Bedeutung ist, fließt also offenbar noch auf anderen
Wegen in die Praxie ein. Freilich handelt es sich um differente Erregungen, über deren Verhältnis zueinander wir erst dann etwas Näheres
wissen können, wenn wir uns mit einer weiteren Reihe hiehergehöriger
Tatsachen beschäftigt haben, welche zumeist zunächst von GOLDSTEIN
gefördert wurden. Wir knüpfen hiebei zunächst wiederum an das hier
beschriebene Syndrom an. In unserer zweiten Beobachtung (5) trat
gleichzeitig mit einer mehrfachen Spontandrehung um die Längsachse
Makropsie und Polyopsie auf. Man kann diese Erscheinungen zwar
als selbständig, bedingt durch eine Okzipitalläsion, ansehen, doch ist
es viel wahrscheinlicher, daß es sich um Wirkungen des Motorischen
auf die optische Wahrnehmung handelt; dies wird um so wahrscheinlicher,
wenn wir bedenken, daß auch nach dem, was wir oben ausgeführt haben,
auch die hysterische Polyopsie auf Veränderungen der motorischen
Impulse bezogen werden muß, und zwar auf Abänderungen der Augen-
bewegungsimpulse. Nun sind zwar die Augenmuskeln für den optischen
Gestaltungsvorgang sicherlich besonders wichtig, und PÖTZL hat die
Einwirkung von Augenbewegungsimpulsen auf den Teilungsfehler
der Hemianopiker und auf die kortikalen Metamorphopsien gezeigt
und auf die Bedeutsamkeit der Augenbewegungen für die optische Gestaltung wiederholt eindringlich verwiesen. Gleichwohl wäre es ungerecht-
fertigt, lediglich den Augenbewegungen eine derartige Bedeutung zuzuschreiben. An den Augen kommt nur vieles zum besonders klaren Ausdruck. Ebenso wie der Vestibularis nur ein besonders spezifiziertes
rezeptives Organ für die Tonusapparate darstellt, sind Augenbewegungs-
impulse und Tonus und Bewegung der Augenmuskeln nur ein Faktor
des Tonus, welcher die optische Gestaltung beeinflußt. Eine weitere
Analogie liegt in der Auffassung des Schwindels, die der eine von uns
entwickelt hat (2, 3). Schwindelerlebnisse führen nicht nur zum Vestibularapparat und den von ihm unmittelbar abhängigen Tonusapparaten
zurück (LEIDLER), sondern auch zu den anderen, den Tonus be-
stimmenden Faktoren (vgl. hiezu auch die Ausführungen von ABELS über
die Seekrankheit). Neben den speziellen Gestaltungen der Augenmuskeln, des Vestibularapparats, muß also berücksichtigt werden, daß
die übrigen rezeptiven und efferenten Tonus- und Bewegungsapparate
ganz ähnlichen Gesetzmäßigkeiten folgen und ganz ähnliche Wirkungen
ausüben. Doch kehren wir zu unserer spezielleren Fragestellung zurück.

In dem berichteten Falle wird offenbar durch den Drehimpuls die Poly-opsie, möglicherweise auch die Makropsie bedingt. In dem Falle von Kauders stehen offenbar die Halluzinationen und die interessanten metamorphoptischen Erscheinungen in enger Abhängigkeit von den Drehtendenzen. Wir erinnern weiterhin an die Wirkung der Vestibularis-erregung auf die Halluzinationen der Deliranten. Die optische Wahrnehmung wird also vom Tonus her ganz weitgehend beein-flußt. Goldstein hat hiefür ausführliche Belege gebracht. Diese Beobachtungen sind so wichtig, daß wir sie in extenso wieder-geben wollen (8):

„1. Schiefstellung der Objekte nach der Seite der Störung: Bietet man dem Kranken mit linksseitiger Zerebellarstörung auf einer Tafel eine vertikale oder horizontale Linie oder ein Kreuz, ein Quadrat, einen Kreis und andere geometrische Figuren oder Zeichnungen von Gegen-ständen, so sieht er bei binokularer Betrachtung alles in normaler Weise. Ebenso bei Betrachtung mit dem rechten Auge allein. Beim Betrachten mit dem linken Auge erscheint eine senkrechte Linie bei Fixation ihres unteren Endes nach links geneigt, eine horizontale Linie ebenfalls nach links geneigt; ebenso ein Quadrat (bei Fixation des Mittelpunktes), ein Kreis (bei Fixation der Mitte). Der Fixierpunkt wird anscheinend meist nicht verlagert. Doch findet das auch statt, namentlich dann, wenn der Fixierpunkt außerhalb der Figur, etwa eines Kreises, angebracht wird. Bald wird dann die Figur gegenüber dem Fixierpunkt oder der Punkt gegenüber der Figur verschoben.

2. Neben dieser einfachen Drehung der Objekte nach der kranken Seite kommt es zu Verzerrungen. So bei den zuerst erwähnten und anderen Patienten, bei bestimmten Lagen des Fixationspunktes. Die Vertikale erscheint bei Fixation ihrer Mitte bei den Patienten mit links-seitiger Erkrankung in ihrem oberen Teile nach links abgeknickt, die Horizontale (bei Fixation der Mitte) mit ihrer linken Hälfte nach unten abgeknickt. Gewöhnlich erscheint dabei die andere Hälfte auch nicht vertikal oder horizontal, auch ein wenig nach links bzw. nach unten geknickt. Beim Quadrat erscheinen bei Fixation einer Ecke die Seiten gegeneinander verschoben, die Winkel also nicht mehr rechte, sondern zwei spitz, zwei stumpf. Es kommen hier bei Fixation der verschiedenen Ecken sehr verschiedenartige Verzerrungen vor. Ein Kreis erscheint bei Fixation eines Punktes der Peripherie in verschiedener Weise ver-zogen. Bei manchen Kranken ist er auch bei Fixation der Mitte auf der einen Seite verzogen, wie ausgebuckelt.

3. Nicht alle Objekte werden in gleicher Weise verlagert oder ver-zerrt. Es haben sich in dieser Hinsicht bei den verschiedenen Kranken, bei denen die Störung verschieden stark ausgebildet war, gewisse typische

Differenzen in der Art und Stärke der Raumveränderung ergeben, die noch eine genauere Erforschung erfordern, über die sich aber jetzt schon folgendes sagen läßt:

Strichfiguren (Linien, Quadrate, Kreise usw.) werden im allgemeinen leichter verzerrt als Flächenfiguren, also ausgefüllte Figuren, Scheiben. Ein Strichquadrat wird also entweder z. B. nach einer Seite ausgebuchtet oder zu einem schiefen Parallelogramm verzogen, ein ausgefülltes Quadrat wird aber etwa gar nicht verändert oder im ganzen nach der Seite um einen Mittelpunkt gedreht, ohne seine Form zu verändern.

Einen ähnlichen Unterschied haben wir bei Darbietung eines Kreises und einer Kreisscheibe festgestellt. In anderen Fällen kam es nicht zur Verlagerung, sondern zur Vergrößerung des ganzen Gebildes; dies nur bei Flächenfiguren. Auch Flächenfiguren sind nicht ganz vor der Verzerrung bewahrt.

Ob es mehr zu einer Verzerrung oder Verschiebung kommt, scheint auch von der Schwere der Störung abzuhängen. Die Verzerrung, namentlich auch von Flächenfiguren, dürfte einem höheren Grade der Störung entsprechen als die einfache Verschiebung ohne Formveränderung. Stabilere und fester mit der Umgebung verbundene Gebilde werden seltener verzerrt, meist verschoben oder gleichmäßig vergrößert oder bei leichterer Störung normal gesehen.

Das letztere scheint immer der Fall zu sein bei gezeichneten Gegenständen, wie etwa einer Flasche, wenigstens solange der Kranke den Gegenstand als Ganzes betrachtet. Sobald der Patient nur einen Teil fixiert, kann ihm dieser Teil verschoben erscheinen, z. B. der Hals der Flasche, wenn der Kranke diesen fixiert. Die Tatsache, daß Bilder von Gegenständen der Verzerrung viel stärkeren Widerstand leisten, ist insofern besonders interessant, als sie erklärt, daß die Kranken im Leben meist keinerlei Verlagerung oder Verzerrung beobachten. Sie haben sie nur dann, wenn sie einzelne Teile von Gegenständen fixieren, etwa die vertikale Richtung eines Schornsteins ins Auge fassen, also sich gewissermaßen in die Situation des Versuches bei besonderer Fixation eines Teiles eines Objektes begeben.

4. Für die Art der Veränderung ist nicht nur die Art der gebotenen Figur an sich, sondern oft die Art, wie sie erlebt wird, ausschlaggebend, so z. B. ob eine Figur mehr als leichtbewegliches, auch in seinen Teilen verschiebbares oder als starres, mit der Umgebung fester verbundenes Gebilde erlebt wird. Daß die Art der Auffassung des Objektes eine große Rolle für die Art der Veränderung spielt, haben besonders auf diesen Punkt gerichtete Versuche ergeben, von deren Ergebnissen noch folgende mitgeteilt seien: Wird z. B. ein schmaler Ring als Kreis erlebt,

so wird er etwa ausgebuckelt, erscheint als Ring von einer gewissen Breite, wird im ganzen zum Oval verzogen. Wird aber der Inhalt des Ringes als Scheibe erfaßt, der Ring als Kreis darum, so kann der Ring verzogen, die Scheibe als oval oder einfach vergrößert erscheinen. Auf die sehr eigenartigen Beobachtungen, die wir hier machen konnten und die besonders in theoretischer Beziehung sehr interessant sind, soll an anderer Stelle genau eingegangen werden. Ich möchte hier nur noch auf die Tatsache besonders hinweisen, daß trotz gleichen Netzhautbildes der Einfluß der Tendenz ein verschiedener ist, je nach dem, wie das Objekt erlebt wird.

5. Darbietung zweier Figuren neben- oder ineinander erzeugt insofern oft recht eigentümliche Verhältnisse, als bald beide Figuren in gleicher Weise, bald jede in einer anderen Weise verändert erscheinen. Die Veränderung jeder einzelnen erfolgt, solange die Objekte getrennt erlebt werden, in ähnlicher Weise, wie wenn jedes allein geboten würde. Wird etwa ein Kreis geboten und in diesem eine Kreisscheibe, so erscheint der äußere Kreis ausgebuckelt, die Scheibe einfach vergrößert. Werden die Objekte aber als ein Gebilde aufgefaßt, so werden beide Teile in gleicher Weise verändert.

6. Es ist mir kein Zerebellar- oder Frontalhirnkranker begegnet, bei dem ich bei genauerer Untersuchung nicht wenigstens Andeutungen der mitgeteilten Veränderungen gefunden hätte, namentlich wenn ich die vorliegende Störung durch Chloräthylabkühlung verstärkt hatte (vgl. hiezu meine Ausführungen mit RIESE und diese Arbeit unter V.).

7. Die Verlagerung erfolgt immer in der Richtung, in der das Abweichen vor sich geht, also bei Zerebellarkranken nach der herdgleichen, bei Stirnhirnkranken nach der herdgekreuzten Seite.“

„Die Verlagerung tritt immer nur bei Betrachtungen mit einem Auge, bei Zerebellarerkrankung mit dem herdgleichen, bei Frontalerkrankung mit dem herdentgegengesetzten auf. Ein Kranker mit doppelseitiger Zerebellarerkrankung sah bei Betrachtung mit dem rechten Auge die Objekte nach rechts, bei Betrachtung mit dem linken Auge die Objekte nach links geneigt. Bei zweckmäßiger Betrachtung unterdrückte der Patient wohl immer ein Bild, so daß er bald die Objekte nach rechts, bald nach links geneigt sah. Auf die hier vorliegenden komplizierten Verhältnisse soll später eingegangen werden.

Bei Stirnhirnkranken gelang es durch Abkühlung der herdgekreuzten Halsseite, die Erscheinungen auch bei Beobachtung mit dem herdgleichen Auge hervorzurufen, doch schwand die Verlagerung bei Beobachtung mit diesem Auge gewöhnlich sehr bald.“

Wir selbst haben zwar in unserem eigenen Material noch keine entsprechenden Befunde feststellen können, doch zweifeln wir auf Grund der mitgeteilten Erwägungen und Beobachtungen nicht an der grundsätzlichen Richtigkeit der von GOLDSTEIN erhobenen Befunde. GELB sagt zusammenfassend, daß jene Sehinhalte am leichtesten Verlagerungen und Verzerrungen erfahren, die die Vorstellung erwecken, daß sie ihrer Natur nach am leichtesten veränderlich sind, ferner solche, die am wenigsten mit ihrer Umgebung verankert erscheinen. Er verweist auch auf die Beziehung zu den Raumverlagerungen, die E. R. JAENSCH an den Anschauungsbildern von Eidetikern beobachtet hat. Der eine von uns hat hinwiederum auf die Beziehungen dieser Raumverlagerungen zu den Raumverlagerungen der optisch Agnostischen verwiesen. So schließt sich also wiederum der Kreis, der von der Wirkung der Augenmuskeln und der Tonusveränderungen überhaupt auf das optische Gestalten zur Eidetik und zur optischen Agnosie führt. Hier mag noch einmal auf die Beobachtung von KAUDERS verwiesen werden. Da wird ein Trinkglas kleiner und größer. Es verändert sich alle Sekunden, oder er sieht beim Arzt ein ganz kleines Gesichterl, dann wieder ein langes Gesicht, dann gar kein Gesicht mehr, auch seine Hand ist jetzt geschwollen, der Daumen ganz zusammengequetscht. Hieran schließen sich eigenartige Erlebnisse, in denen er sein Gesicht als verändert und zusammengedrückt erlebt hatte, er nicht nur Tropfen gesehen, sondern auch schon gefühlt hatte, wie er mit den Tropfen angespritzt wurde. Es ergeben sich also bereits hier Beziehungen zu den Problemen der Synästhesien, welche GOLDSTEIN (10) mehrfach systematisch behandelt. Sieht eine normale Versuchsperson ein seitlich gelegenes Objekt interessiert an, so erscheint ein gleichzeitig klingender Ton nach der gleichen Seite verlagert. Bei Kranken beeinflußt ein in einer bestimmten Stelle lokalisierter Reiz alle anderen sensorischen Vorgänge in der Lokalisation. Der Patient mit doppelseitiger Zerebellarerkrankung sieht mit dem rechten Auge eine Vertikale nach rechts, mit dem linken Auge nach links geneigt. Beim Ton rechts steht die rechtsgeneigte Linie wie vorher, die linksgeneigte wird gerade. Offenbar wirkt die durch den akustischen Reiz hervorgerufene Tonusänderung auf die optische Wahrnehmung. Wir können nunmehr einen Teil der Schlußfolgerungen GOLDSTEINs wiedergeben. Die sensorischen Vorgänge werden durch unbewußte motorische Vorgänge beeinflußt, und zwar wiederum in der Weise, daß die Richtung des motorischen Vorganges die Raumlage des sensorischen bestimmt. (Einfluß des unbewußten Abweichens auf die Lage der optischen taktilen Vertikalen, auf die Lokalisation von Hautreizen, auf die Lokalisation von Schatten usw.)

Jeder sensorische Reiz beeinflußt jede andere gleichzeitig vorhandene Wahrnehmung in ihrer Lokalisation. (Akustische Reize bestimmter Lokalisation z. B. verändern optische, taktile Wahrnehmungen in ihrer

Raumlage. Diese wird verändert, entsprechend der Raumlage des akustischen Reizes, taktile Reize führen zu veränderter akustischer Lokalisation usw.)

So ergibt sich, daß jede Wahrnehmung den Tonus beeinflußt, und daß umgekehrt der Tonus wieder eine Rückwirkung auf die Wahrnehmung hat. Über das Zwischenglied des Tonus beeinflussen Wahrnehmungen einander. GOLDSTEIN hebt mit Recht hervor, daß sensorische und motorische Reize ihrem Wesen nach gleichwertig in das Resultat eingehen, es bestehe im allgemeinen ein rein quantitatives Verhältnis bei der Bedeutung verschiedener Vorgänge für den Effekt. GOLDSTEIN meint, daß die gegenseitige Beeinflussung der motorischen und sensorischen Vorgänge auf rein physiologischem, nicht psychischem Wege geschieht[1]). Wir möchten demgegenüber auf das verweisen, was wir oben in bezug auf die Beteiligung des Psychischen an Haltungs- und Stellreflexen ausgeführt haben. Wenn GOLDSTEINs Mitarbeiter GELB die Beziehung der durch Tonusverschiebung bedingten Veränderung der Wahrnehmung zur Eidetik hervorhebt, so muß doch betont werden, daß die Raumverlagerung der Anschauungsbilder psychisch gut faßbaren Gesetzmäßigkeiten unterliegt. Wir erinnern ferner daran, daß Raumverlagerungen in der von GOLDSTEIN geschilderten Art bei funktionellen seelischen Erkrankungen beobachtet werden können. Wir stellen die Angabe GOLDSTEINs, daß bei dem Patienten mit doppelseitiger Zerebellarerkrankung sich durch das Berühren einer Körperseite die Lokalisation eines Tones nach der berührten Seite verschieben läßt, den Erfahrungen PÖTZLs gegenüber, welche sich auf die Wechselwirkungen hysteriformer und organisch zerebraler Störungsmechanismen beziehen. PÖTZL weist darauf hin, daß die hysterischen Symptome zur Seite der organischen Störung hingezogen werden, „psychogene und organogene Einflüsse stimmen in bezug auf ihre Richtungskomponenten überein, so daß die resultierende Linksprojektion wie eine Vektorsumme erscheint, deren einzelne Summen den teils psychogenen, teils organogenen Typus haben". Offenbar handelt es sich also um Gesetzmäßigkeiten, die ohne weiteres auch psychisch verstanden werden können, und gerade hierin liegt unseres Erachtens die wesentliche Bedeutung dieser Befunde, daß sie uns tief in das Wesen psychischer Gesetzmäßigkeiten hineinführen. Wir haben gar keinen Grund, zwischen Psychisch und Physiologisch einen Grenzstrich zu ziehen; psychische Vorgänge sind grundsätzlich auch physiologische und die physiologischen Vorgänge sind in weitaus höherem Maße von psychischen Erlebnissen getragen, als man anzunehmen pflegt, und verlaufen selbst dort, wo wir für psychische Erlebnisse keinen Anhaltspunkt haben, nach Gesetzmäßigkeiten, welche

---

[1]) Vgl. auch seine jüngste Arbeit mit ROSENTHAL-VEIT über akustische Lokalisation.

den psychisch erfaßbaren entsprechen. In diesem Sinne können wir uns allerdings der Formulierung GOLDSTEINS anschließen: Aufmerksamkeitshinlenkung bedeutet ein ganz bestimmtes physiologisches Gerichtetsein, das eine ganz bestimmte Beeinflussung aller sich gleichzeitig abspielenden Vorgänge im Nervensystem mit sich bringt. GOLDSTEIN hat auch an anderer Stelle an der Hand einer instruktiven Beobachtung über die gleichartige funktionelle Bedingtheit der Symptome bei organischen und psychischen Krankheiten gesprochen. Vgl. auch seine allgemein gehaltenen Arbeiten (14, 15). Offenbar handelt es sich um Gesetzmäßigkeiten ganz weittragender Bedeutung. Wir erinnern an Beobachtungen des einen von uns mit KAUDERS, in welchen Sinnestäuschungen an eine Körperhälfte gebunden wurden, so daß einseitige Täuschungen mehrerer Sinne zustande kamen. In dem einen Falle handelte es sich um einen Thalamustumor, welcher auf der Seite der Störung optisch, taktil und akustisch halluzinierte; im anderen um eine Alkoholhalluzinose, in welcher sämtliche halluzinatorischen Erlebnisse an die linke, minderwertige Körperhälfte gebunden wurden. KAUDERS und SCHILDER folgerten damals: „Wir nehmen keinen Sinneseindruck als solchen wahr, sondern wir bringen ihn immer zu der höheren Einheit des Körperschemas in Beziehung." Wir haben aber immer wieder auf die Beziehung des Körperschemas zum induzierten Tonus verwiesen. Dem Körperschema entsprechend werden nun die Außenerlebnisse halbseitig verändert erlebt. Aber um es nochmals zu betonen, alle diese Phänomene haben auch eine psychologisch sehr wohl faßbare Seite. Auf der anderen Seite ermöglichen sie ein tieferes Eindringen in jenes physiologische Problem, das mit dem Begriff des psychischen Wirkungswertes, das der eine von uns entwickelt hat, im Zusammenhang steht. Jedes psychische Erlebnis hat einen Einfluß auf körperliches und auch auf psychisches Geschehen. Dieser Einfluß ist einesteils bedingt durch das Erlebnis als solches, anderseits durch die zugehörigen Erlebnisse gleicher oder ähnlicher Art. Jedes Erlebnis spielt sich aber in einem Organismus bestimmter Art ab und ist von dessen konstitutionellen und konditionellen Bedingungen abhängig. Letzteren Endes ist jedes psychische Erleben Auffassung einer Situation, werde diese wahrnehmungsmäßig in Anschauungsbildern und Vorstellungen oder in Gedanken erfaßt. Trotzdem wir der Ansicht sind, daß gedankliche Erlebnisse ein besonders gekennzeichnetes Teilstück seelischen Erlebens sind, so wird man anderseits doch nicht verkennen dürfen, daß das Gedankliche ebenso motorische Tendenzen in sich schließe, wie das Wahrnehmungsmäßige, Anschauungsbildartige und Vorstellungsmäßige. Motorische Tendenzen und Funktionen knüpfen sich also an jede Auffassung und bilden einen wesentlichen Teil des Wirkungswertes. Freilich ist die körperlich faßbare Seite des Wirkungswertes nicht mit diesen

motorischen Vorgängen erschöpft, denn neben diesen motorischen Vorgängen finden ja auch Einflüsse auf das vegetative körperliche Geschehen statt. GOLDSTEIN hat erkannt, daß es sich hier um Tatsachen
handelt, welche für eine allgemeine Theorie der Wahrnehmung von
Bedeutung sind. Jede Leistung eines Organismus sei mit einem Gerichtetsein des Organismus nach dem Orte zu verbunden, an dem die
Leistung wirksam ist. Der ganze Körper ist der Reizquelle zu gerichtet.
Dieses Gerichtetsein, eine primitive Aufnahme oder Abwehrreaktion,
ist von dem Tonuszustand abhängig. Aber dem tonischen Zustand
des Körpers kommt nicht nur für die Reaktion des Organismus eine
Bedeutung zu, sondern auch für unsere Erlebnisse, für den Aufbau
unserer Welt in räumlicher, zeitlicher und qualitativer Beziehung, für
unser bewußtes Handeln in ihr und auch für unser Denken. So weit
GOLDSTEIN, dem wir uns vollkommen anschließen. Es ist jedoch nicht
zu verkennen, daß die dem Bereiche des induzierten Tonus zugehörigen
Tonusveränderungen nur einen Ausschnitt der motorischen Möglichkeiten des Organismus bedeuten. Neben diesen — man möchte sagen,
körperhalbseitig wirkenden — Massenreaktionen gibt es spezifischere,
die sich freilich auf diesen primitiveren Funktionen aufbauen. Hieher
gehören alle Reaktionen des Greifens, Fassens, Haltens, der Einverleibung in den Körper, wie sie etwa in den primitiven Greifreflexen in Erscheinung treten. Hieher gehört auch der Säuglingsreflex, der etwa nach
bestimmten Hirnläsionen in Erscheinung tritt; hieher gehört wohl auch
eine Reihe von primitiven Abwehrreflexen. Man ist wohl berechtigt,
dem induzierten Tonus jene Funktionen gegenüberzustellen, die ihre
Zentralpunkte im striopallidären System und im Pyramidenbahnsystem
haben, jene Fälle von rasch erfolgenden Einstellbewegungen, den primären
Automatismen im Sinne von C. und O. VOGT und der Willkürhandlung
im engeren Sinne. Man wird wohl sagen dürfen, daß jeder Wahrnehmung
eine doppelte Reihe motorischer Vorgänge zugeordnet ist, eine kinetische
und eine tonische, wobei die tonische offenbar als die primitivere anzusehen ist. Die kinetische ist wohl mannigfaltig gegliedert. Wir können
zwei wesentliche Typen unterscheiden, von welchen der eine gegen
das Objekt zu gekehrt ist (Objekttypus), während der andere die Bewegung des Objektes nachahmt (Identifizierungstypus). Der tonische
Typus scheint ja im wesentlichen nur ein Objekttypus zu sein, die Identifizierung, das Nachmachen, scheint hier keine wesentliche Rolle zu
spielen. Den verschlungenen Beziehungen der Kinetik und des Tonus
in dem hier beschriebenen Sinne nachzugehen, ist hier nicht der Ort.
Wir begnügen uns mit der Bemerkung, daß wir uns des Schematischen
dieser Einteilung sehr wohl bewußt sind. Hier ist noch eines weiteren
wichtigen Momentes zu gedenken. ZINGERLE hat auf rhythmische
Erscheinungen verwiesen, welche auf Hautreize bei Steigerungen des

induzierten Tonus auftreten, z. B. Gangbewegungen, Kriechbewegungen. Es ist hier besonders interessant, daß Kriechbewegungen, welche den Beobachtungen von ZINGERLE entsprechen, auch von BAUER beim normalen Säugling in den ersten vier Monaten beobachtet wurden, nämlich Vorwärtskriechen in Bauchlage bei Druck oder Berührung der Fußsohlen. Alle Beobachter, besonders GOLDSTEIN, ZINGERIE, WODAK und FISCHER, weisen mit Recht auf den rhythmisch-phasischen Ablauf der hiehergehörigen Erscheinungen hin. Auf die gangartigen Bewegungen haben wir wiederholt verwiesen. Es handelt sich also um eine primitive Rhythmik, welche offenbar primitiven Zuwendungserlebnissen zugehört; man wird unwillkürlich wiederum an die bekannten rhythmischen Schwankungen der Aufmerksamkeit erinnert.

Die meisten Beobachter heben übereinstimmend hervor, daß mit dem Eintreten ausgiebiger Veränderungen des induzierten Tonus Bewußtseinsveränderungen eigenartigen Charakters auftreten. Auch wir fanden das bestätigt. Dieser Bewußtseinszustand entspricht nicht dem der Hypnose, er unterscheidet sich von dieser durch den Mangel des Rapports und durch den Ablauf von Bewegungen selbst. Auch erwiesen sich unsere Fälle mit sehr verstärkten Erscheinungen des induzierten Tonus als nicht hypnotisabel. In Übereinstimmung mit LEVINGER finden wir, daß der induzierte Tonus in der Hypnose ebenso wie im Schlafe[1]) Beeinträchtigungen erfährt. Wir haben also daran festzuhalten, daß die Bewußtseinsabänderung während des Ablaufes von Stellreflexen eine eigenartige ist, und daß dieser Bewußtseinszustand nicht mit dem des Schlafes und der Hypnose zusammenfällt. Die Erklärung dieser Bewußtseinsveränderungen ist derzeit nicht möglich. Man wird nur zu dem allgemeinen Gedanken hingeleitet, daß eine Entfesselung der primitiveren Formen der Motilität auch eine besondere Gesamteinstellung mit sich bringe, in welcher die Erfassung der Außenwelt ebenso primitiv ist wie die eigene Reaktion auf diese Erfassung. Wir würden also in diesem Bewußtseinszustand das Korrelat der von GOLDSTEIN beschriebenen Veränderungen der Sinneswahrnehmung sehen. Als Analogie mag auf den eigenartigen Bewußtseinszustand während der Vestibulariserregung hingewiesen werden, welcher ja gleichfalls mit Tonusveränderungen verbunden ist. Allerdings wissen wir, daß bei der Vestibulariserregung gleichzeitig eine Überleitung zu den vegetativen Zentren der Medulla oblongata stattfindet. Es ist wahrscheinlich, daß bei den Bewußtseinsveränderungen, welche mit dem induzierten Tonus verbunden sind, Wirkungen auf das Schlafzentrum

---

[1]) Nach den Untersuchungen von MAGNUS sind die Mittelhirnzentren während des Schlafes außer Aktion. PETTE erwähnt, daß bei somnolenten Patienten Haltungs- und Stellreflexe nicht nachweisbar sind.

und die vegetativen Zentren des Zwischenhirns ausstrahlen, doch wissen wir hievon im einzelnen nichts.

Es ist klar, daß die Orientierung bei solchem veränderten Wahrnehmungs- und Bewußtseinszustand eine veränderte sein muß, und wir verweisen unter diesem Gesichtswinkel auf die schweren Störungen der Orientierung, welche eine von uns beobachtete Patientin im Anschluß an Attacken von Spontandrehung um die Längsachse zeigte. Da wir in Übereinstimmung mit allgemeinen Anschauungen, die PÖTZL entwickelt hat, der Ansicht sind, daß die Lokalisation in der Großhirnrinde auch einen psychologischen Sinn habe, und daß räumliche Nähe von Zentren auf deren innere Zusammengehörigkeit hinweise, so werden wir nunmehr auch die räumliche Nähe des parietookzipitalen Feldes, das wir zur Entfesselung der Haltungs- und Stellreflexe in Beziehung setzen, zur optischen Region einerseits und zur Praxieregion anderseits würdigen. Irgendwie muß das System der Haltungs- und Stellreflexe der Praxie eingeordnet werden. Freilich hat die Praxie in wesentlichen Punkten optisches Erfassen zur Voraussetzung, welches anderseits wieder, wie ja oben ausführlich dargetan, in weitgehendem Maße von den Haltungs- und Stellreflexen abhängig ist.

k) Psychosen

Von besonderem Interesse sind hier weniger jene Psychosen, welche auf groben Hirnstörungen beruhen, bei welchen wir begreiflicherweise immer wieder jene Erscheinungen finden, die der entsprechenden groben Hirnläsion entsprechen. So fanden wir bei Paralysen mit zerebellarer Symptomatologie ein Verhalten der Stellreflexe, welches der zerebellaren Läsion entsprach. ZINGERLE beschreibt Automatose in dem Fall einer progressiven Paralyse. Bei Manien und Melancholien haben wir nichts Auffallendes in bezug auf induzierten Tonus gesehen; gelegentlich hat man bei Manien den Eindruck mäßiger Steigerung. Bemerkenswert war bei sieben akuten schizophrenen Psychosen, daß die außerordentlich lebhafte Divergenzreaktion dann im Sinne der psychischen Erlebnisse ausgebaut wurde (11). Ebenso waren die Drehabweichreaktionen außerordentlich lebhaft, während die Höhenreaktion nicht in entsprechender Weise eine Veränderung erfuhr, obgleich sie auch eher lebhaft war. Diesem Verhalten der Kranken entspricht, daß die Höhenreaktion sich im allgemeinen dem Bemerktwerden fast völlig entzieht, während die Seitendrehreaktion beim Grundversuch in recht weitgehendem Maße bewußt wird. Die Divergenzreaktion steht ungefähr in der Mitte zwischen beiden. In der Mehrzahl der Fälle bleibt sie im Beginne gleichfalls unbemerkt, erst die weitergehende Divergenz macht

sich als Zug bemerkbar. In gewissen katatonen Attacken folgt nun der
Katatone dieser Zugtendenz, ja er übertreibt sie sogar. Es ist immerhin
beachtenswert, daß in einzelnen Fällen eine einseitige paradoxe Abweichreaktion durch ein solches willkürliches Nachgeben gegenüber dem
Divergenzimpuls vorgetäuscht wird (ausnahmsweise kann das allerdings
auch bei Neurosen vorkommen). Das willkürliche Nachhelfen ist allerdings in solchen Fällen unverkennbar, so daß sie leicht von der echten
paradoxen Abweichreaktion unterschieden werden kann. In einer
Reihe von Fällen fällt der Grundversuch der akuten Schizophrenen
sehr lebhaft aus. Es mag sein, daß manche katatone Stellung durch
Haltungs- und Stellreflexe mit angeregt ist. In einem nicht völlig ge-
klärten Fall einer schweren akuten katatonen Psyche, die ad exitum
kam, schloß sich an die Kopfdrehung eine mehrfache Rumpfdrehung
um die eigene Achse. Unsere Erfahrungen an stuporösen Zustandsbildern und Zustandsbildern mit Spannungen haben im allgemeinen
nichts Auffallendes ergeben. Der L.B.V. ist aus leichtverständlichen
Gründen im allgemeinen bei derartigen Fällen nicht prüfbar. In einem
Falle, in welchem katatone Spannung von stark extrapyramidalem
Typus noch vorhanden war, als der Patient psychisch schon recht frei
war, war der L.B.V. negativ. Wir lassen einige Notizen über diesen
bemerkenswerten Fall folgen, der gewiß die Annahme stützt, daß in
einer Reihe von Fällen von Katatonie das striopallidär-nigräre System
getroffen sei:
     Bei einem 12jährigen Knaben, dessen Psychose mit religiös gefärbten
sexuellen Wahnideen begann und sich in ein stuporös-katatones Bild
fortsetzte, entwickelte sich gleichzeitig mit dem Umschlag in läppische
Heiterkeit ein eigenartiges Bewegungsbild. Er stelzt kleinschrittig
auf den Fersen. Beim Aufstellen aus dem Bette werden die Beine stark
im Hüftgelenk gebeugt und so fixiert, dann springt er rasch aus dem
Bett, ohne das Bettuch mit den Fersen zu berühren. Schwere Katalepsie,
welche durch Fixationsspannung verstärkt wird. Auch in der Ruhe
bestehen Spannungen, welche bei langsamen passiven Bewegungen
eher abnahmen. Brüske, passive Bewegungen machen reflektorisch
Gegenspannungen. Beugt man den kataleptisch eingestellten Arm
passiv, so erschlafft der Bizeps ohne weitere Tonusschwankungen, stellt
sich jedoch bald wieder tonisch ein. Während der kataleptischen Spannung
wird der Patient unzugänglich und leistet Widerstand gegen Lageverä-
änderungen. Starres Gesicht, Akinese. Doch zeigt das Bild Schwankungen. Bei diesem Patienten bewirkte Kopfdrehung ein Abweichen
der Arme, entgegengesetzt der Richtung der Kopfdrehung, doch setzte
er zu jener Zeit jeder passiven Bewegung einen heftigen Widerstand
entgegen. Offenbar handelt es sich um eine negativistisch-paradoxe
Reaktion, also um ein instinktives Verkehren der Stellimpulse ins Gegen-

teil. Noch bemerkenswerter ist, daß wir bei diesem Patienten das Phänomen der Lagebeharrung vermißten.

l) Epilepsie

Nach FOERSTER lassen sich manchmal schon auf der Höhe des epileptischen Anfalles, besser noch während des Abklingens, gewisse Enthemmungsphänomene feststellen. Dahin gehört die Auslösbarkeit tonischer Halsreflexe auf die Extremitäten (SIMONS, JONKHOFF, STENVERS u. a.), tonischer Halsreflexe auf die Augen (SIMONS), also Enthemmungsphänomene der im obersten Halsmark und im Hirnstamm gelegenen Zentren. ZINGERLE hat wiederholt erleichterte Auslösung der Automatose bei Epileptikern nachgewiesen und enge Beziehungen zwischen dem tonischen Anteil des epileptischen Anfalles und der Automatose angenommen. Er stellt hiehergehörige Beschreibungen BINSWANGERS zusammen. Drehbewegungen um die Längsachse sind von GRASSET beschrieben. Wir finden sie auch in unserem Material. Ob diese Beziehungen zur tonischen Phase des epileptischen Anfalles gesetzmäßige und direkte sind, möchten wir bezweifeln. FOERSTER lehnt unseres Erachtens mit Recht die Gleichsetzung der tonischen Phase des epileptischen Anfalles mit der Enthirnungsstarre ab, welche TRENDELENBURG vornimmt. In einzelnen Fällen mag freilich ein unmittelbarer Zusammenhang mit den MAGNUS-DE KLEYNschen Zentren bestehen. So erwähnt GOLDSTEIN einen epileptischen 15jährigen Knaben, bei dem als Anfall tonische Kopfdrehung nach rechts, Streckung und Abduktion des rechten und Beugung des linken Armes im Ellbogen- und Schultergelenk auftraten, also eine Extremitätenstellung im Sinne eines Halsreflexes.

Die Sachlage scheint also außerordentlich verwickelt. Als vorläufige Erwägung möchten wir festhalten: 1. In der Mehrzahl der Fälle entspricht der tonische Anfall des epileptischen Krampfanfalles nicht ohne weiteres der Enthirnungsstarre und nicht einer Reizung der MAGNUS-DE KLEYNschen Zentren. Doch dürfte sich das Tonussubstrat der tonischen Haltungs- und Stellreflexe teilweise mit dem des tonischen Krampfanfalles decken. 2. In vereinzelten Fällen entspricht dem tonisch-epileptischen Anfall völlig eine Erregung der MAGNUS-DE KLEYNschen Zentren. 3. Die Enthemmung der MAGNUS-DE KLEYNschen Zentren scheint in der Mehrzahl der Fälle und besonders nach dem Anfall eine gewichtige Rolle zu spielen, besonders die Enthemmung des Drehreflexes. Reiz und Enthemmung mögen im einzelnen epileptischen Anfall oft in schwer schätzbarer Weise zusammenwirken.

Wir stellen hier in Kürze tabellarisch jene Reaktionen zusammen, welche einesteils Grundlage der hier gegebenen Erörterungen bilden, andernteils auch für die Klinik eine gewisse Bedeutung haben dürften:

V. Tabelle der wichtigsten in diesem Buche verwerteten Phänomene

Grundversuch Abb. 6, 7, 8	Der Kopf wird aktiv oder passiv zur Seite so weit gedreht, als es ohne Schmerzhaftigkeit möglich ist, und in dieser Stellung festgehalten. Die Versuchsperson hält bei geschlossenen Augen die Arme horizontal vorgestreckt. Der Versuch kann im Liegen oder im Sitzen oder im Stehen durchgeführt werden.	Der Kieferarm steigt kontinuierlich an, die Arme weichen im Schultergelenk kieferwärts ab, der Außenarm meist stärker. Gleichzeitig erfolgt eine Rumpfdrehung.	Der Versuch ist beim Normalen in 80 bis 90% positiv. Zerebellare Affektion steigert die Erscheinung. Bei strio-pallidär-nigrärer Erkrankung ist einseitiges oder doppelseitiges Fehlen häufig.
Spontane Steigereaktion	Bei geschlossenen Augen werden die Arme horizontal vorgestreckt.	Die Arme steigen langsam in die Höhe. Der rechte steigt häufig mehr als der linke.	Bei der Mehrzahl der Normalen positiv. Auf der Seite der Kleinhirnaffektion gesteigert.
Divergenzreaktion (Spontane symmetrische Abweichreaktion von FISCHER und WODAK) Abb. 5	Bei geschlossenen Augen werden die Arme horizontal in Parallelstellung vorgestreckt. Die Versuchsperson erhält den Auftrag, die Arme ruhig vorgestreckt zu lassen. Wird der Auftrag gegeben, die Muskulatur stark zu spannen, so tritt Konvergenz an Stelle der Divergenz.	Die vorgestreckten Arme weichen auseinander.	Beim Normalen ausnahmslos positiv. Bei Kleinhirnkranken gesteigert auf der Seite der Kleinhirnaffektion. Bei strio-pallidär-nigrärer Erkrankung vorhanden, aber durch die Konvergenzreaktion (s. u.) verdeckt. Einseitiges Vorstrecken der Hand wirkungslos. Bei Kleinhirnkranken ein gleichseitiges Nach-außengehen der Arme.
Konvergenzreaktion Abb. 20	Versuchsbedingung wie oben.	Die Hände nähern sich einander durch Beugung im Ellbogengelenk. Bei Versteifung des Ellbogengelenkes durch Schienen erscheint die Divergenzreaktion.	Nur bei der strio-pallidär-nigrärer Erkrankung in einem sehr hohen Prozentsatz der Fälle.

Pronationsphä-nomen (GOLD-STEIN, WILSON und GIERLICH) Abb. 13	Die Versuchsperson streckt bei geschlossenen Augen die Arme a) Vola manus nach unten, b) Vola manus nach oben vor und beläßt die Hände in dieser Stellung, c) kann auch bei gebeugtem Ellbogen geprüft werden.	a) Die Daumenseite sinkt in mehr oder minder starkem Grade nach abwärts; b) die Daumenseite der Hand wird in mehr oder minder starkem Grade nach oben gedreht.	a) Nur bei Steigerung der Pronationsphänomene nachweisbar. b) Ist beim Normalen ausnahmslos vorhanden; bei Kleinhirnkranken und bei Pyramidenbahnläsion auf der Seite der Läsion gesteigert. Bei Pyramidenläsion mit der Unfähigkeit zur vollständigen Supination unter Umständen verbunden.
Lagebeharrung Abb. 9	Die Versuchsperson streckt die Arme horizontal vor bei geschlossenen oder offenen Augen. Der eine Arm (R) bleibt ruhig, der andere (V) wird 60° über oder unter der Horizontalen festgehalten. Dieses Festhalten kann entweder aktiv sein oder kann durch Unterstützung erfolgen. Auch der R-Arm kann unterstützt sein. Nach Ablauf von 30 Sekunden hat die Versuchsperson den V-Arm bei geschlossenen Augen in die Höhe des R-Armes zu bringen. Die Versuchsperson weiß nichts von dem begangenen Fehler. Die Reaktion soll an beiden Armen bei Einstellung über und unter der Horizontalen geprüft werden.	Der V-Arm bleibt mehrere Zentimeter oberhalb des R-Armes, wenn der V-Arm über der Horizontalen eingestellt war, und unterhalb, wenn er unterhalb der Horizontalen eingestellt war.	Bei Berücksichtigung der aus Steigetendenzen erfließenden Fehlerquellen ausnahmslos positiv. Fehlen der Lagebeharrung ist bisher nur bei strio-pallidär-nigrärer und Mittel-Zwischenhirnerkrankung bekannt. Dieses Fehlen ist ein teilweises oder vollständiges. Selbst schwere Störungen der Sensibilität lassen die Lagebeharrung noch erkennen, wofern nur überhaupt eine Möglichkeit besteht, die Glieder im Raum in eine einigermaßen bestimmte Stellung zu bringen.

Sensorischer Lagebeharrungsversuch	Bedingungen des Versuches wie oben, doch hat die Versuchsperson nicht aktiv den V-Arm in die Stellung des R-Armes zu bringen, sondern der Untersucher bringe den V-Arm a) in die gleiche Höhe wie den R-Arm, b) in eine Stellung, welche der ungefähr erwarteten Einstellung des L.B.V. entspricht. Der Versuch kann auch an paretischen Extremitäten durchgeführt werden, nicht jedoch bei schwereren Sensibilitätsstörungen.	Der gleichgestellte V-Arm wird als tieferstehend empfunden, wenn er über der Horizontalen eingestellt war, als höherstehend, wenn er unter der Horizontalen eingestellt wurde. Beide Arme werden dann als gleichstehend erlebt, wenn der V-Arm in jene Stellung gebracht wird, welche bei dem vorangehend beschriebenen L.B.V. erreicht wird.	Der Versuch hat die gleiche Bedeutung wie der einfache L.B.V. Er eignet sich zur Kontrolle bei zweifelhaften Reaktionen und gestattet eine Prüfung der Lagebeharrung auch an paretischen Extremitäten.
Sensorische Auswirkung der Steigereaktion, der Divergenzreaktion und des Pronationsphänomens	Prüfung so wie oben, doch wird durch passive Einstellung, nachdem der Lagereiz eine gewisse Zeit gewirkt hat, festgestellt, welche Lage als Normallage empfunden wird.	Die durch die Steigetendenz usw. erreichte Lage wird als Normallage erlebt.	Hat keine praktische Bedeutung, Konvergenzreaktion hat keine Wirkung auf das Bewußtsein der Normallage.
Hyperflexionsphänomen	Prüfung des Knie-Hacken-Versuches, vervollständigt durch einen Knie-Hacken-Versuch in der Form, daß das Knie des ruhenden Beines aus extrem gebeugter Stellung des anderen Beines berührt wird.	Die Ferse weicht hüftwärts ab.	Zeichen gleichseitiger zerebellarer Läsion. Bei Tabes gelegentlich anzutreffen, aber vergesellschaftet mit andersartigen ataktischen Störungen und Sensibilitätsstörungen.

Zerebellares Imitationsphänomen Abb. 12	Die liegende Versuchsperson bringt ein Bein in eine Halbbeugung im Knie- und Hüftgelenk bei aufgestütztem Fuß; sie hat bei geschlossenen Augen diese Stellung des Beines mit dem anderen Beine zu imitieren. Diese Imitation erfolgt entweder aus einer Streckstellung oder aus einer extremen Beugestellung heraus.	Gleichgültig, ob das imitierende Bein gestreckt oder stärker gebeugt war, wird das imitierende Bein in eine stärkere Beugestellung gebracht als das imitierte. Besteht gleichzeitig Hypermetrie, so ist die Abweichung aus der extremen Beugestellung des imitierenden Beines weniger ausgiebig, ja scheint sogar in das Gegenteil umzuschlagen.	Das Phänomen kann bei Gesunden in ganz geringem Ausmaß inkonstant vorhanden sein, es wird gelegentlich auch bei Muskeldystrophien mit beträchtlicher Schwächung der Kniestrecker angetroffen, jedoch nur in inkonstantem Maße. Im übrigen ist es ein verläßliches Symptom gleichseitiger Kleinhirnschädigung. Das kleinhirnbeschädigte Bein imitiert mit Hyperflexion, gleichgültig, ob das andere Bein kleinhirngeschädigt ist oder nicht. Bei Stirnhirnerkrankung bisher noch nicht beobachtet. Ähnliche Phänomene bei der Tabes unterscheiden sich durch die gleichzeitig vorhandene Ataxie und durch die Sensibilitätsstörungen; auch pflegt die fehlerhafte Einstellung inkonstant zu sein.
Paradoxe Abweichreaktion	Technik des Grundversuches.	Bei Kopfwendung nach rechts weichen bei normalen Höhenreaktionen die Arme nach links, und der Rumpf wird nach links gedreht. Bei Kopfwendung nach links weichen Arme und Rumpf nach rechts ab.	Bei zerebellarer Erkrankung und bei Tabes beobachtet.

Sensorisches zerebellares Imitationsphänomen	Ausführung wie oben, doch wird das imitierende Bein passiv a) in die gleiche Stellung gebracht wie das ruhende, b) in eine Stellung gebracht, in welcher durch stärkere Beugung das Knie mehr oder minder höher steht als das ruhende. Das passiv bewegte Bein wird entweder aus einer Streckstellung oder aus einer übermäßigen Beugestellung in die Stellung gebracht, welche mit der des ruhenden Beines verglichen werden soll.	Die Versuchsperson empfindet das passiv gleichgestellte Bein (a) als tieferstehend und empfindet die Beine nur dann als gleichstehend, wenn das passiv bewegte Bein in mehr oder minder starkem Grade stärker gebeugt ist als das ruhende. Die Reaktion ist unabhängig von einer Hypermetrie, so daß bei passiver Einstellung des imitierenden Beines aus übermäßiger Beugung das Phänomen auch dann positiv ist, wenn bei aktiver Einstellung das Phänomen nur bei Imitation aus der Streckstellung auftritt.	Das Phänomen ist nur bei Fehlen von Sensibilitätsstörungen prüfbar. Es ist bisher nur bei gleichseitiger Kleinhirnerkrankung beobachtet. Bei doppelseitiger Kleinhirnerkrankung ist es in der gleichen Weise zu beobachten wie das einfache Imitationsphänomen. Das ruhende kleinhirnkranke Bein wird so imitiert wie ein gesundes.
Imitationsphänomen der oberen Extremitäten	Die Versuchsperson hat eine Mittelstellung der einen oberen Extremität in der Form zu imitieren, daß die Finger-, Hand- oder Ellbogenhaltung entweder aus einer stärkeren Beuge- oder aus einer starken Streckstellung heraus bei geschlossenen Augen imitiert wird. Man hat hiebei zu beachten, daß die Stellung, aus der heraus das imitierende Glied imitieren soll, nur ganz kurze Zeit festgehalten werde, da sonst die Lagebeharrung das Resultat trübt.	Aus der Beugestellung des imitierenden Armes heraus wird das betreffende Gelenk übermäßig gestreckt, aus der Streckstellung übermäßig gebeugt.	Das Phänomen ist bei zwei Dritteln der Normalen vorhanden, über seine Pathologie ist noch nichts bekannt. Es ist unabhängig von der zerebellaren Hypermetrie.

Sensorisches Imitationsphänomen der oberen Extremitäten	Eine Gelenkstellung einer oberen Extremität wird durch passive Einstellung der anderen Extremität a) imitiert, b) übermäßig imitiert im Sinne der ablaufenden passiven Bewegung.	Die Versuchsperson erlebt bei genauer Imitation den Finger oder das Ellbogengelenk als weniger gebeugt, wenn er aus einer Streckstellung heraus imitiert, und als stärker gebeugt, wenn er aus einer Beugestellung imitiert. Die Glieder werden dann als gleichstehend erlebt, wenn sie passiv so eingestellt werden, wie sie bei aktiver Imitation eingestellt werden würden.	Ist etwa bei der Hälfte der normalen Personen nachweisbar. Über die Pathologie ist nichts bekannt, von zerebellarer Hypermetrie unabhängig.
Anisotonie, Anisosthenie von THOMAS und DURUPT	Prüfung des Pronationsphänomens und des zerebellaren Imitationsphänomens.	Siehe oben. Bestimmte Muskelgruppen sind im Tonus bevorzugt.	Zerebellares Phänomen.
Spontane Drehabweichreaktion	Die Arme der stehenden Versuchsperson werden bei geschlossenen Augen horizontal vorgestreckt.	Kopf, Arme, Rumpf weichen spontan nach der gleichen Seite ab. (Bei stärkeren Graden ritt das Drehen auch im Liegen ein und wird auch ohne Vorstrecken der Arme deutlich.)	Vorwiegend bei Kleinhirnerkrankung. Vielleicht auch bei Vestibularisreizungen. Meist auch bei der Déviation conjuguée durch Reiz in geringerem oder stärkerem Maße angedeutet.
Einseitige paradoxe Drehabweichreaktion	Kopfwendung wie beim Grundversuch.	Bei Kopfdrehung nach einer Seite erfolgt bei normalen Höhenreaktionen Abweichen und Drehen nach der entgegengesetzten Seite, während Kopfdrehung nach der anderen Seite normale Verhältnisse zeigt.	Bei der Tabes dorsalis und bei Kleinhirnerkrankung tritt sie vielfach — wenn spontane Drehabweichreaktion nach einer Seite vorhanden ist — bei Kopfwendung nach der entgegengesetzten Seite auf.

Einarmige paradoxe Abweichreaktionen Abb. 14	Technik des Grundversuches.	Der Schädelarm weicht nach außen ab. Die Höhenreaktionen sind normal.	Das Phänomen ist vielfach gekoppelt mit Abduktionstendenzen besonderer Intensität des paradox reagierenden Armes und ist in diesem Sinne vorwiegend als Kleinhirnsymptom anzusehen. Sie tritt jedoch überall auf, wo Außentendenzen eines Armes latent oder manifest vorhanden sind, ebenso bei gesteigerter Divergenzreaktion; dann kann die Reaktion auch doppelseitig sein.
Scheinbare paradoxe Abweichreaktion eines Armes	Prüfung wie oben.	Resultat wie oben, doch macht das Abweichen des Außenarmes den Eindruck willkürlichen Nachgebens. In diesen Fällen ist auch eine übertriebene Divergenzreaktion nachweisbar.	Selten bei Neurosen, in sehr starkem Grade bei hyperkinetischen Katatonien.
Spontandrehung um die Längenachse	Der Pat. liegt oder steht.	Drehung um die Längsachse, welche Rumpf, Arme und Beine in gleicher Weise trifft. Die Drehung wird durch Gehbewegungen unterstützt und möglich gemacht und erfolgt oft mehrfach um 360°.	Bei Kleinhirnerkrankung und in besonders ausgeprägtem Maße bei parieto-okzipitaler Läsion.

Steigerung des induzierten Tonus (GOLD-STEIN). Auto-matose (ZIN-GERLE) Abb. 16, 17, 18, 19	Der Pat. liegt bei geschlossenen Augen bei mäßig gespannten Gliedern. Es wird passiv oder aktiv eine Auswärtsbewegung oder Einwärtsbewegung, eine Hebung oder Senkung eines Gliedes vorgenommen. Die Bewegung kann in einem großen oder in einem kleinen Gelenk erfolgen. Die induzierende Lage muß längere Zeit festgehalten werden.	Die Lageänderung in der einen Extremität ruft gleichsinnige Tonusveränderungen hervor; so bewirkt etwa Beugung des Beines in der Hüfte oder Dorsalflexion im Fußgelenk oder in der großen Zehe Hebung des Armes im Schultergelenk, Streckung im Handgelenk und in den Fingergelenken. Außenrotation des Beines bewirkt Supination des Armes und Seitwärtsdrehung des Kopfes.	Zeichen einer Enthemmung oder Reizung des Nucleus-ruber-Systems. Bei Kleinhirnläsion, bei Parieto-Okzipitalherden, vielleicht auch bei Stirnhirn-erkrankung. Bei Normalen, Neu-rotischen und Katatonen können durch Nachgeben gegenüber den induzierten Bewegungstendenzen ähnliche, aber nicht wesensgleiche Bilder entstehen.

Literaturverzeichnis

Vorbemerkungen

Wir haben uns bemüht, in bezug auf die Haltungs- und Stellreflexe des Menschen vollständig zu sein. Die Literatur, die im Buche von Magnus enthalten ist, haben wir nicht vollständig wiederholt. Die experimentelle physiologische Literatur und die anatomische Literatur ist, der Absicht des Buches entsprechend, nur lückenhaft wiedergegeben. Die Literatur über Dreh- und Vestibularisreaktionen ist gleichfalls nur in geringem Ausmaße verwertet worden. Bei dem Ausmaße des behandelten Stoffes war es auch bezüglich der Auswahl der Literatur in bezug auf die Funktion der einzelnen Hirnteile notwendig, eine Auswahl zu treffen, welche notwendigerweise immer subjektiv bleiben muß.

Abels: Seekrankheit, im Handbuch der Neurologie des Ohres von Alexander, Marburg, Brunner, 1926, Bd. III.

Adam: Zitiert nach Schaltenbrand.

Alexander: Die Reflexerregbarkeit des Ohrlabyrinthes an menschlichen Neugeborenen. Zeitschr. f. Sinnesphysiol., Bd. 45, 1911.

Allers: Zur Pathologie des Tonuslabyrinthes. Monatsschr. f. Psychiatrie u. Neurol., Bd. 26, 1906.

André Thomas: Syndrom de rotation autour de l'axe longitudinale dans l'homme dans les lésions cérébelleuses. Cpt. rend. des séances de la soc. de biol., 19, 1916. Ref. in Zeitschr. f. d. ges. Neurol. u. Psychiatrie, 1917.

André Thomas et Durupt: Les localisations cérébelleuses.

Anton: Beiderseitige Erkrankung der Scheitelgegend des Großhirns. Wiener klin. Wochenschr., 1899.

Lasalle d'Archambault: zitiert nach Monakow.

Bárány: Augenbewegungen, durch Thoraxbewegungen ausgelöst. Zentralbl. f. Physiol., Bd. 20, 1907. — Einstellungsversuch. Acta otolaryngologica, 7, 1925. — Untersuchungen über den Flocculus beim Kaninchen. Jahrb. d. Psychiatrie u. Neurol., Bd. 36, S. 1, 1914. — Über einige Augen- und Halsmuskelreflexe bei Neugeborenen. Acta otolaryngologica, Bd. 1, 1918. — Gibt es Schwindel- und Nystagmusanfälle als Halsreflexe? Acta otolaryngologica 7, 1921, S. 1.

— -Witmaak: Funktionelle Prüfung des Vestibularapparates. Verhandl. d. Dtsch. otol. Ges., Bd. 20, 1911.

— Reich-Rothfeld: Experimentelle Untersuchungen über die vestibulären Reaktionsbewegungen an Tieren, insbesondere im Zustand der decerebrate rigidity. Neurol. Zentralbl., Bd. 31, 1912.

Bartels u. Ziba: Über Regulierung der Augenstellung durch den Ohrapparat. v. Graefes Arch. f. Ophth., Bd. 76, 1910.

BAUER, J.: Das Kriechphänomen des Neugebornen. Klin. Wochenschr., 1926.

BAUER, J. u. LEIDLER: Über den Einfluß der Ausschaltung verschiedener Hirnabschnitte auf d. vestibulären Augenreflexe. Arb. a. d. Neurol. Inst. d. Wiener Univ., Bd. 19, S. 155. 1911.

BAZETT u. PENFIELD: A study of the Sherrington's decerebrate animal in the chronic and acute condition. Brain, Bd. 45, S. 185, 1922.

BECHTEREW: Über die Verbindung der sogenannten peripheren Gleichgewichtsorgane mit dem Kleinhirn. Versuche mit Durchschneidung der Kleinhirnstiele. PFLÜGERS Arch. f. d. ges. Physiol., Bd. 34, 1884 u. Arch. f. Physiol., 1896.

BERITOFF: On the reciprocal innervation in tonic reflexes from the labyrinths and the neck. Journ. of physiol., Bd. 49, 1915. — On the mode of origination of labyrinthine and on their part in the reflex reactions of the decerebrate preparation. Quart. journ. of exp. physiol., Bd. 9, 1915. — Über die Hauptelemente der Lokomotionsbewegung des stat. Tonus und die rhythmischen Reflexe der Extremitäten, PFLÜGERS Arch., Bd. 199.

BERLINER-HOFF-SCHILDER: Über Tonusverlust. Dtsch. Zeitschr. f. Nervenheilk., Bd. 91, 1926.

BERNHARD: Zusammenfassung der Hauptergebnisse der Arbeit über Hals-, Stell- und Labyrinthreflexe. Monatsschr. f. Psychiatrie u. Neurol., Bd. 57, 1924.

BERNIS u. SPIEGEL: Die Zentren der statischen Innervation und ihre Beeinflussung durch Klein- und Großhirn. Arb. a. d. Neurol. Inst. d. Wiener Univ., 27, 1925.

BETLHEIM: Zur Lehre vom Phantom. Dtsch. Zeitschr. f. Nervenheilk., Bd. 90, 1926.

BEYER u. LEWANDOWSKY: Experimentelle Untersuchungen am Vestibularapparat der Säugetiere. PFLÜGERS Arch. f. d. ges. Physiol., S. 451, 1906.

BLAKE PRITCHARD: Die Stützreaktion. PFLÜGERS Arch., 214, 1926.

BREMER: Contribution a l'étude de la physiologie du cervelet. La function inhibitrice du paléocerebellum. Cpt. rend. des séances de la soc. de biol., Bd. 86, Nr. 16. 1922.

BROCK u. WECHSLER: Paralysis agitans and the righting reflexes (Stellreflexe of MAGNUS-DE KLEYN). Journ. of Nervous and Mental Diseases Bd. 63, S. 373. 1926.

BROWN GRAHAM: Studies in the reflexes of the guineapig. III, The effect of removal of the cortex of one cerebral hemisphere. Quart. journ. of exp. physiol., Bd. 3, 1910. — The intrisics factors in the act of progression in the mammal. Proc. of the roy. soc. of London Ser. B. 84, 1911. — Reflex orientation of the optical axes and the influence up on it of the cerebral cortex. Arch. neerland. de physiol. de l'homme et des anim., Bd. 7, 1922.

BRUDZINSKY: Un signe nouveau sur les membres inférieurs dans les menigites chez les enfants, S. 745. 1909.

BRUNNER: Zur Pathogenese der labyrinthär bedingten Stellungsanomalien des Kopfes und der Augen. Monatsschr. f. Ohrenheilk. u. Laryngo-Rhinol., Bd. 55, 1921. — Ergebnisse der klinischen Funktionsprüfung des Ohres bei Erkrankung der Medulla oblongata und des Kleinhirns, I. Bd. 37, II; Bd. 44; Zentralbl. f. d. ges. Neurol. u. Psychiatrie; Handb. d. Neurol. d. Ohres von ALEXANDER-MARBURG-BRUNNER, Bd. 1. —

DE BRUIN: Een gecompliceerd geval van idiotia amaurotica progressiva. Nederlandsch. maandschr. v. verloskunde etc., Bd. 3, 1914.

BYCHOVSKY: Über den Verlauf und die Prognose d. Encephalitis lethargica. Neurol. Zentralbl. Erg., Bd. 40, 1921. — Sur les reflexes de posture et d'attitude et sur les mouvements induits. Rev. neurol., August 1926.

CAJAL: Beitrag zum Studium der Medulla oblongata des Kleinhirns und des Ursprungs der Gehirnnerven. Leipzig 1896.

CASSIERER: Die pathol. Anatomie der Erkrankungen der Medulla oblongata und des Pons. Handb. d. path. Anat. d. Nervensystems, 1903.

CASTALDI: Ancora sui centri tegmentali del tronco cerebrale e sulla, partecipacione die quello mesencefalico al determinimo del tono dei muscoli striat. Ann. dell osp. psych. prov. in Perugia, Bd. 17, 1924.

CHRISTIANI: Zur Physiologie des Gehirnes. Berlin 1885.

DEJERINE: Anatomie des centres nerveux. Paris 1914. — Semiologie des affections du système nerveux. Paris 1914.

— -THOMAS: L'Atrophie olivo-ponto-cerebelle use. Nov. Monogr. de la Salp. 1913.

DRESEL: Zur Physiol. des großhirnlosen Hundes. Klin. Wochenschr., J. 3, 1924.

— -ROTHMANN: Völliger Ausfall der Substantia nigra nach Exstirpation von Großhirn und Striatum. Zeitschr. f. d. ges. Neurol. u. Psychiatrie, Bd. 94.

DUSSER DE BARENNE: Die Funktion des Kleinhirns. MARBURG-ALEXANDER-BRUNNER, Handb. d. Neurol. d. Ohres, Bd. 1, 1923. — Zur Kenntnis der Alloästhesie. Monatsschr. f. Psychiatrie u. Neurol., Bd. 34, 1913. — Folia neurobiologica, Bd. 8, 1914. — Arch. néerland. de physiol. de l'homme et des anim. Bd. 4, 1920.

ECONOMO: WILSONS Krankheit u. d. Syndrome du corps strié. Zeitschr. f. d. ges. Neurol. u. Psychiatrie, Bd. 48, 1918.

— -KARPLUS: Zur Physiologie u. Anatomie des Mittelhirns. Arch. f. Psychiatrie u. Nervenkrankh., Bd. 46, 1916.

EIDELBERG: Quantitative Untersuchungen der Lagebeharrung. Monatsschr. f. Psychiatrie u. Neurol., Bd. 61, 1926.

ERBEN: Über statische Störungen bei Vestibularisreizung. Monatsschr. f. Ohrenheilk. u. Laryngo-Rhinol. (1, 2, 3), Bd. 59, 1925.

EYRICH: Kasuistischer Beitrag zur Lehre von den Automatismen. Zeitschr. f. d. ges. Neurol. u. Psychiatrie, Bd. 102, 1926.

FERRIERRE: The functions of the brain, 2. Edit. London, 1886.

FISCHER, B.: Der Einfluß der Blickrichtung und Änderung der Kopfstellung (Halsreflex) auf den BÁRÁNYschen Zeigeversuch. Wiener klin. Wochenschr., H. 27, 1914.

FISCHER, H.-WODAK: Beiträge zur Physiologie des menschlichen Vestibularapparates. 1. Mitteil. Die vestibulären Körperreflexe u. d. Fallreaktion. — 2. Mitteil. Die Grundlagen u. d. praktischen Registriermethoden der vestibulären Körperreflexe. PFLÜGERS Arch. f. d. ges. Physiol., Bd. 202, 1924 (daselbst weitere Arbeiten der genannten Autoren zitiert).

— PÖTZL: Asymmetrische Erscheinungen nach Resektion einer Kleinhirnhemisphäre am Menschen. Monatsschr. f. Psychiatrie und Neurol., Bd. 62, 1926.

FLECHSIG: Die Leitungsbahnen im Gehirn u. Rückenmark des Menschen, 1876. — Die Leitungsbahnen im Großhirn des Menschen. Arch. f. Anat. u. phys. Anat., Abt. 1881.

FLOURENS: Recherches expérimentales sur les propriétés et les fonctions du système nerveux. Paris: 1842.

FÖRSTER: Zur Analyse u. Pathophysiologie der striären Bewegungsstörungen. Zeitschr. f. d. ges. Neurol. u. Psychiatrie, Bd. 73, 1921. — Topik der Großhirnrinde. Dtsch. Zeitschr. f. Nervenheilk., Bd. 77. — Epilepsie. 16. Verhandl. d. Ges. dtsch. Nervenärzte, Düsseldorf: 1926.

FREUDENBERG: Der MOROsche Umklammerungsreflex und das BRUDZYNSKIsche Nackenzeichen als Reflex des Säuglingsalters. Münch. med. Wochenschr., Bd. 51, 1921.

FREUSBERG: Reflexbewegungen beim Hunde. PFLÜGERS Arch. f. d. ges. Physiol., Bd. 9, 1874.

FREY: Über die sinnlichen Grundlagen der Wahrnehmung von Gliederbewegungen. Zeitschr. f. Biol., Bd. 84, 1926. — Fortgesetzte Untersuchungen über die sinnesphysiol. Grundlagen der Bewegungswahrnehmung. Zeitschr. f. d. ges. Neurol. u. Psychiatrie, Bd. 104, 1926.

GAMPER: Klinische Beobachtungen an einem Fall von Arhinencephalie u. Mitteil. d. anatom. Befundes. Zeitschr. f. d. ges. Neurol. u. Psychiatrie, Bd. 102, 104, 1926.

GELB: Die psychol. Bedeutung pathologischer Störungen der Raumwahrnehmung. Ber. d. 9. Kongresses f. exp. Psychol., München: April 1925. — -GOLDSTEIN: Zur Psychol. des optischen Wahrnehmungs- u. Erkennungsvorganges. Zeitschr. f. d. ges. Neurol. u. Psychiatrie, Bd. 41, 1918. — Über den Einfluß des vollständigen Verlustes des optischen Vorstellungsvermögens auf das taktile Erkennen. Zeitschr. f. Psychol., Bd. 83, 1919.

GERGENS: Über gekreuzte Reflexe. PFLÜGERS Arch. f. d. ges. Physiol., Bd. 14, 1877.

GERSTMANN: Fingeragnosie. Wiener klin. Wochenschr., H. 40, 1924. — Fingeragnosien u. isolierte Agraphie, ein neues Syndrom. Zeitschr. f. d. ges. Neurol. u. Psychiatrie, Bd. 108, 1927. — Körperrotation um die Längsachse bei zerebellarer Erkrankung. Arch. f. Psychiatrie u. Nervenkrankh., Bd. 76, 1926. — -SCHILDER: Studien über Bewegungsstörungen. V. Über Typen extrapyramidaler Spannungen und über das akinetisch-hypertonische Bulbärsyndrom. Zeitschr. f. d. ges. Neurol. u. Psychiatrie, Bd. 70, 1921. — Studien über Bewegungsstörungen. VI. Über Bewegungslücken; VII. Das Fallen d. Spätenzephalitiker; VIII. Über Wesen u. Art d. durch strio-pallidäre Läsion bedingten Bewegungsübermaßes. Zeitschr. f. d. ges. Neurol. u. Psychiatrie, Bd. 65, 1923; Bd. 87, 1823. — -HOFF-SCHILDER: Optisch-motorisches Syndrom der Drehung um die Körperlängsachse. Arch. f. Psychiatrie u. Nervenkrankh., Bd. 76, 1926.

GIERLICH: Über das Pronationsphänomen der Hand als frühes Kennzeichen einer Läsion der Pyramidenbahn. 14. Verhandl. d. Ges. dtsch. Nervenärzte, Innsbruck: 1924.

GOLDBLOOM u. SPIEGEL: Die Körperhaltung im Zustand der sogenannten Hypnose der Säugetiere. PFLÜGERS Arch., Bd. 197, 1925.

GOLDSTEIN: Über induzierte Veränderungen d. Tonus, Halsreflexe, Labyrinth- u. ähnliche Erscheinungen I. Zeitschr. f. d. ges. Neurol. u. Psychiatrie, Bd. 89, 1924 (1). (RIESE): Über induzierte Veränderungen des Tonus. Klin. Wochenschr., 1923 (2). — (R.) Blickrichtung u. Zeigeversuch. Klin. Wochenschr., Jahrg. 2, Nr. 52 (3). — IV. siehe RIESE u. IRI (4). — V. (R.) Kritisches u. Experimentelles zur Auffassung d. Vorbeizeigens.

Monatsschr. f. Ohrenheilk. u. Laryngo-Rhinol., 58, 1924 (5). — VI. siehe
Levinger (6). — VII. Über den Einfluß d. Stellung d. Kopfes auf
d. Stellung d. Augen. Speziell über d. Beeinträchtigung der Gegen-
bewegung d. Augen usw., nystagmusähnliche Bewegungen. Acta otolaryngologica, Bd. 7, 1924 (7). — VIII. Über den Einfluß unbewußter
Bewegungen bzw. Tendenzen zu Bewegungen auf die taktile u. opt. Raumwahrnehmungen. Klin. Wochenschr., 4 (8). — IX. Über den Einfluß sensibler Hautreize auf die sogenannten Vestibularreaktionsbewegungen.
Klin. Wochenschr., Bd. 4, 1925 (9). X. 1. Über Störungen der akustischen
Lokalisation bei Zerebellar- u. Frontalhirnkranken; 2. Über den Einfluß des Abweichens auf die Lokalisation von Wahrnehmungen; 3. Über
den Einfluß von Augenbewegungen auf die Tonlokalisation; 4. Über
den Einfluß sensorischer Reize auf motorische Vorgänge; 5. Über den
Einfluß von Sinnesreizen auf gleichzeitige Wahrnehmungen auf anderen
Sinnesgebieten. Schweiz. Arch. f. Neurol. u. Psychiatrie, Bd. 17, 1926 (10). —
Neuere Erfahrungen zum Problem d. sogenannten induzierten Tonusveränderungen, gleichzeitig ein Beitrag zur Symptomatologie d. Zerebellar-
u. Frontalerkrankungen. Verhandl. d. Ges. dtsch. Nervenärzte, Kassel:
1925 (11). — Über d. gleichartige funktionelle Bedingtheit d. Symptome bei
organischen u. psych. Krankheiten, im besonderen über den funktionellen
Mechanismus der Zwangsvorgänge. Monatsschr. f. Psychiatrie u. Neurol.,
Bd. 57, 1924 (12). — Über die Funktion des Kleinhirns. Klin. Wochenschr.,
Bd. 3, 1924 (13). — Zur Theorie der Funktion des Nervensystems. Arch.
f. Psychiatrie u. Nervenkrankh., Bd. 74, 1925 (14). — Das Symptom,
seine Entstehung und Bedeutung f. unsere Auffassung vom Bau und
von der Funktion des Nervensystems. Arch. f. Psychiatrie u. Nervenkrankh., Bd. 76, 1926 (15). — Über Störungen des Gewichtschätzens
bei Kleinhirnveränderungen und ihre Beziehung zu den Veränderungen
des Tonus. Dtsch. Zeitschr. f. Nervenheilk., 81, 1924 (16).

Goldstein-Börnstein: Über sich in pseudospontanen Bewegungen äußernde
Spasmen und über eigentümliche Stellungen bei „striären" Erkrankungen.
Dtsch. Zeitschr. f. Nervenerkrankungen, Bd. 84, 1925.

— -Reichmann: Beiträge zur Kasuistik der Kleinhirnerkrankungen. Arch.
f. Psychiatrie u. Nervenheilk., Bd. 56, 1916.

— -Rosenthal-Veit: Über akustische Lokalisation und deren Beeinflußbarkeit durch andere Sinnesreize. Psychol. Forsch., Bd. 8, 1926.

v. Goltz: Über die physiologische Bedeutung der Bogengänge des Ohrlabyrinthes. Pflügers Arch. f. d. ges. Physiol., Bd. 5, 1870. — Der
Hund ohne Großhirn. Pflügers Arch. f. d. ges. Physiol., Bd. 3, 1870.

Grasset: Maladies du système nerveux, 3. Aufl. 1886.

Gregor u. Schilder: Beiträge zur Physiologie und Pathologie der Muskelinnervation. Zeitschr. f. d. ges. Neurol. u. Psychiatrie, Bd. 14, 1913.

Griessmann: Zur kalorischen Erregung des Ohrlabyrinths. Internat.
Zentralbl. f. Ohrenheilk., Bd. 19. 1922,

Günther: Tonus-Drehreaktionen auf den Kopf, das Becken und den Rumpf
beim Menschen. Zeitschr. f. Hals-, Nasen- u. Ohrenheilk., Bd. 7, 1924.

Güttich: Beobachtungen über die Dauer der Abweichreaktion bei Reizung
des Vestibularis. Passov-Schäffers Beitr., Bd. 12, 1919.

Hansen u. Rech: Die Beziehungen des Kleinhirns zu den Eigenreflexen.
Dtsch. Zeitschr. f. Nervenheilk., Bd. 87, 1925.

Hartmann, F.: Die Orientierung. Leipzig: 1902.

HATSCHEK: Zur vergleichenden Anatomie des Nucleus ruber tegmenti. Arb. a. d. Neurol. Inst. d. Wiener Univ., Bd. 15, 1907.

HEAD u. HOLMES: Sensoric disturbances from central lesions, Brain, Bd. 34, 1911/12.

HENRI: Die Raumwahrnehmungen des Tastsinnes. Berlin: Reuthe u. Reichland. 1898.

HENSCHEN: Über die Hörsphäre. Journ. f. Psychol. u. Neurol., 22.

HERMANN EUPHEMIUS: Über d. sogenannte pseudo-athet. Spontanbewegung. Zeitschr. f. d. ges. Neurol. u. Psychiatrie.

HERMANN: Über eine besondere Projektions- u. Raumsinnesstörung bei Großhirnläsion. Med. Klin., H. 1, 1924 u. Monatsschr. f. Psychiatrie u. Neurol., Bd. 55.

— -KERSCHNER: Sitzungsber. d. med. Klinik, H. 46, 1925.

— -PÖTZL: Über die Agraphie und ihre lokaldiagnostische Bedeutung. Abh. a. d. Geb. d. Neurol. u. Psychiatrie, H. 35, Berlin: G. KARGER. 1926.

— -WODAK: Epileptische Anfälle nach Schädeltrauma mit besonderen Stirnhirnsymptomen. Zeitschr. f. d. ges. Neurol. u. Psychiatrie, Bd. 98, 1925.

HOFF-SCHILDER: Über Lage und Stellreflexe beim Menschen. Dtsch. med. Wochenschr., 1925 (1). — Kopfhaltungsanomalie und Armstellung, ebendort 1925 (2). — Haltungs- und Stellreflexe u. verwandte Phänomene. Verhandl. d. Ges. dtsch. Nervenärzte, Kassel: 1925 (3). — Über Lage- und Stellreflexe beim Delirium tremens. Jahrb. d. Psychiatrie u. Neurol., Bd. 44, 1925 (4). — Über Drehbewegungen um d. Längsachse. Zeitschr. f. d. ges. Neurol. u. Psychiatrie, Bd. 96, 1925 (5). — Über Lagebeharrung. Monatsschr. f. Psychiatrie u. Neurol., Bd. 58, 1925 (6). — Lagebeharrung und Körperschema. Ebendort, Bd. 59, 1926 (7). — Zur Kenntnis des zerebellaren Vorbeizeigens (Vorbeizeigen in verschiedenen Horizontalebenen). Dtsch. Zeitschr. f. Nervenheilk., Bd. 90, 1926 (8). — Über Pronationsphänomene. Wiener klin. Wochenschr., Nr. 36, 1925 (9). — Zur Symptomatologie d. Tabes dorsalis (die paradoxe Abweichreaktion). Ebenda, Nr. 38, 1925 (10). — Haltungs- und Stellreflexe bei katatonen Bewegungsstörungen. Wiener med. Wochenschr., 1927 (11). (Im Erscheinen.) — Der zerebellare Imitationsversuch. Dtsch. Zeitschr. f. Nervenheilk., Bd. 90, 1926 (12). — Neue Beobachtungen über Imitationsphänomene. Ebendort, Bd. 93, 1926 (13). — Über die spontane Abweichreaktion. Monatsschr. f. Neurol. u. Psychiatrie, Bd. 62, 1926 (14).

HÖGYES: Über den Nervenmechanismus der assoziierten Augenbewegungen. Monatsschr. f. Ohrenheilk. u. Laryngo-Rhinol., Bd. 46, 1912.

HOHMANN: Pathologische Anatomie des postenzephalitischen Parkinsonismus. Arb. a. d. Neurol. Inst. d. Wiener Univ., Bd. 27, 1925.

HOLMES: Clinical Symptoms of cerebellar diseases. Lancet, Bd. 202, 203, 1922. — On certain tremors in organic cerebral lesions. Brain, Bd. 27, 1904.

HOMBURGER: Die Stellung des MOROschen Umklammerungsreflexes in der Entwicklung der menschl. Motorik. Zeitschr. f. d. ges. Neurol. u. Psychiatrie, Bd. 76, 1922.

HORSLEY u. LÖWENTHAL: On the relations between the cerebellum and other centres with spec. reference to the action of antagonistic muscles. Proc. of the roy. soc. of London. Ser. B. 46, S. 20. 1897.

JAENSCH, E. R.: Die Eidetik. Quelle u. Meyer. 1925.

JAKOB: Die extrapyramidalen Erkrankungen. Berlin: J. Springer. 1923; Monogr. a. d. Gesamtgeb. d. Neurol. u. Psych., H. 37.

— CH.: Vom Tierhirn zum Menschenhirn. München: 1920.

INGVAR, S.: Phylo- u. Ontogenese des Kleinhirns, 1918. (Auch Folia neurologica.)

KAPPERS: Die vergleichende Anatomie des Nervensystems der Wirbeltiere und der Menschen, Bd. 1 u. 2, Haarlem: 1921.

KARPLUS: Handb. d. Neurol. d. Ohres von MARBURG-ALEXANDER-BRUNNER, Bd. 1.

— -KREIDL: Über Totalexstirpation einer oder beider Großhirnhemisphären an Affen (Macacus Resus). Arch. f. Physiol., Bd. 155, 1914.

KAUDERS: Drehbewegungen und Körperlängsachse, Halluzinationen im hemianopischen Gesichtsfeld als Folge eines Schädeltraumas. Zeitschr. f. d. ges. Neurol. u. Psychiatrie, Bd. 98, 1925.

— -SCHILDER: Einseitige Sinnestäuschungen mehrerer Sinne. Jahrb. d. Psychiatrie u. Neurol., Bd. 44, 1925.

KISS: Über das Vorbeizeigen bei forciertem Seitwärtssehen. Zeitschr. f. d. ges. Neurol. u. Psychiatrie, Bd. 65, 1921.

KLEINSCHMIDT u. BALLIN: Untersuchungen über die Änderung der Muskelspannung während der Einstellung im Neigungsstuhl. Zeitschr. f. Biol., Bd. 85, 1926.

KLEIST: Paralysis agitans. Stammganglien und Mittelhirn. Dtsch. med. Wochenschr., Nr. 51, 1926.

DE KLEYN: Tonische Labyrinth- und Halsreflexe auf die Augen. PFLÜGERS Arch. f. d. ges. Physiol., Bd. 186, H. 1 u. 3, 1921. — Über vestibuläre Augenreflexe IV. Arch. f. vgl. Ophthal., Bd. 107, H. 4, 1923. — Statischer Sinn. Jahresber. über d. ges. Physiol., 1920.

KNAPP: Die Hypotonie. Monatsschr. f. Psychiatrie u. Neurol., Bd. 23, 1908.

KOHNSTAMM: Zur anatomischen Grundlegung der Kleinhirnphysiologie. PFLÜGERS Arch., Bd. 89, 1902. — Über d. Koordinationskerne d. Hirnstammes. Monatsschr. f. Psychiatrie u. Neurol., Bd. 8, 1900.

— QUENSEL: Das Centrum recept. form. reticularis. Versammlung dtsch. Nervenärzte, Heidelberg: 1908. — Über d. Kern des hinteren Längsbündels u. d. roten Haubenkern. Neurol. Zentralbl., 1908

KROLL: MAGNUS-DE KLEYNsche Halsreflexe. Zeitschr. f. d. ges. Neurol. u. Psychiatrie, Bd. 94, 1925.

LANDAU: Über einen tonischen Lagereflex beim älteren Säugling. Klin. Wochenschr., H. 7, 1923. — Über motorische Besonderheiten des zweiten Lebenshalbjahres. Monatsschr. f. Kinderheilk., Bd. 29, 1924.

LANGE: Inwieweit sind die Symptome, welche nach Zerstörung des Kleinhirns beobachtet werden, auf Verletzung des Acusticus zurückzuführen? PFLÜGERS Arch. f. d. ges. Physiol., Bd. 50, 1891.

LEIBOWITZ: Zur Frage des Tonus bei geführten Bewegungen. Dtsch. Zeitschr. f. Nervenheilk., Bd. 82, 1924.

VAN LEEUWEN: Siehe SOCIN.

LEIDLER: Experimentelle Untersuchungen über das Endgebiet d. Nervus vestibularis. Arb. a. d. Neurol. Inst. d. Wiener Univ., Bd. 21, S. 151, 1914. — Der Schwindel. Handb. d. Neurol. d. Ohres von ALEXANDER-MARBURG-BRUNNER.

— -LÖWY: Der Schwindel bei Neurosen. Monatsschr. f. Ohrenheilk. u. Laryngo-Rhinol., Bd. 57, 1923.

LEVINGER: Über induzierten Tonus VI. (siehe GOLDSTEIN). Kritische Unter-
suchungen zur Frage der induzierten Tonusveränderungen beim gesunden
Menschen. Dtsch. Zeitschr. f. Nervenheilk., Bd. 82, 1924.
— -EIKHOFF: Zur Frage der Lage- und Stellreflexe bei Tabes dorsalis.
Monatsschr. f. Psychiatrie u. Neurol., Bd. 61, 1926.
LEWANDOWSKY: Die Funktion des Zentralnervensystems. Jena 1907. —
Über den Muskeltonus. Journ. f. Psychol. u. Neurol., Bd. 1, 1902/03.
LEWY, F. H.: Die Lehre vom Tonus und der Bewegung. Berlin: J. Springer,
1923; Monogr. a. d. Gesamtgeb. d. Neurol. u. Psychiatrie, H. 34.
LEYTON u. SHERRINGTON: Observations on the excitable cortex of the
chimpansee, orang-utan and gorilla. Quart. journ. of exp. physiol.,
Bd. 11, 1917.
LONGET: Anatomie u. Physiologie des Nervensystems. Leipzig: 1847.
LOTMAR: Über Adiadochokinese. Korrespondenzbl. d. Schweiz. Arch., 1919.
— Ein Beitrag zur Pathologie des Kleinhirns. Monatsschr. f. Psychiatrie
u. Neurol., Bd. 24, 1908. — Die Stammganglien und die extrapyrami-
dal-motorischen Syndrome. Monogr. a. d. Gesamtgeb. d. Neurol. u.
Psychiatrie, H. 45, 1916.
LOTZE: Medizinische Psychologie, S. 325—453. Leipzig: 1852.
LÖWENBERG: Über die nach Durchschneidung der Bogengänge des Ohr-
labyrinths auftretenden Bewegungsstörungen. Arch. f. Augen- u. Ohren-
heilk., Bd. 3, 1873.
LÖWENTHAL: Über den Unterschied der sekundären Degeneration nach
Hirn- und Rückenmarksverletzungen. Arch. f. d. ges. Physiol., Bd. 31,
1883.
LUCIANI: Das Kleinhirn. Ergebn. d. Physiol., Bd. 3, 1904.
MACH: Grundlinien der Lehre von den Bewegungsempfindungen. Leipzig: 1875.
— Physikalische Versuche über den Gleichgewichtssinn des Menschen.
Sitzungsber. d. Akad. d. Wiss. Wien, Bd. 68, 1873.
MAGENDIE: Physiol. Bd. 2, Tübingen: 1826.
MAGNUS: Körperstellung. Monogr. a. d. Gesamtgeb. d. Physiol. d. Pflanzen
u. Tiere, Bd. 6 (daselbst ausführliche Literatur dieses Autors). — Über
lokale und segmentale statische Reaktionen. 16. Verhandl. d. Ges.
dtsch. Nervenärzte, Düsseldorf: 1926.
— -DE KLEYN: Die Abhängigkeit des Tonus von der Kopfstellung. PFLÜGERS
Arch. f. d. ges. Physiol., Bd. 145, S. 455, 1912. — Die Bedeutung des
Hirnstammes für Muskeltonus und Körperstellung beim neugeborenen
Tier. Skandinav. Arch. f. Physiol., Bd. 53, 1923. — Experimentelle
Physiol. des Vestibularisapparates der Säugetiere mit Ausschluß des
Menschen. Handb. d. Neurol. d. Ohres, 1923.
MARBURG: Anatomie und Pathologie des Kleinhirns. Dtsch. Zeitschr. f.
Nervenheilk., Bd. 84, 1924. — Entwicklungsgeschichte, makroskopische
u. mikroskopische Anatomie des Nervus cochlearis vestibularis und des
Kleinhirns. Handb. d. Neurol. d. Ohres, Bd. 1, 1923.
MARINESCO u. RADOVICI: Contribution à l'étude des reflexes d'automatisme
des membres supérieures. Rev. neurol., 1923. — Contribution à l'étude
des reflexes profonds du cou et du reflexes labyrinthisques. Rev. neurol.,
Nr. 3, 1924. I. u. II.
MATTHÄI: Nachbewegungen bei Menschen. Untersuchungen über das so-
genannte KOHNSTAMMsche Phänomen. PFLÜGERS Arch. f. Physiol.,
Bd. 202, 1924; Bd. 204, 1925.

MESNIL DU ROCHEMONT: Über eine dritte Komponente der Wahrnehmung von Gliederbewegungen. Zeitschr. f. Biol., Bd. 84, 1916.

METZGER: Ref. Klin. Wochenschr. 1925. Über das physiologische Substrat der optisch-motorischen Erlebniseinheit. Bericht über die XLV. Versammlung der Opthal.-Gesellschaft, Heidelberg: 1925. — Tonusänderungen auf optische Reize. Ebendaselbst.

MILLER u. BANTING: Observations in cerebellar stimulation. Brain, Bd. 45,- 1922.

MINGAZZINI: Pathogenese u. Symptomatologie der Kleinhirnerkrankungen. Ergebn. d. Neurol. u. Psychiatrie, Bd. 1, 1912.

MINKOWSKI: Étude sur la physiologie des circonvolutions rolandiques et parietales. Schweiz. Arch. f. Neurol. u. Psychiatrie, Bd. 1, 1917. — Sur les mouvements, les reflexes et les relations musculaires du foetus humain de 2- à 5mois et leurs relations avec le système nerveux foetal. Rev. neurol., S. 1104 u. 1235, 1921. — Über frühzeitige Bewegungen beim menschlichen Fötus. Schweiz. med. Wochenschr., 1922.

MITTELMANN: Über länger anhaltende tonische Beeinflussungen des Kontraktionszustandes der Skelettmuskulatur beim Menschen. PFLÜGERS Arch. f. d. ges. Physiol., Bd. 196, 1922.

MONAKOW: Der rote Kern, die Haube und die Regio hypothalamica. Wiesbaden: 1910.

MORO: Das Trimenon. Münch. med. Wochenschr., H. 42, 1918. — Persistenz des Umklammerungsreflexes. Münch. med. Wochenschr., 1919.

MÜLLER: Über den Einfluß der Kopf- und Augenstellung auf die Lokalisationsbewegung der Arme. Dtsch. Zeitschr. f. Nervenheilk., Bd. 78, 1923.

MÜLLER, G. E.-SCHUMANN: Über die psychologische Grundlage der Vergleichung gehobener Gewichte, Archiv f. Physiol., Bd. 45, 1889.

MUNK: Über Großhirnexstirpation beim Kaninchen. PFLÜGERS Arch. f. d. ges. Physiol., 1884.

MUSKENS: The central connection of the vestibular nuclei with the corpus striatum. Brain, Bd. 45, 1922.

NISHIKAWA: Der zentrale Mechanismus der Tetaniekrämpfe u. ihre Beziehungen zur Enthirnungsstarre. Arb. a. d. Neurol. Inst. d. Wiener Univ., Bd. 24, 1923.

DE NO: Études sur le cerveau postérieur. Travaux du laboratoire de recherches biologiques de l'Université de Madrid, Bd. 22, S. 51, 1924.

OBERSTEINER: On Allochiria. Brain, Bd. 4, 1882.

PEIPER: Ein optischer Reflex beim Säugling. Zeitschr. f. Kinderheilk., 1927.

PENFIELD: Siehe BAZETT.

PETTE: Klinische und anatomische Studien zum Kapitel der tonischen Hals- und Labyrinthreflexe beim Menschen. Dtsch. Zeitschr. f. Nervenheilk., Bd. 86, 1925.

PHILIPPSON: L'autonomie et la centralisation dans le système nerveaux des animaux. Bruxelles: 1905.

PICK: Zur Lehre vom Bewußtsein des eigenen Körpers. Neurol. Zentralbl., Bd. 36, 1915. — Störungen der Orientierung am eigenen Körper. Psychol. Forsch., Bd. 1, 1922.

PINÉAS: Der Mangel an Krankheitsbewußtsein und seine Variationen als Symptom organischer Erkrankungen. 16. Verhandl. d. Ges. dtsch. Nervenärzte, Düsseldorf: 1926.

PINELES: Zur Lehre von den Funktionen des Kleinhirns. Arb. a. d. Neurol. Inst. d. Wiener Univ., Bd. 6, 1899.

POLLAK: Amyostatischer Symptomenkomplex. Verhandl. dtsch. Nervenärzte, 1921. Beitrag zur Pathologie der extrapyramidalen Bewegungsstörungen. Zeitschr. f. d. ges. Neurol. u. Psychiatrie, Bd. 77, 1922. — Beteiligung des Kochlear- und Vestibularapparates bei Dyskinesien und Dystonien. Handb. d. Neurol. d. Ohres, Bd. 3.

PÖTZL: Über Herderkrankungen bei Läsion des linken unteren Scheitelläppchens. Med. Klinik, 1923. — Über die Bedeutung der intraparietalen Region im menschlichen Großhirn. Zeitschr. f. d. ges. Neurol. u. Psychiatrie, Bd. 95, 1925. — Augenmaßfehler Hemianopiker. Wiener klin. Wochenschr., Bd. 31, 1918. — Experimentell erregte Traumbilder in ihren Beziehungen zum indirekten Sehen. Zeitschr. f. d. ges. Neurol. u. Psychiatrie, Bd. 37, 1917. — Über die Gegenreaktion der Zentren. Med. Klinik, H. 21, 1924. — Über einige Wechselwirkungen hysteriformer und zerebraler Störungsmechanismen. Jahrb. d. Psychiatrie u. Neurol., Bd. 37, 1917. — Über Störungen der Selbstwahrnehmung bei linksseitigen Hemiplegien. Zeitschr. f. d. ges. Neurol. u. Psychiatrie, Bd. 93.

PROBST: Über den Hirnmechanismus der Motilität. Jahrb. d. Psychiatrie u. Neurol., Bd. 20, 1901.

QUENSEL: Kleinhirntumor. Klin. Wochenschr., H. 9, 1925.

RADEMAKER: Die Bedeutung der roten Kerne und des übrigen Mittelhirns für Muskeltonus, Körperstellung und Labyrinthreflexe. Monogr. a. d. Gesamtgeb. d. Neurol. u. Psychiatrie, H. 44, 1926. — Statik und Motilitätsstörungen kleinhirnloser Tiere. 16. Verhandl. d. Ges. dtsch. Nervenärzte, Düsseldorf: 1926.

REDLICH: Zur Narkolepsiefrage. Monatsschr. f. Psychiatrie u. Neurol., Bd. 37, 1915. — Narkolepsie. Zeitschr. f. d. ges. Neurol. u. Psychiatrie, Bd. 95.

REICH: Siehe BÁRÁNY.

REINHOLD: Die Abhängigkeit der BÁRÁNYschen Zeigereaktion von der Kopfhaltung. Dtsch. Zeitschr. f. Nervenheilk., Bd. 50, S. 158, 1914.

RIESE: Über die willkürliche Kompensation des Vorbeizeigens. Zeitschr. f. d. ges. Neurol. u. Psychiatrie, 76. — Beiträge zur Faseranatomie der Stammganglien. Journ. f. Psychol. u. Neurol., Bd. 31, 1925.

RIESE u. IRI: Über induzierte Veränderungen des Tonus (siehe GOLDSTEIN IV) — Über den Einfluß experimenteller Vestibularisreizung auf das durch Kopf- und Augenbewegungen bedingte Vorbeizeigen. Klin. Wochenschr., Bd. 3, 1924.

ROSSI: Contributo alla conoscenza della simtomatologia delle lesioni del sistema cerebellare: Il Simtoma delle ,,Asimetrie primitive diposizione'', Studi Neurologici dedicati a Eugenio Tanzi 1926.

ROTHFELD: Beitrag zur Kenntnis der Abhängigkeit des Tonus der Extremitätenmuskeln von der Kopfstellung, Versuche mit Narkose. PFLÜGERS Arch. f. d. ges. Physiol., Bd. 198, 1912. — Die Physiologie des Bogengangapparates. Verhandl. d. Ges. dtsch. Naturforscher u. Ärzte, Bd. 1, S. 30, 1913. — Über die Beeinflussung der vestibulären Reaktionsbewegungen der Tiere. PFLÜGERS Arch. f. d. ges. Physiol., Bd. 159, S. 607, 1914. — Über den Einfluß des Stirnhirns auf die vestibulären Reaktionsbewegungen. RONAS Berichte, Bd. 5, S. 86, 1920. — Experimentelle Untersuchungen über den Einfluß der Großhirnhemisphären des Mittel- und Zwischenhirns auf die vestibulären Reaktionsbewegungen. Pflügers Arch. f. d. ges. Physiol., Bd. 192, 1921. — Über atypische tonische Halsreflexe bei zwei Fällen von Kleinhirntumoren. Zeitschr. f. d. ges. Neurol. u. Psychiatrie, Bd. 104, 1926.

Rothmann, M.: Der Hund ohne Großhirn. Neurol. Zentralbl., Bd. 28, S. 1045, 1909 u. Bd. 31, S. 867, 1912. — Über sekundäre Degeneration. Arch. f. Anat. u. Physiolog., 1899.

Rothmann, H.: Zusammenfassender Bericht über den Rothmannschen großhirnlosen Hund. Zeitschr. f. d. ges. Neurol. u. Psychiatrie, Bd. 87, 1925.

Rupp: Über Lokalisation von Druckreizen der Hände. Zeitschr. f. Psychol. u. Physiol. d. Sinnesorg., II. Abt., Bd. 41, 1907.

Schaffer: Tabes. Handb. f. Neurol. v. Lewandowsky.

Schaltenbrand: Normale Bewegungs- und Lagereaktionen bei Kindern. Dtsch. Zeitschr. f. Nervenheilk., Bd. 87, 1925. — Über die Entwicklung des menschlichen Aufstehens und dessen Störungen bei verschiedenen Nervenkrankheiten. Verhandl. d. Ges. dtsch. Nervenärzte, 15, Kassel,
— -Frank: Über einen idiotischen Säugling ohne Stellreflex und mit sehr wahrscheinlichen tonischen Labyrinthreflexen auf die Augen. Psychiatr. en neurol. bladen, 1926.

Schiff, I. M.: Lehrbuch d. Phys. d. Menschen, Bd. 1, S. 331. Jahr: 1858/59.

Schilder: Das Körperschema. Berlin: J. Springer. 1924 (1). — Über Gleichgewicht und Gleichgewichtsstörungen. Med. Klinik, 1926 (2), ausführlich im Jahrb. d. Psychiatrie u. Neurol. (3). — Über Halluzinationen (4). Zeitschr. f. d. ges. Neurol. u. Psychiatrie, 53, 1920. — Zur Kenntnis der zerebellaren Asynergie der unteren Extremitäten. Wiener klin. Wochenschr., Bd. 37, 1924 (5). — Über Störungen der Bewegungsbremsung. Zeitschr. f. d. ges. Neurol. u. Psychiatrie, Bd. 47, 1919 (6). — Über den Wirkungswert psychischer Erlebnisse und über die Vielheit des Quellgebietes der psychischen Energie. Arch. f. Psychiatrie u. Nervenkrankh., Bd. 70, 1923 (7).

Schoen: Die Stützreaktion. Pflügers Arch. f. d. ges. Physiol., Bd. 214, 1926.

Schumann: Siehe Müller.

Schuster: Über Kleinhirnstörungen bei alten Leuten. Dtsch. Zeitschr. f. Nervenheilk., 81, 1924 (Danziger Sitzungsber., 1923).

Seng: Der Báránysche Zeigeversuch. Zentralbl. f. Ohrenheilk. u. Laryngo-Rhinol., Bd. 19, 1921.

Sherrington: Decerebrate rigidity and reflex coordination of movements. Journ. of Physiol., Bd. 22, 1898. — On the innervation of antagonistic muscles. 6. note Proc. of the roy. soc. of London, Bd. 66, 1899. — On reciprocal innervation of antagonistic muscles. 7. note Proc. of the roy. soc. of London, Bd. 76, 1905. — The integrative action of the nervous System, London: 1906. — On plastic tonus and proprioceptive reflexes. Quart. journ. of exp. physiol., Bd. 2, 1909. — Flexor reflex of the limb, crossed extension reflex and reflex stepping and standing. Journ. of Physiol., Bd. 40, 1910. — Further observations on the production of reflex stepping by combination of reflex excitation with reflex inhibition. Journ. of Physiol., Bd. 47, 1913.

Simons: Kopfhaltung und Muskeltonus. Zeitschr. f. d. ges. Neurol. u. Psychiatrie, Bd. 80, S. 499, 1923. — Kopfhaltung und Muskeltonus. Sitzungsber. d. Berl. Ges. f. Psych. u. Nervenkrankh., 1919 u. 12. Januar 1920.

SKRAMLIK: Lebensgewohnheiten als Grundlage von Sinnestäuschungen. Naturwissenschaften, Bd. 13, 1925. — Varianten zur aristotelischen Täuschung. PFLÜGERS Arch. f. d. ges. Psych., Bd. 201, 1923. — Die Beeinflussung der Tastwahrnehmung durch Innervationsantriebe. Klin. Wochenschr., Bd. 3, 1924. — Über Tastwahrnehmungen. Zeitschr. f. Sinnesphysiol., Bd. 56, 1925.

SOCIN, CH. u. W. STORM VAN LEEUWEN: Über den Einfluß der Kopfstellung auf phasische Extremitätsreflexe. PFLÜGERS Arch. f. d. ges. Physiol., Bd. 159, 1914.

SÖDERBERG: Gibt es eine Art Tremor, der für zerebrale Läsionen charakteristisch ist? Nordisk. Mediz. Arch., Bd. 51, Abt. II, Nr. 8.

SPAMER: Experimentelle u. kritische Beiträge zur Physiol. d. halbkreisförmigen Kanäle. PFLÜGERS Arch. f. d. ges. Physiol., Bd. 21, 1886.

SPIEGEL: Zur Physiologie und Pathologie d. Skelettmuskeltonus. Zeitschr. f. d. ges. Neurol. u. Psychiatrie, Bd. 81, 1923. — Experimentelle Untersuchungen über die operative Beeinflußbarkeit des Muskeltonus. Jahrb. d. Psychiatrie u. Neurol., Bd. 43, 1924. — Der zentrale Mechanismus der stat. Innervation. Klin. Wochenschr., Bd. 5, 1926.

— -BROUWER: Klin. Wochenschr., Bd. 3, 1924.

— -SHIBUYA: Die Bedeutung des Zentralnervensystems f. d. Entstehung muskulärer Kontrakturen an eingegipsten Extremitäten. Zeitschr. f. d. ges. exp. Med., Bd. 44, 1925.

— -DONALD MAC PHERSON: Zur Physiologie der absteigenden Rückenmarksbahnen. Die Bahn der Halsreflexe. Arb. a. d. Neurol. Inst. d. Wiener Univ., Bd. 27, 1925.

— -HOTTA: Zur Physiologie des Stirn- und Temporallappens. PFLÜGERS Arch. f. d. ges. Physiol. d. Menschen u. d. Tiere, Bd. 212, 1926.

SPITZER: Anatomie u. Physiologie der zentralen Bahnen des Vestibularis. Arb. a. d. Neurol. Inst. d. Wiener Univ., Bd. 25, 1924. — Über die Funktion der Bogengänge des Ohrlabyrinths. Monatsschr. f. Ohrenheilk. u. Laryngo-Rhinol., Bd. 59, 1925.

STARLINGER: Die Durchschneidung beider Pyramiden beim Hunde. Jahrb. f. Neurol. u. Psychiatrie, Bd. 15, S. 1, 1897.

STEFFENS: Über die motorische Einstellung. Zeitschr. f. Psychol., Bd. 23, 1900.

STEIN: Die Hirnstrangstörung bei FRIEDREICHscher Ataxie und Tabes dorsalis und ihre Bedeutung für das Zustandekommen ataktischer Erscheinungen. Dtsch. Zeitschr. f. Nervenheilk., Bd. 91, 1926.

STENGEL: Vergleichend-anatomische Untersuchungen über die Kerne an der hinteren Kommissur u. im Ursprungsgebiet des hinteren Längsbündels. Arb. a. d. Neurol. Inst. d. Wiener Univ., Bd. 26, 1927.

STENVERS: Über die Kopfhaltung bei Hirntumoren. Verhandl. d. Ges. dtsch. Nervenärzte, 15, Kassel: 1925. Leipzig: F. C. W. Vogel. 1926.

THIELE: On the afferent relationship of the optic thalamus and Deiters nucleus to the spinal cord with special reference to the cerebellar influx of Dr. Hughlings Jackson and the genesis of the decerebrate rigidity of Ord and Sherrington. Journ. of physiol., Bd. 32, 1905.

THOMAS: Le cervelet. Paris: 1897.

TOOTH, H. H.: On the destination of the anterolateral ascending tract. Brain, Bd. 15, 1892.

TRAUTMANN: Vestibularisanfälle. Münch. Med. Wochenschr., Bd. 35, 1921.

TRENDELENBURG: Örtliche Entstehung u. Verlauf des experimentellen Epilepsieanfalles. 16. Verhandl. d. Ges. dtsch. Nervenärzte, Düsseldorf, 1926.

v. UEXKÜLL: Die ersten Ursachen des Rhythmus in der Tierreihe. Ergebn. d. Physiol., Bd. 3, S. 1, 1904. — Ein Wort über die Schlangensterne. Zentralbl. f. Physiol., Bd. 23, 1909.

VOGT, C. u. O.: Zur Lehre von den Erkrankungen des striären Systems. Journ. f. Psychol. u. Neurol., Bd. 25, Erg. H. 2, 1920.

VOSS: Erkrankungen des Otolithenapparates. Verhandl. d. Ges. dtsch. Hals-, Nasen- u. Ohrenärzte, 1921.

VULPIAN: Leçons sur la Physiol. du système nerveux, S. 532, 538. Paris 1866.

WALSHE: Decerebrated rigidity and the recognition in man. Proc. of the roy. soc. Bd. 15, 1922. — A case of complete decerebrate rigidity in man. Lancet, Bd. 205, 1923. — On certain tonic and postural reflexes in hemiplegia with special reference to the so-called "associate movements". Brain, Bd. 46, 1923. — On variations in the form of reflex movements notably the Babinski plantar reponse under different degrees of spasticity under the influence of Magnus and de Kleyn's tonic neck reflex. Brain, Bd. 46, 1923.

WARNER u. OLMSTED: The influence of the cerebellum and cerebrum on extensor rigidity. Brain, Bd. 46, 1923.

WARTENBERG: Zur Klinik u. Patho-physiol. der extrapyramidalen Bewegungsstörungen. Zeitschr. f. d. ges. Neurol. u. Psychiatrie, Bd. 83, 1923.

WEED, L. H.: Observation upon decerebrate rigidity. Journ. of gen. physiol., Bd. 48, 1914.

v. WEIZSÄCKER: Die Pathologie der Oberflächen- u. Tiefensensibilität. Verhandl. d. 37. Kongresses der Dtsch. Ges. f. innere Med. Wiesbaden, 1925; PFLÜGERs Arch., Bd. 204, 1924. — Über eine systematische Raumsinnstörung. Dtsch. Zeitschr. f. Nervenheilk., Bd. 84, 1924.

WEISSMANN: Zerebellares Hyperflexionsphänomen. Wiener klin. Wochenschr., Nr. 43, 1926.

WILMERS: Koordinierte Reflexe an den oberen Extremitäten. Arch. f. Psychiatrie u. Nervenheilk., Bd. 73, 1925.

WILSON: On decerebrate rigidity and the occurrence of tonic fits. Brain, Bd. 43, 1920; Lancet, Bd. 209, 1925, Th. II.

— Anatomy and physiology of the corpus striatum. Brain, Bd. 36, 1914.

WILSON and PIKE: The effects of stimulation and exstirpation of the labyrinth of the ear and the relation to the motor system. Philosoph. Transactions roy. soc. Bd. 203, S. 207, 1903.

WODAK: Der BÁRÁNYsche Zeigeversuch. Urban u. Schwarzenberg. 1927. — Neue Beiträge zur Funktionsprüfung des Labyrinths. Monatsschr. f. Ohrenheilk. u. Laryngo-Rhinol., Bd. 56, 1922.

— -FISCHER, M. H.: Bemerkungen zu S. ERBENS Arbeit: „Über statische Störungen bei Vestibularisreizungen. Monatsschr. f. Ohrenheilk. u. Laryngo-Rhinol., Bd. 59, 1925. — Vestibuläre Körperreflexe und Reaktionsbewegungen beim Menschen. Klin. Wochenschr., Bd. 2. — Zur Physiologie des Zeigeversuches. Zeitschr. für Hals-, Nasen- und Ohrenheilk., Bd. 12. — Die Fallreaktionen u. das vestibuläre Umfallen. Zeitschr. f. Hals-, Nasen- u. Ohrenheilk., Bd. 10, 1924.

ZELIONY, G. P.: Observations sur des chiens auxquels on a enlevé les hémisphères cérébelleuses. Cpt. rend. des séances de la soc. de biolog. Jahrb. 65, Bd. 1, 1913.

ZINGERLE: Über Stellreflexe und automatische Lageveränderungen beim Menschen. Klin. Wochenschr., Bd. 3, 1924 (1). — Klinische Studien über Haltungs- u. Stellreflexe. Journ. f. Psychol. u. Neurol., Bd. 31, 1925 (2). — Weitere Untersuchungen über Automatose. Ebenda (3). — III. Zeitschr. f. d. ges. Neurol. u. Psychiatrie, Bd. 105, 1926 (4). — Zur Symptomatologie des Delirium tremens. Monatsschr. f. Psychiatrie u. Neurol., Bd. 61, 1926 (5). — Über latente Parese. Klin. Wochenschr. Bd. 3 (6).

Während der Korrektur erschien:

BARTELS: Gleichgewicht und Gleichgewichtsstörung. Zeitschr. f. Augenheilk., Bd. 60, 1926.

BROCK and WECHSLER: Loss of the righting reflex in man. Archives of neurol. and psychiatry, Bd. 17, 1927.

FISCHER, H.: Über die spontane Abweichreaktion. Monatsschr. f. Psych. u. Neurol., Bd. 62, 1926 u. Bd. 63, H. 3/5, 1927.

HOFF-SCHILDER: Erwiderung, ebenda, Bd. 65.

PAPPENHEIM: Wiener klin. Wochenschrift, Bd. 40, S. 634, 1927.

PEIPER u. ISBERT: Über die Körperstellungen des Säuglings. Jahrb. f. Kinderheilk., Bd. 115, 3. Folge, Bd. 65, 1927.

ROGER, H. et REBOUL LACHAUX: Epilepsie à crises gyratoires. Revue oto-neuro-oculistique, Bd. 5, 1927.

SCHILDER: Notiz über Gewichtsschätzung. Zeitschr. f. d. ges. Neurol. u. Psychiatrie, Bd. 109, 1927.

SCHWAB: Über Stützreaktionen beim Menschen. Zeitschr. f. d. ges. Neurol. u. Psychiatrie, Bd. 108, 1927. 17. Jahresvers. dtsch. Nervenärzte, Wien.

Sachverzeichnis

Buch- und Kunstdruckerei „Steyrermühl", Wien VI

Verlag von Julius Springer in Wien I

Jahrbücher
für Psychiatrie und Neurologie

Organ des Vereines für Psychiatrie und Neurologie in Wien

Herausgegeben von Prof. Dr. **F. Hartmann**, Graz, Prof. Dr. **C. Mayer**, Innsbruck, Prof. Dr. **O. Pötzl**, Prag, Prof. Dr. **J. Wagner-Jauregg**, Wien

Redigiert von

Dozent Dr. **E. Pollak**   und   Prof. Dr. **E. Raimann**
Wien   Wien

Die „Jahrbücher für Psychiatrie und Neurologie" erscheinen in einem Gesamtumfang von jährlich etwa 20 Bogen in drei, erforderlichenfalls vier einzeln berechneten Heften

Inhalt der zuletzt erschienenen Hefte:

Band XLV, Heft 1 (Oktober 1926). 108 Seiten. Mit 6 Abbildungen.
Preis: RM 14.80

Erwin Hirsch, Prag: Spina bifida cervicalis occulta mit Brown-Séquardschem Symptomenkomplex und Aussparung der Achselhöhle aus der Sensibilitätsstörung. — **Johann L. Eckel**, Buffalo: Encephalitis acutissima. — **Nils Antoni**, Stockholm: Eine eigenartige symmetrische Motilitätsstörung der Augen. (Syndrom der internukleären Unterbrechung des hinteren Längsbündels.) — **Hans Hoff**, Wien: Experimentelle Untersuchungen über das Eindringen des Quecksilbers ins Zentralnervensystem. — **Edith Klemperer**, Wien: Untersuchungen über den Stoffwechsel bei manischen und depressiven Zustandsbildern. II. Mitteilung: Veränderungen des Kalzium- und Kaliumspiegels des Gesamtblutes. — **Benno Schlesinger**, Prag: Zwangshandlungen und Religionsübung. — Mitgliederverzeichnis des Vereines für Psychiatrie und Neurologie in Wien. — Sitzungsberichte. — Referate

Band XLV, Heft 2 (September 1927). Seite 109 bis 220. Mit 12 Abbildungen. Preis: RM 16.—

Heinrich Kogerer, Wien: Beitrag zur Kenntnis der Encephalitis periaxialis diffusa. — **Alexander Pilcz**, Wien: Untersuchungen über die Blutgruppenzugehörigkeit bei Geisteskranken. — **Karl Lechner**, Szeged: Die Gemeingefühle im Dienste der Verstandestätigkeit. — **Paul Schilder**, Wien: Über Gleichgewichtsstörungen. — **Erwin Stengel**, Wien: Zur Pathologie der letalen Hirnschwellung. — **Ilka Wilheim**, Wien: Zwei Fälle von schlaffer Lähmung bei zerebraler Hemiplegie (Hängehand). — Sitzungsberichte. — Referate

Band XLV, Heft 3 (Oktober 1927). Seite 221 bis 340. Mit 5 Textabbildungen. Preis: RM 17.40

Heinrich Herschmann, Wien: Die strafrechtliche Behandlung und Unterbringung der geisteskranken und psychopathischen Verbrecher. — **Emil Redlich**, Wien: Zur Symptomatologie der Hypophysentumoren mit Hinweisen auf die Simmondsche hypophysäre Kachexie. — **Erwin Stransky**, Wien: Fingernagel, Fingernagelglied, Rasse, Konstitution. — **M. L. Richardson**, Wien: Beitrag zur Frage der Tumorsymptome bei Hirnblutungen. — Sitzungsberichte des Vereines für Psychiatrie und Neurologie in Wien. — Referate

Arbeiten aus dem Neurologischen Institute an der Wiener Universität

(Österr. Interakademisches Zentralinstitut für Hirnforschung.)
Begründet von Hofrat Professor Dr. **Heinrich Obersteiner** †
fortgeführt von Professor Dr. **Otto Marburg.**

Die „Arbeiten aus dem Neurologischen Institute" erscheinen in zwanglosen, einzeln berechneten Heften, die zu Bänden im Gesamtumfang von etwa 25 Bogen vereinigt werden.

Therapie der organischen Nervenkrankheiten. Von Privatdozent Dr. Max Schacherl, Vorstand der Neroluesstation am Kaiser Franz Joseph-Spital in Wien. 141 Seiten. 1927. (Abhandlungen aus dem Gesamtgebiet der Medizin.) RM 6.90

Klinische und Liquordiagnostik der Rückenmarkstumoren. Von Dr. **Karl Grosz,** Assistent der Universitätsklinik für Psychiatrie und Nervenkrankheiten in Wien. 126 Seiten. 1925. (Abhandlungen aus dem Gesamtgebiet der Medizin.) RM 6.90

Die Malariabehandlung der progressiven Paralyse. Unspezifische Therapie der Metalues des Zentralnervensystems mittels künstlicher Erzeugung einer akuten Infektionskrankheit. Von Privatdozent Dr. **Josef Gerstmann,** Assistent der Universitätsklinik für Psychiatrie und Nervenkrankheiten in Wien. Mit einem Vorwort von Professor Dr. **Julius Wagner-Jauregg,** Vorstand der Universitätsklinik für Psychiatrie und Nervenkrankheiten in Wien. Mit 16 Textabbildungen. 229 Seiten. 1925. RM 12.—, gebunden RM 13.20

Die Malariatherapie der Syphilis. Von Dr. **Josef Matuschka** und Dr. **Rudolf Rosner.** Mit einem Vorwort von Professor Dr. Ernest Finger. 88 Seiten. 1927. (Abhandlungen aus dem Gesamtgebiet der Medizin.) RM 4.80

Die Lumbalpunktion. Anatomie, Physiologie, Technik, Untersuchungsmethoden, diagnostische und therapeutische Verwertung. Von Dr. **Martin Pappenheim,** Privatdozent an der Universität und Vorstand der Neurologischen Abteilung am Städtischen Siechenhaus in Wien. Mit 9 Textabbildungen. 184 Seiten. 1922. RM 3.60

Psychogenese und Psychotherapie körperlicher Symptome. Von R. Allers-Wien, J. Bauer-Wien, L. Braun-Wien, R. Heyer-München, Th. Hoepfner-Cassel, A. Mayer-Tübingen, C. Pototzky-Berlin, P. Schilder-Wien, O. Schwarz-Wien, J. Strandberg-Stockholm. Herausgegeben von **Oswald Schwarz,** Privatdozent an der Universität Wien. Mit 10 Abbildungen im Text. 499 Seiten. 1925. RM 27.—, gebunden RM 28.50

Normale und pathologische Physiologie des Energieumsatzes.

Erster Teil: Mechanische Energie, Protoplasmabewegung und Muskelphysiologie. Bearbeitet von F. Alverdes, H. J. Deuticke, G. Embden, W. O. Fenn, E. Fischer, H. Fühner, E. Gellhorn, H. Hentschel, K. Hürthle, F. Jamin, H. Jost, F. Kramer, F. Külz, E. Lehnartz, O. Meyerhof, S. M. Neuschloß, O. Riesser, H. Sierp, E. Simonson, J. Spek, W. Steinhausen, K. Stern, K. Wachholder. (Bildet Band 8, 1. Hälfte vom „Handbuch der normalen und pathologischen Physiologie, herausgegeben von A. Bethe-Frankfurt a. M., G. v. Bergmann-Berlin, G. Embden-Frankfurt a. M., A. Ellinger-Frankfurt a. M.) Mit 136 Abbildungen. X, 654 Seiten. 1925. RM 45.—, in Halbleder gebunden RM 49.50

Inhaltsübersicht

Die Protoplasmabewegung, ihre Haupttypen, ihre experimentelle Beeinflussung und ihre theoretische Erklärung. — Die Myoide. — Flimmer- und Geißelbewegung. — Bewegungserscheinungen durch Veränderungen des spezifischen Gewichtes. — Die Wachstumbewegungen bei Pflanzen. — Bewegungen kontraktiler Organe an Pflanzen.

Muskelphysiologie

Histologische Struktur und optische Eigenschaften der Muskeln. — Die physikalische Chemie des Muskels. — Die mechanischen Eigenschaften des Muskels. — Der zeitliche Verlauf der Muskelkontraktion. — Der Muskeltonus. — Kontraktur und Starre. — Der Einfluß anorganischer Ionen auf die Tätigkeit des Muskels. — Nerv und Muskel. — Allgemeine Pharmakologie der Muskeln. — Chemismus der Muskelkontraktion und Chemie der Muskulatur. — Atmung und Anaerobiose des Muskels. — Thermodynamik des Muskels. — Theorie der Muskelarbeit. — Degeneration und Regeneration, Transplantation. Hypertrophie und Atrophie. Myositis. — Elektrodiagnostik und Elektrotherapie der Muskeln. — Allgemeine Physiologie der Wirkung der Muskeln im Körper.

Der vestibuläre Nystagmus und seine Bedeutung für die neurologische und psychiatrische Diagnostik.

Von Professor Dr. M. Rosenfeld, Oberarzt der Psychiatrischen und Nervenklinik zu Straßburg i. E. III, 57 Seiten. 1911. RM 2.40

Das Ohrlabyrinth als Organ der mathematischen Sinne für Raum und Zeit.

Von E. v. Cyon. Mit 45 Textfiguren, 5 Tafeln und dem Bildnis des Verfassers. XX, 432 Seiten. 1908. RM 14.—

Verlag von J. F. Bergmann in München

Die höchste Nerventätigkeit (das Verhalten) von Tieren.

Eine zwanzigjährige Prüfung der objektiven Forschung. Bedingte Reflexe. Sammlung von Artikeln, Berichten, Vorlesungen und Reden. Von Professor Dr. J. P. Pawlow, ord. Mitglied der Russischen Akademie der Wissenschaften. Dritte Auflage. Übersetzt von Prof. Dr. G. Volborth. Mit 3 Abbildungen im Text. XI, 330 Seiten. 1926. RM 24.—; gebunden RM 26.40

Die Methodik der Erforschung der bedingten Reflexe.

Von Privatdozent Dr. N. A. Podkopaew, Älterer Physiologe der Russischen Akademie der Wissenschaften. Mit einem Vorwort von Prof. J. P. Pawlow, ord. Mitglied der Russischen Akademie der Wissenschaften. Übersetzung aus dem Russischen von M. Krich unter der Redaktion von Professor G. V. Volborth. Mit 19 Abbildungen. IV, 64 Seiten. 1926. RM 3.90

Über Symptomatologie, Wesen und Therapie der hemiplegischen Lähmung.

Mit besonderer Berücksichtigung der Entwicklung und Funktion der Bewegungszentren in der Wirbeltierreihe. Von Dr. med. **Nic. Gierlich**, Nervenarzt in Wiesbaden. Mit 18 Abbildungen im Text. X, 137 Seiten. 1913. RM 4.60